Dr. med. Kai-Michael Beeh

Die atemberaubende Welt der Lunge

Dr. med. Kai-Michael Beeh

Die atemberaubende Welt der Lunge

Warum unser größtes Organ Obst mag,
wir bei Konzerten husten müssen und jeder
Atemzug einzigartig ist

HEYNE ‹

Genehmigte Sonderausgabe für
G. Pohl-Boskamp GmbH & Co. KG, unverkäufliches Exemplar

MA2793/1

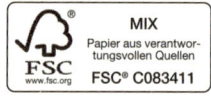

Verlagsgruppe Random House FSC® N001967

Originalausgabe 10/2018

Copyright © 2018 by Wilhelm Heyne Verlag, München,
in der Verlagsgruppe Random House GmbH,
Neumarkter Straße 28, 81673 München
Redaktion: Thomas Bertram
Bildredaktion: Tanja Zielezniak
Umschlaggestaltung: Hauptmann und Kompanie, Zürich
unter Verwendung eines Fotos von: Flashfotos.de/Daams Naber GBR/
Random House
Innenteilmotive: Heyne Verlag: 65, 120, 195 (Veronika Moga);
Shutterstock: 26, 28 (Sebastian Kaulitzki), 41 (crystal light),
179 (Alila Medical Media)
Satz: Satzwerk Huber, Germering
Druck und Bindung: CPI books GmbH, Leck
Printed in Germany
ISBN: 978-3-453-20707-3

www.heyne.de

Für Hedda, Hannah und Jutta

One ship drives east and another drives west
With the selfsame winds that blow.
Tis the set of the sails
And not the gales
Which tells us the way to go.

ELLA WHEELER WILCOX, THE WINDS OF FATE

Inhalt

Vorwort

In Deutschland scheint sich eine »neue Innerlichkeit« breitzumachen. War das Erkunden menschlicher Organe bis vor Kurzem noch medizinischen Fachkräften, Biologielehrern oder Hypochondern vorbehalten, so stehen heute Bücher über Herz, Haut, Prostata oder Darm auf den Bestsellerlisten. Und nun also ein Buch über die Lunge.

Warum die Lunge? Die Antwort könnte lapidar lauten: darum. Weil sie einfach dran war. Weil es noch kein vergleichbares Buch über die Lunge gab. Weil ich Lungenfacharzt bin und daher nur auf diesem Gebiet kompetent, so wie Manuel Neuer eben Torwart und kein Stürmer ist, Lady Gaga Performance-Künstlerin und nicht Sachbearbeiterin und Jörg Pilawa Quizshows und nicht die *Tagesthemen* oder das *Literarische Quartett* moderiert. Unser ärztliches Ausbildungssystem zwingt uns früher oder später zu einer Spezialisierung. Wir müssen unser berufliches Tun mehr oder weniger exklusiv einem einzelnen Organ oder Organsystem widmen. Ob das sinnvoll ist, soll hier nicht erörtert werden. Wenn man mich zu Beginn meines Studiums gefragt hätte, zu welcher Fachrichtung ich tendiere, wäre die Lunge, ein unscheinbares, glattes, asymmetrisches Organpaar von zäher, schwammiger Konsistenz mit knorpeligem Inhalt, ganz sicher weit abgeschlagen auf einem der hinteren Plätze gelandet. Kennen Sie Arztromane oder -serien, in denen ein Lungenfacharzt mitspielt? Die Führungsriege von *Chicago Hope* und *Emergency Room* war ein komplett Pneumologie-freier Club.

Es ging mir nicht anders als den meisten meiner Studienkollegen: Man rutscht irgendwie in ein Fachgebiet hinein – und schafft vor der Facharztprüfung den Absprung nicht mehr. Und dann bleibt man halt dabei. Manchmal aber wird tatsächlich Liebe zum jeweiligen Fach daraus. Hält die Liebe an, wird man im besten Fall ein Enthusiast, im schlimmsten Fall schrullig, ein Fachidiot mit Scheuklappen, für den medizinische Wissenschaft und ärztliche Kunst exakt an der im Anatomieatlas definierten Organgrenze enden. Nicht verhandelbar. Brustschmerz? Das Herz! Luftnot? Das Herz! Brennen beim Wasserlassen? Das Herz, natürlich!!! Oder auch: Brustschmerz? Wahrscheinlich die Nerven. Luftnot? Ganz sicher die Nerven. Brennen beim Wasserlassen? Ganz unzweifelhaft die Nerven ...

Warum also ein Buch über die Lunge? Meine subjektive Antwort lautet: Weil ich die Lunge für das komplexeste, faszinierendste, schönste, relevanteste, unersetzlichste, kurz: wichtigste Organ der Welt und aller Zeiten halte, schlicht für die erste Geige im Orchester der menschlichen Biologie. Weil sich nahezu jede Erkrankung und jedes Symptom ursächlich in irgendeiner Weise auf die Lunge und das Atmungssystem zurückführen lässt oder dieses unmittelbar berührt und betrifft.

Über meine persönliche Einschätzung hinaus gibt es jedoch eine Reihe erstaunlicher Fakten, die einen genaueren Blick auf die menschliche Lunge rechtfertigen. Und eine objektiv begründbare Antwort auf die Frage liefern: Warum ein Buch über die Lunge?

- Weil Jahr für Jahr weltweit Millionen Menschen mit Beschwerden der Atmungsorgane wie Husten oder Luftnot einen Arzt aufsuchen.
- Weil die Lungenentzündung weltweit die am häufigsten zum Tod führende Infektionskrankheit ist. Weil die Tuberkulose kein Relikt aus der schöngeistigen Literatur des 19. Jahrhunderts ist, sondern immer noch Millionen Menschen tötet, insbesondere in den sogenannten Entwicklungsländern.

- Weil das Bronchialasthma die häufigste chronische Erkrankung im Kindesalter ist.
- Weil der Lungenkrebs die häufigste bösartige Erkrankung des Mannes ist.
- Weil den Prognosen zufolge Lungenkrebs auch in naher Zukunft bei den Frauen die häufigste Krebserkrankung und die Chronisch obstruktive Lungenerkrankung (COPD, *chronic obstructive pulmonary disease*) weltweit die dritthäufigste Todesursache überhaupt sein wird.
- Weil sich außerdem die gegenwärtige Diskussion um Dieselbetrug und innerstädtische Feinstaubbelastung weniger um die Frage nach der wirtschaftlichen Zukunft der Automobilindustrie drehen sollte, sondern darum, wie sich Umweltbelastungen kurz- und langfristig auf die Lunge auswirken. Und weil die alarmierende Zunahme der Luftverschmutzung in den sogenannten Schwellenländern eine Diskussion über ein »Menschenrecht auf saubere Luft« unumgänglich macht, wenn dort in naher Zukunft eine gesundheitliche Katastrophe verhindert werden soll. Bereits heute sterben jährlich Millionen Menschen an den Folgen vergifteter Luft – von den Opfern des Rauchens ganz zu schweigen.

Darum also ein Buch über die Lunge. Allerdings benötigt die Lunge »PR«, weil sie in den meisten Ländern außerhalb von Nichtraucherkampagnen keine echte Lobby hat. Lungenerkrankungen schreien uns nicht in Fußgängerzonen von Plakaten an, wie Herzinfarkt, Diabetes, Leberentzündung oder Erektionsschwäche. Initiativen zu Früherkennungsprogrammen für Lungenerkrankungen werden in der Regel mit dem lapidaren Rat »Hört einfach auf zu rauchen« abschlägig beschieden und erhalten keine oder nur unzureichende Förderung. Die Lungenheilkunde ist trotz Millionen betroffener Patienten und einer stetig wachsenden Zahl von

Behandlungsfällen in deutschen Praxen an Universitäten und Krankenhäusern gegenüber anderen Fächern der Inneren Medizin hoffnungslos unterrepräsentiert. Im Jahr 2012 gab es in Deutschland mehr als 10 000 Facharztanerkennungen: lediglich 90 Lungenfachärzte waren darunter, weniger als ein Drittel der im gleichen Jahr anerkannten Kardiologen und halb so viele wie Magen-Darm-Spezialisten. Praktisch jeder Hausarzt hierzulande kann ein EKG schreiben, aber eine einfache Lungenfunktionsmessung, die weniger als dreißig Sekunden in Anspruch nimmt, wird nur von einem Bruchteil der Praxen angeboten.

Die Lunge verfügt über kein kräftiges »Organ«, sie ist schlicht zu leise, zu unterschwellig, zu bescheiden. Die Lunge ist ein Teamplayer, unauffällig, aber unverzichtbar. In einer Fußballmannschaft wäre sie am ehesten ein klassischer »Sechser« – entscheidend für Erfolg und Niederlage, im Spielbericht aber sicher nicht mit Bestnoten ausgezeichnet. Zehn Kilometer Laufleistung, 90 Prozent gewonnene Zweikämpfe, kein Tor, keine Torvorlage. Solide Partie. Die Lunge kann nicht mit den anderen A-Promis unter den Organen konkurrieren. Sie ist nicht Herz oder Hirn, wo wir Seele und Verstand verorten und wo sich Dramen wie Herzinfarkt oder Schlaganfall abspielen, deren Symptome beinahe jedes Schulkind aufsagen kann. Traurige Ereignisse oder Ärger gehen an die Nieren oder schlagen auf den Magen, im schlimmsten Fall fährt man aus der Haut, jedenfalls nicht aus der Lunge. Die Lunge ist auch kein Sinnesorgan, dessen kleinstmögliche und sei es nur vorübergehende Beeinträchtigung uns in Panik versetzt. Unsere Lunge kann problemlos mehr als ein Drittel ihrer Funktion einbüßen, bevor wir es überhaupt bemerken!

Die Lunge zwickt und schmerzt nicht, sie bricht nicht oder reißt, wie ein Oberschenkelknochen oder ein Kreuzband. Die meiste Zeit verhält sich unsere Lunge wie ein stiller Mitbewohner: Man weiß um ihre Existenz, aber man hört und sieht sie kaum. Die

Lunge hat kein Schmerzempfinden, wir spüren sie nicht. Wächst eine bösartige Geschwulst in ihr, so geschieht das still und unbemerkt. Sie schmerzt erst, wenn sie die Lungengrenzen überschreitet und beispielsweise in das Rippenfell oder in die Brustknochen einwächst.

Die Lunge kann man nicht sehen. Sie versteckt sich tief in unserem Brustkorb hinter einem Panzer aus Knochen und Muskeln – wir bekommen sie niemals zu Gesicht. Da die Lunge anderer Spezies auch nahezu ungenießbar ist (außer für Liebhaber), haben die meisten Menschen nicht einmal vom Metzgerbesuch eine Vorstellung von ihrem Aussehen. Wenn (Röntgen-)Bilder von der Lunge angefertigt werden, sieht ihr Besitzer in der Regel nur ein Paar schwarzer Klumpen, die an ein halbiertes Graubrot erinnern. (Dazwischen leuchtet, in strahlendem Radiologen-Weiß, das wunderbare Herz!)

Was soll man also von einem Organ halten, das man nicht fühlt, nicht sieht und das unbemerkt seinen Dienst versieht? Die Antwort lautet: alles! Die Lunge atmet für uns. Sie ist stets anwesend, stets involviert, von der Wiege bis zur Bahre. Beim Frühchen, das vom Erstickungstod bedroht ist, im ersten Schrei des Neugeborenen, im Plärren und Schreien von Säuglingen und Kleinkindern, im Stöhnen und Seufzen eines launischen Teenagers, im ekstatischen Pumpen und Schnaufen eines Athleten, im Hecheln, Stöhnen und Pressen der Schwangeren, im ruhigen, gleichmäßigen Rhythmus der friedlich Schlafenden, im Wehklagen des Schmerzgeplagten, im letzten Atemzug des Sterbenden.

Wie kein zweites Organ ist die Lunge durch äußere Einflüsse bedroht und gefährdet, und allzu oft wird sie krank. Meistens erholt sie sich davon wieder, manchmal aber auch nicht. Dann wirkt sich diese Beeinträchtigung dauerhaft auf die Lebensqualität des Betroffenen aus, im schlimmsten Fall ist sie lebensbedrohlich. Es ist daher ein Anliegen dieses Buches, Gesunden wie Patienten auf einfache und anschauliche Weise zu erklären, wie Lungenkrankheiten entstehen, welche Auswirkungen und Folgen sie haben und, vor allem, was man dagegen tun kann. Die Pflege dieses wundervollen Organs beginnt bei der Vorbeugung und endet bei der bestmöglichen Behandlung zur Vermeidung von Folgeschäden einer Krankheit.

Die Lunge ist viel mehr als nur ein notwendiger »Kraftstofflieferant für Energiebereitstellungsprozesse« – daher lohnt sich ihre Gesunderhaltung umso mehr! Eine gesunde, voll funktionsfähige Lunge ist die wichtigste Quelle körperlicher Leistungsfähigkeit. Wer je bewusst die Freude (und Qual!) einer sportlichen Ausdauer- oder Maximalbelastung erfahren durfte, wird seine Lunge nie mehr mit den gleichen Augen sehen. Ebenso werden diejenigen, die mit einfachen, zum Teil jahrhundertealten Atemtechniken tiefe Entspannung erfahren, geneigt sein, wenigstens einen kleinen Teil unserer Seele auch in diesem Organ zu verorten.

Gehen Sie also sorgsam, pfleglich und nachhaltig mit diesem kleinen Wunderwerk um. Die Lunge braucht Schutz. Die Lunge braucht Lob. Darum dieses Buch. Atmen Sie tief durch und beginnen Sie mit der Lektüre!

1. Solide:
Architektur und Wohnen

Die Lunge ist ein seltsames Konstrukt. Spielen Sie doch mal für einen Moment Schöpfer. Stellen Sie sich vor, Sie sitzen am Zeichentisch Ihres Konstruktionsbüros, und der Abnahmetermin für die Lunge ist in dieser Woche. Sie denken nach. Wie bekommt man dieses Organ nur halbwegs stabil im Brustkorb platziert? Sie grübeln. Die Statik ist kompliziert, kein Vergleich zu den anderen Organen. Das Gehirn? Liegt wie eine Auster in der Schale faul und unbeweglich da und hat irgendwo unten durch das Schädelloch ein paar Wurzeln ins Rückenmark geschlagen. Oder Leber und Eingeweide? Mehr oder weniger wahllos in Bauchhöhle und Becken gestopft, Deckel (Zwerchfell) oben drauf und Bauchwand vorne. Nieren? Rechts und links von innen an die Bauchhinterwand getackert, Harnleiter dran, fertig. Muskeln? Haben einen Ansatz (am Knochen), ein Ende (auch am Knochen) und dazwischen stabilisiert sie der gleiche Knochen.

Aber die Lunge? Sieht von außen aus wie die misslungenen Geschwister der Leber: drei Lappen rechts, zwei Lappen links. Hat man vergessen, die bei der Geburt zu trennen? Und innen: alles voller Knorpel. Ungenießbar, zum Verzehr nicht geeignet, wie vergällter Alkohol. Und dann hängt da noch etwas dran. Aus der Mitte entspringt ein flexibles, knorpeliges, 15 Zentimeter langes Rohr. Ist das eine Gänsegurgel? Oder ein Duschschlauch aus Fleisch? Wie bringen Sie dieses schwabbelige, asymmetrische, knochenlose Organ so in Form, dass es ausreichend stabil ist, um nicht in sich zusammenzufallen, und gleichzeitig so beweglich bleibt, dass es bei jedem Atemzug – 15-, 20-, 30- oder sogar 60-mal in der Minute –, bei jedem Ein- und Ausdehnen des Brustkorbs seine Funktion erfüllen kann?

Sie spielen ein paar Optionen durch. Hinstellen: Brustkorb oben öffnen, Organ rein und einfach unten auf dem Zwerchfell abstellen. Keine gute Idee – das Organ fällt als formlose Masse in sich zusammen. Die unteren Lungenteile werden von den oberen zusammengequetscht und weder optimal durchblutet noch belüftet. Wie wäre es mit »An-der-Gurgel-Aufhängen«, was in der Tat praktisch zu sein scheint, wozu hat man schließlich den Schlauch? Also Luftröhre am Ende mit den Halsorganen verbinden und die Lunge wie einen alten Schinken aus der Nationalgalerie daran baumeln lassen. Blöd nur, dass nun bei jeder Einatmung, jedes Mal, wenn das Zwerchfell die Lunge nach unten zieht, die Zunge in den Hals rutscht – wie bei einer alten Türglocke mit Seilzug: Dingdong, ist jemand zu Hause? Wie wäre es dann mit Ankleben oder Anschweißen von innen an die Brustwand? Zugegeben, so verteilt sich das Eigengewicht der Lunge wesentlich besser. Das Zwerchfell unten wird druckentlastet, auf die Halsorgane oben wirkt weniger Zugkraft. Allerdings würde die Lunge nun aufgrund der festen Verbindung mit der Brustwand bei jeder Ausdehnung des Brustkorbs an ihrer Oberfläche einreißen und »Luftlecks« bekommen. Kurz, keine dieser drei Lösungen ist perfekt.

Ganz anders dagegen die Lösung, die Mutter Natur zu bieten hat. Geht nicht, gibt es hier nicht! Der natürliche Bauplan sorgt mit einer Kombination verschiedener Mechanismen für eine gleichmäßige Verteilung der Druck- und Zugkräfte der Lunge im Brustkorb. Dieser Plan ermöglicht zudem durch eine einzigartige »Saugvorrichtung« eine sowohl feste, als auch mobile, gleitende Verbindung von Lungenoberfläche und innerer Brustwand. So bekommt die Lunge von innen ein stabiles Fundament, während von außen der Brustkorb eine Rüstung formt, die selbst mit roher Gewalt nur schwer zu durchdringen ist. Ein faszinierendes Heim, das zu einer ausführlichen Besichtigung einlädt. Ein Heim, in dem gearbeitet und geruht wird. Wo Erregung und Entspannung sich in einem Augenblick abwechseln. Wo aufgeräumt, entsorgt, erneuert und umgebaut wird. Wo Verfall ist, gegen den keine Reparatur hilft. Wo gekämpft, getötet und neu geboren wird. Wo Hoffnung ist und leider allzu oft auch Scheitern. Wo es, wie in einer Familie, eine übergreifende Gemeinschaft gibt, und doch Zwietracht, Eifersüchteleien, Neid, Konkurrenz und Abneigung herrschen können. Wo es schwarze Schafe und irre Großtanten gibt. Ein Heim, in dem es immer zieht, weil die Tür stets offen ist. Treten Sie also ein. Staunen Sie, und wundern Sie sich. Und, wenn Sie möchten, verlieben Sie sich ein bisschen in dieses Haus.

»Können Sie etwas sehen?« – »Ja, wunderbare Dinge!«: Der menschliche Atemtrakt von vorne bis hinten

Jedem Anfang wohnt ein Zauber inne – für die Atemwege muss jedoch zunächst die Frage geklärt werden, wo genau dieser Anfang liegt. Wo beginnt der Atemtrakt? Wenn Sie jetzt antworten: »Am Mund«, dann befinden Sie sich in guter Gesellschaft. Die meisten Menschen würden dasselbe antworten – und dennoch falschliegen. Denn auch wenn wir ihn häufig zum Atmen, Küssen oder Rauchen missbrauchen, gehört der Mund anatomisch zum Verdauungstrakt. Er gleicht in seinem mikroskopischen Aufbau also eher dem Darm als den Bronchien, und er dient in erster Linie der Nahrungsaufnahme, nicht der Atmung.

Der Atemtrakt hingegen beginnt mit der Nase, die zahlreiche funktionelle und anatomische Gemeinsamkeiten mit den Bronchien hat. Der »liebe Gott« hat es so gewollt, dass wir vornehmlich durch die Nase atmen und nicht durch den Mund. Und er hat gute

Gründe dafür gehabt, die im Kapitel »Vergiss mein nicht: Was unsere Nase mit der Lunge zu tun hat« erläutert werden.

Der Anfang wäre also geklärt. Wie geht es von da aus weiter? Dazu wollen wir einfach ein Sauerstoffmolekül auf seiner Reise durch die menschlichen Atemwege begleiten – von vorne bis hinten.

Die Nase markiert den Beginn des oberen Atemtraktes. Unser Molekül auf Pilgerfahrt beginnt seine Reise an den Nasenlöchern, passiert den Nasenvorhof und die hügeligen Verwerfungen der drei Nasenmuscheln und gelangt dann über die hintere Nasenhöhle in den Nasen-Rachen-Raum.

Hier gilt es, die Orientierung zu behalten, da sich im Rachen die »Schluckstraße« des Verdauungstraktes mit dem Atemweg kreuzt – und letzterer hat im Zweifelsfall Vorfahrt! Wie ein Verkehrszeichen hängt die bizarre Formation des »Zäpfchens« von der oberen Rachenschleimhaut herab und weist Richtung Süden: zum unteren Rachenraum. An dieser Stelle werden von der Natur Land- und Luftwege endgültig trennt: die Speiseröhre setzt die »Schluckstraße« aus Muskeln und Schleimhaut nach unten Richtung Magen fort. Sie liegt hinten im Hals, direkt vor der Wirbelsäule. Der Kehlkopf mit der unten anschließenden Luftröhre liegt vor der Speiseröhre. So wird er bei jedem Schluckakt vom Kehldeckel, der hinten an der Zunge befestigt ist, dicht verschlossen. Das heißt: Während des Schluckens können Sie nicht gleichzeitig atmen (und vor allem nicht reden) – und umgekehrt. Diesbezügliche Versuche kontert die Natur direkt mit einem Husten- oder – im schlimmsten Szenario – Erstickungsanfall. Bei Tisch wird geschwiegen! Das ist nicht Ausdruck jahrhundertelang gepflegter protestantischer Freudlosigkeit, sondern erfüllt durchaus einen wichtigen biologischen Zweck. Ganz im Sinne Darwins: Der stille Genießer kommt durch!

Mit ein wenig Pech könnte unser Luftmolekül an dieser Stelle auch verschluckt werden – und den interessantesten Teil der Reise verpassen. Doch zum Glück biegt es korrekt nach vorne ab und erreicht zwischen den beiden – zum Kehlkopf gehörenden – Stimmbändern hindurch die Luftröhre.

Hier beginnt der untere Atemweg und der längste, verwirrendste Teil der Reise: der Weg durch die Bronchien. Die Bronchien haben einen Anfang (die Luftröhre) und mindestens 400 Millionen Enden – so viele Lungenbläschen gibt es nämlich. Sie sind die Endstation unserer Tour.

Wie erklärt sich diese unermesslich große Zahl? Auf dem Weg zu den Lungenbläschen teilen sich unsere Atemwege und werden immer kleiner, immer dünner, immer zarter. Insgesamt passiert das 23-mal – und jedes Mal muss unser Molekül sich entscheiden: rechts oder links? Es gelangt von Autobahnen auf Bundes- und Landstraßen, in einspurige Gassen, schließlich auf Feldwege und Trampelpfade. Der letzte Pfad – nach 23 Abzweigungen – ist eine Sackgasse. Es gibt in unserer Lunge etwa neun Millionen dieser Sackgassen (2^{23}), und jede verfügt über 40 Parkplätze, die wie Trauben um das Ende dieser Sackgasse herum angeordnet sind: die Lungenbläschen oder »Alveolen«. Ist das nicht traumhaft? Unser Sauerstoffmolekül geht allein auf Reisen und kann aus knapp 400 Millionen Parkplätzen wählen.

Die Aveolen sind jedoch, streng genommen, kein echter Parkplatz, jedenfalls laden sie nicht zum Verweilen ein. Sie sind eher eine Art »Mautstation« auf dem Weg der Luftmoleküle ins Blut, dem endgültigen Ziel der Reise. Hier, und nur hier – in den Sackgässchen, den Alveolen – findet nämlich der Gasaustausch von Sauerstoff und Kohlendioxid statt.

Atemwege und Bronchien (bis etwa zur 16. Teilungsgeneration) können für ihre Visitenkarten zwar reklamieren, in »leitender« Funktion tätig zu sein – allerdings sollten sie sich darauf nichts einbilden. Diese »Leitungsfunktion« erfüllt im Gesamtablauf der

Atmung eher eine »zuarbeitende« Rolle: Die Bronchien führen die Luft in das Sackgassengewirr der Alveolen. Hier erst durchdringt unser Sauerstoffmolekül die zarte Schranke zwischen Luft und Blutgefäßen – das andere Transportsystem, das die Lunge durchzieht. Es klatscht sich beim Grenzübertritt mit einem entgegenkommenden Kohlendioxidmolekül ab und kuschelt sich an ein rotes Blutkörperchen. So findet es seine Vollendung: Mit dem Blutstrom gelangt es zurück ins Herz und wird dort Schlag für Schlag immer weiter in den Kreislauf der großen Körperarterien gepumpt. Es warten die gierigen Energieproduzenten und Endverbraucher, wie etwa Muskeln oder Gehirn.

Es ist dieser letzte Abschnitt der Atemwege, die unendliche Weite des Alveolen-Universums, wo auf wundersame Weise die Grenze zwischen der »Außenwelt« und dem körperlichen »Innen« verschwimmt. Die physische Existenz aller über Lungen verfügenden Spezies – Reptilien, Fische, Säugetiere – wird an dieser Nahtstelle irritierend – bedrohlich – fragil. Atem wird Körper und Körper wird Atem. Dort, wo Leben überhaupt erst ermöglicht wird, sind wir zugleich am verletzlichsten. Gefährdet, einer feindlichen Umwelt ausgeliefert. Ausgeliefert, aber nicht schutzlos!

Schengen-Raum und Außengrenze: Die Lunge und ihre Nachbarn

Gute Beziehungen zu seinen Nachbarn zu pflegen ist schon im Alltag wichtig – und nicht selten anstrengend. Die Höhe der Hecke, die Form des Zaunes, der Verlauf der Grundstücksgrenze. Wer räumt wann den Schnee, wer grillt, wer feiert? Sind zu aufdringlich, zu zurückgezogen, grüßen sie oder nicht, lassen sie ihr Unkraut sprießen und so weiter. Kurz: Es ist nicht leicht mit den lieben Nachbarn.

Auch biologische Systeme müssen kooperieren, um zu funktionieren. Irgendwann im Laufe der Evolution hatten ein paar Einzeller vom ewigen Nachbarschaftsstreit genug und fassten den Entschluss, dass man als mehrzellige Organismen leichter durchs Leben kommt. Man gründete Genossenschaften, und lange lief alles wunderbar. Leider blieb die Genossenschaft nicht lange allein, andere Einzeller gründeten ebenfalls Kooperativen, und Ärger und Streitereien begannen von vorn. Die Kooperativen wurden immer größer – komplexe Organismen entstanden, Wirbeltiere und irgendwann der Mensch. Je feindlicher und bedrohlicher die Außenwelt war, umso enger rückten die ehemals unabhängigen Bewohner innerhalb dieser Gebilde zusammen. Das Individuum war geboren.

Aber ist dieses Multiorgansystem Mensch nun ein einheitliches Ganzes oder die Summe seiner Einzelteile? Sind wir wirklich so »individuell« und unteilbar, wie wir meinen? Sind wir – ganz körperlich gesprochen – frei und autonom? Keineswegs. Biologische Systeme, physische wie psychische, sind keine zentralistischen Einheitsstaaten. Es mag einen übergeordneten Rahmen geben, eine Reihe vorgegebener, bindender Verordnungen. Dahinter steht jedoch ein starkes föderales System, dessen Organe kaum zu überwachen und nur begrenzt steuerbar sind. Spätestens, wenn eines unserer Organe aus der Reihe tanzt, merken wir, wie es um unsere Autonomie bestellt ist. Wer kontrolliert denn Leber, Nieren, Bauchspeicheldrüse? Wer garantiert, dass wir nachts atmen? Wer bestimmt, wann wir aufs Klo müssen? Was wissen Sie von den mehr als 50 Milliarden weißen Blutkörperchen in unserem Blut? Haben Sie den geringsten Schimmer, was die den ganzen Tag so treiben? Wussten Sie, dass sie am Ende eines Tages allesamt Selbstmord begehen? Und wer sorgt für den Nachschub? Sie haben keine Ahnung? Haben Sie Ihren Laden überhaupt im Griff?

Mein ärztlicher Rat: Entspannen Sie sich und hören Sie mit dieser Fragerei auf – sie treibt Sie sonst in den Wahnsinn. »Ich ist ein anderer« – wusste schon der französische Dichter Rimbaud (1854 – 1891), und der endete – Sie erraten es: nicht gut. Vertrauen Sie lieber auf die Kraft des Föderalismus, der regionalen Autonomie. Stellen Sie sich Ihren Körper wie die EU vor. Oder wie einen Staatenverbund mit regionalen Elementen. Mag uns unsere medizinische Spezialisierung noch so sehr zu Separatisten machen, streiten wir auch noch so divenhaft um die Behandlungshoheit über einzelne Organe, unsere »disziplinären Tempelberge« – in der Praxis kommen wir um eine föderale, ganzheitliche, organübergreifende Betrachtung nicht herum. Gesundheit resultiert aus guter Nachbarschaft. Ziehen alle an einem Strang, wird eine Erfolgsgeschichte daraus. Scheren ein oder mehrere Mitglieder aus, leiden alle anderen darunter. Kommt Ihnen das bekannt vor?

In der Gemeinschaft des Körpers ist die Lunge aufgrund ihrer lebenswichtigen Funktion für die Sauerstoffaufnahme ein bedeutender Faktor. Ohne sie geht gar nichts. Das Hirn kann nur wenige Minuten ohne Sauerstoff überleben, und auch das ach so wichtige Herz hört ohne den Treibstoff der Lunge in kürzester Zeit auf zu schlagen. Die Lunge ist ein wenig wie Deutschland in Europa – zentral gelegen, verhältnismäßig groß, als geistig-moralische Instanz lange Zeit ungeeignet, aber aufgrund ihrer wirtschaftlichen Kraft als ökonomische Lokomotive unverzichtbar. Sie pflegt gute Beziehungen zu allen. Von bestimmten Nachbarn jedoch ist sie besonders abhängig: Der knöcherne Brustkorb sichert die Außengrenze des Organs und schützt die Lunge vor Verletzungen. Das Zwerchfell dient als mechanische Pumpe der Atembewegung. Das Herz schließlich liefert den Rohstoff, der in der Lunge mit Sauerstoff veredelt wird – das Blut.

Wie sieht die Außengrenze aus? Die Lunge ist vollständig vom knöchernen Brustkorb umschlossen. Dieser wird von den Rippen, den Wirbelkörpern der Brustwirbelsäule und dem Brustbein gebildet und hat eine (kleine) obere und (große) untere Öffnung. Die untere Öffnung wird vom Zwerchfell abgedeckt, die obere, also der Bereich oberhalb der Schlüsselbeine, von der Halsmuskulatur, dem Rippenfell und etwas Bindegewebe. Innerhalb dieser Grenzen befindet sich der Schengen-Raum: enge Kooperation, reger Austausch, lockere Grenzen zwischen den Organen. Außerhalb dieses Raumes unterhält die Lunge diplomatische Fernbeziehungen: zu Darm oder Hirn etwa, die aber jeweils Teil eines eigenen abgegrenzten Bereichs sind, nämlich der Bauch- und Schädelhöhle. Eine Ausnahme bildet die »Exklave« aus Teilen der Luftröhre, Kehlkopf, Rachen und Nase: Diese zählen zu den Atmungsorganen, liegen aber außerhalb des schützenden Brustkorbs. Innerhalb des Brustkorbs gibt es wiederum drei abgetrennte Räume: rechts und links je eine »Brustfellhöhle« mit einem dazugehörigen Lungenflügel. Dazwischen liegt der »Mittelfellraum« (Mediastinum). Hier finden sich Herz, Schlagadern, Venen, Nerven und Lymphbahnen, und die Speiseröhre wandert zwischen den Lungenflügeln hindurch in Richtung Magen. Mittelfellraum und Brustfellhöhlen sind völlig voneinander getrennt. Nur im Mittelteil der Lungenflügel, der »Pforte«, wo die großen Blutabflussbahnen des Herzens ein- bzw. austreten, stehen beide Räume in Verbindung. Die Unterbringung der beiden Lungenflügel in nochmals getrennte Höhlen hat für die Atmung eine besondere Bedeutung.

Erinnern Sie sich an das architektonische Problem aus dem ersten Kapitel? Wie »befestigt« man die eigentlich konturlose Lunge im Brustkorb? Hier ist die Lösung: Haben Sie Kinder? Mussten Sie schon mal eine Vorführung von Kunststücken aus einem Zauberkasten über sich ergehen lassen? Oder haben Sie selber früher einen Zauberkasten besessen? Dann dürften Ihnen noch zwei Klassiker präsent sein, die selbst der talentbefreiteste Nachwuchsmagier hinbekam. Der Ballontrick: Tesafilm auf eine Stelle am Ballon kleben, mit

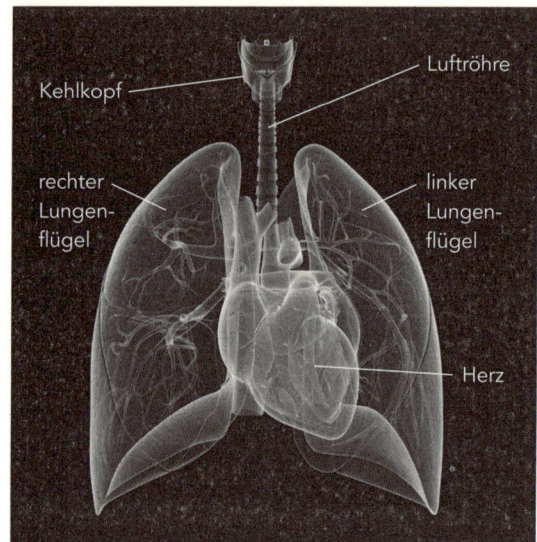

Abb. 1: *Rechter und linker Lungenflügel umschließen das in der Mitte liegende Herz. Nach oben verbinden Luftröhre und Kehlkopf den Atemweg mit der Mundhöhle.*

Kehlkopf

Luftröhre

rechter
Lungen-
flügel

linker
Lungen-
flügel

Herz

einer Stecknadel genau dort einstechen und Explosion und Knall bleiben aus. Und der Würfeltrick. Im Spielkasten befinden sich zwei handelsübliche Spielwürfel. Der Trick: Die Augen sind nur aufgemalt, die Oberfläche ist also völlig glatt. Man präsentiert nun den einen Würfel dem Publikum auf einem Tisch, während man (heimlich) die Unterseite des zweiten mit etwas Spucke anfeuchtet. Dann drückt man den zweiten Würfel mit der feuchten Seite exakt auf die Oberseite des anderen, hebt an, der untere Würfel bewegt sich wie von Geisterhand mit. Genau so verhält es sich mit Brustwand und Lunge, nur ganz ohne Magie.

Über beiden Partnern liegt eine glatte, dünne Haut, das »Brustfell« (medizinisch die »Pleura«). Ein Teil des Brustfells kleidet die knöcherne Brustwand von innen aus, der andere überzieht die gesamte Oberfläche der Lunge (Brustfell ist in diesem Fall ein wenig irreführend, denn diese Haut hat tatsächlich weniger Haare auf ihrer Oberfläche als ein »Gillette-Venus«-Model an ihren Beinen).

Der Spalt zwischen den beiden Schichten ist mit einem dünnen Flüssigkeitsfilm versehen. Nun müssen Sie diese lose Verbindung nur noch einmal an Ihre Vakuumiermaschine anschließen, und schon saugt sich die Lunge an der Brustwand fest – bombenfest und aufgrund des Gleitfilms der Pleuraflüssigkeit doch beweglich. Durch diese geniale Konstruktion folgt die Form der Lunge automatisch jeder Bewegung des Brustkorbs bei Ein- und Ausatmung – tatsächlich wie geschmiert. Der Haken an der Sache ist, dass die Verbindung ausschließlich auf dem Zusammenhalt durch das Vakuum beruht – ein kritischer Punkt, weil kein Notfallplan existiert. Gelangt also beispielsweise Luft in den Spalt zwischen Brustwand und Lunge, so ist es mit der Fügsamkeit der Lunge vorbei – sie fällt in sich zusammen wie ein nasser Sack. Ein »Pneumothorax« ist die Folge. Das passiert häufig bei äußeren, gelegentlich auch bei inneren Verletzungen. Vor letzteren schützt – fast immer – der Brustpanzer. Wenn allerdings grobe Kräfte walten – enormer Druck, oder ein Stich mit einem spitzen Gegenstand –, bietet auch dieser keinen ausreichenden Schutz.

Die Form des Brustkorbs ist auf Stabilität, besonders Druckfestigkeit optimiert: Von oben betrachtet, gleicht er eher einer Ellipse als einem Kreis. Die Längsform entspricht ungefähr der oberen Hälfte eines Eis. Zwölf Rippen bilden die Stangen eines Käfigs, dessen Inhalt bei Einatmung vergrößert, bei Ausatmung verkleinert wird. Die ersten sieben Rippen (von oben gezählt) sind »echte« Rippen, die auf der hinteren Körperseite mit den Wirbelkörpern über Gelenke – also beweglich –, vorne jedoch steif mit dem Brustbein verbunden sind. Die »falschen« Rippen (Nummer 8 bis 12) haben keine eigene Verbindung zum Brustbein. Sie sind entweder über eine gemeinsame Knorpelbrücke mit dem Brustbein verbunden oder enden »frei« in der Bauchwand (Rippe 11 und 12). Diese Konstruktion gewährleistet eine ausreichende Festigkeit gegenüber Stößen oder Druck von außen, erlaubt aber genügend

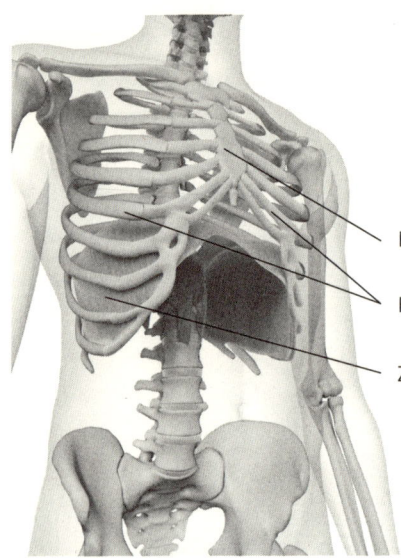

Abb. 2: *Knöcherner Brustkorb und Zwerchfell. Der flache Zwerchfell- muskel ist zeltförmig an der unte- ren Öffnung des Brustkorbs aufge- spannt und trennt Brust- und Bauchorgane.*

Brustbein

Rippen

Zwerchfell

Beweglichkeit für die Atembewegungen (Abb. 2). Wie stabil ist die- se Konstruktion unter Extrembelastungen, was hält sie aus?

»Professor Horror: Crashtests mit Toten!« – so titelte die *Bild*-Zeitung im November 1993. Was war passiert? Recherchen hatten ergeben, dass Unfallforscher der Universität Heidelberg für Belastungstests in den 70er und 80er Jahren menschliche Leichen, darunter auch Kinder, verwendet hatten. Ein Skandal? Zumindest arbeiteten die Wissenschaftler nicht im Geheimen. Bei einem Ver- such wurden mehrere menschliche Leichen auf den Sitz eines Pkw geschnallt, der Wagen dann mit steigender Geschwindigkeit gegen ein Hindernis gefahren. Anschließend wurden die Leichen obdu- ziert und Rippenbrüche oder innere Verletzungen dokumentiert. Bei einem anderen Versuch lag ein Leichnam auf einer harten Un- terlage, und der Brustkorb wurde in Höhe der Mitte des Brustbeins so lange mit zunehmendem Gewicht beschwert, bis es buchstäb- lich krachte. Was wie das Drehbuch zu einer »Splatter«-Variante von *Der 7. Sinn* klingt, sind – jedermann zugängliche – Beispiele aus Lehrbüchern zu Versuchsanordnungen der »Biomechanik« bzw. »Traumatomechanik« und keine 50 Jahre alt. Die wissenschaftliche Logik hinter solchen Versuchen ist einfach: Wenn man wissen will, was ein Knochen aushält, muss man ihn biegen, bis er bricht – im Experiment. Und das geht nun mal an einem Toten besser als am lebenden Objekt. Gleichzeitig werfen Versuche wie diese grundlegende Fragen medizinischer Forschung auf: Darf man das? Soll man das machen? Und wenn ja, wer entscheidet darüber? Welcher Zweck heiligt welche Mittel? Wann – wenn überhaupt – ordnet sich die Ethik der Erkenntnis unter? Nicht immer angenehme Fragen – die sich jeder im Leben stellen sollte.

So morbide sich diese Versuche auch lesen – tatsächlich verdanken Sie alle dieser etwas obskur anmutenden Fachdisziplin der Biomechanik viel, vielleicht sogar Ihr Leben. Fakt ist: die Architekten unseres Brustpanzers rechneten mit vielem, nicht aber mit der Erfindung des Automobils! Und das ist fast immer beteiligt, wenn es um Verletzungen des Brustkorbs geht. Bei mehr als der Hälfte aller Verkehrsunfälle wird der Brustkorb beschädigt. Schlimmer noch: Ein Drittel aller Verkehrstoten erliegt Verletzungen des Brustkorbs und der Brustorgane. Anfang der 1970er-Jahre gab es in Deutschland 21 000 Verkehrstote – eine heute unvorstellbare Zahl (zum Vergleich 2017: 3177 Tote). Es musste etwas passieren. Kopf und Brustkorb mussten besser geschützt werden. Aber wie? »Kadaverexperimente« mit menschlichen Leichen zeigten, dass die Stabilität des Brustkorbs enorm ist: Er hält fast 400 Kilogramm Druckbelastung aus und muss bis zu sechs Zentimeter tief eingedrückt werden, bevor er zerbricht – allerdings werden solche Kräfte bei einem ungebremsten Aufprall auf das Lenkrad schon bei relativ niedrigen Geschwindigkeiten erreicht. Wie konnte man diese enorme mechanische Gewalt bei einem Frontalaufprall bändigen und das

Leben des Fahrers schützen? Das Resultat der Forschung war zunächst der »3-Punkt-Gurt«, später der »Airbag« – einmalige Erfolgsgeschichten der Biomechanik, die wie kaum eine andere Erfindung Millionen Leben gerettet haben. Heute arbeiten Unfallforscher mit »Dummies« statt mit Leichen – aber auch deren Konstruktion wurde erst durch die Übertragung von Erkenntnissen aus Kadaverexperimenten ermöglicht. Sicher: keine Tätigkeit, die man beim »Eltern-Berufe-Tag« in der Schule detailliert erörtern möchte. Aber so ist Medizin – manchmal: einer muss es machen.

Trotz Sicherheitsgurt und Airbag sind Brustkorbverletzungen bei Verkehrsunfällen auch heute noch häufig. Höhere Geschwindigkeiten überfordern insbesondere bei einem Frontalunfall auch den besten Schutzmechanismus. Bei einem Anprall können einzelne oder mehrere Rippen brechen. Einzelbrüche sind in der Regel ungefährlich und bedürfen keiner speziellen Behandlung. Sie sind aber sehr schmerzhaft und benötigen mehrere Wochen für die Ausheilung. Ursache für den heftigen Schmerz ist das verletzte, hochsensible Rippenfell – das sich bei jedem Atemzug lauthals meldet. Eine gute Schmerzbehandlung ist hier besonders wichtig, da sonst durch die Schonatmung Infektionen der Lunge drohen. Bedrohlicher sind Serienbrüche mehrerer Rippen – im schlimmsten Fall ist die Stabilität des Brustkorbs dahin und die Atempumpe versagt. Kritisch wird es, wenn durch eine äußere Verletzung Luft in den Brustkorb gelangt oder eine gesplitterte Rippe die Oberfläche der Lunge verletzt. Das Vakuum zwischen Rippenfell und Lunge wird so aufgehoben und der betroffene Lungenflügel kollabiert. Es droht der Erstickungstod. Notärzte können durch eine Kanüle von außen die Luft abpumpen und die Lunge schnell wieder stabilisieren.

Noch anfälliger ist der Rundum-Schutzpanzer des Brustkorbs an seinen zwei konstruktionsbedingten Schwachstellen: der oberen und unteren Öffnung. Hier ist die Gefahr äußerer

Verletzungen, zum Beispiel durch Stichwaffen, besonders hoch. Erinnern Sie sich an die Mordszene in der Agatha-Christie-Verfilmung *Mord im Orient-Express*, in der das Opfer, Signor Cassetti, von einem fiktiven Schwurgericht mit zwölf Messerstichen getötet wird? Obwohl Cassetti betäubt und völlig wehrlos ist, zählt Detektiv Poirot bei der Untersuchung der Leiche lediglich drei tödliche Stichverletzungen – ein typischer Anfängerfehler. »Laien« stechen häufig senkrecht in Richtung der Brustwand – neun von zehn dieser Verletzungen sind (zum Glück für das Opfer) oberflächlich, da das Messer an den Rippen abprallt. Mag man den meisten der Beteiligten im Orient-Express ihre dilettantische Technik nachsehen, von einem kampferprobten Soldaten im Range des (von Sean Connery gespielten) Oberst Arbuthnot hätte man professionellere Arbeit erwartet. Erfahrene Messerstecher nutzen die Schwachstellen des Brustkorbs, indem sie die Stiche von oben oder unten auf Lunge und Herz ausführen – so kann die »Erfolgsquote« auf bis zu 50 Prozent gesteigert werden. Zugegeben, eine zweifelhafte Effizienzsteigerung, aber sollten Sie jemals in die Lage geraten, Ihr Leben mit einem Dolch verteidigen zu müssen, erinnern Sie sich vielleicht an diese etwas morbide Statistik.

In den Lücken zwischen den Rippen verlaufen Muskeln, die »Zwischenrippenmuskeln«. Sie mögen Spareribs? Das Essbare daran sind diese Muskeln (beim Schwein, natürlich!). Sie verlaufen nicht gerade, sondern leicht schräg und versetzt. Die äußere Schicht von oben schräg abwärts nach vorne, die innere abwärts nach hinten. So gelingt eine bessere Abdichtung nach außen, gleichzeitig wirken die Muskeln bei der Atmung als Gegenspieler: Die äußeren Muskeln erweitern den Rippenabstand bei der Einatmung, die inneren verkürzen ihn während der Ausatmung. Ihr Anteil an der gesamten Atemarbeit beträgt allerdings lediglich 20 Prozent – die Hauptarbeit erledigt das Zwerchfell. Diese Muskeln werden eher als Unterstützung bei körperlicher Anstrengung und Hochleistung benötigt. Dafür sind auch andere »Atemhilfs-muskeln« wichtig, wie etwa Teile der Hals- oder Rückenmuskula-tur. Diese Muskeln lassen sich mit speziellen Übungen trainieren – ihre Funktion kann überlebenswichtig werden, wenn die Leistung des Zwerchfells alleine zur Atmung nicht mehr ausreicht. Bei einem schweren Atemnotsanfall etwa bietet sich Ärzten und Helfern manchmal ein dramatischer Anblick: Die Betroffenen, meist Patienten mit schweren Atemwegserkrankungen, krallen sich an einer Tischkante fest und kämpfen buchstäblich um Luft. Die Halsmuskulatur zieht sich periodisch zusammen, selbst Schulter- und Nackenmuskulatur werden zum Überlebenskampf genutzt. Diese improvisierte »Pannenhilfe« überbrückt wertvolle Zeit bis zum Eintreffen medizinischer Hilfe, kann aber wegen der raschen Erschöpfung der Hilfsmuskeln nur wenige Minuten aufrechterhal-ten werden.

Der eigentliche Motor für die Lungenatmung ist das Zwerchfell, ein flacher, kräftiger Muskel mit einem Herz aus Sehnen – ein absoluter Ausdauerathlet. Die Lunge selber bewegt sich – aus sich heraus – nicht. Sie zuckt nicht einmal. Vollführt auch keine bizarren wurmartigen Breakdance-Moves wie der Darm. Nichts. Betrachtet man Herz und Lunge in einträchtigem Nebeneinander unter einem Durchleuchtungsschirm, sehen Sie: ein tiefenentspanntes, liegen-des Paar im *Chill-Modus*. Die Ruhe wäre perfekt, würde dazwischen nicht das Herz wie ein aufgedrehter Techno-Jünger auf Speed stän-dig auf der Stelle hopsen und stören. Die Lunge ist gravitätischer, majestätischer: Sie lässt bewegen. Wenn die Lunge sich bewegt, dann nur passiv – sie wird bewegt. Genau diese Arbeit erledigt das Zwerchfell, das am unteren Rippenbogen des Brustkorbs wie ein Zelt befestigt ist und die Brust- von der Bauchhöhle trennt. Das Zwerchfell ist der unumschränkte Herrscher der Atemmechanik – wenn es sich rührt, gerät der ganze Körper in Bewegung. Zieht es sich zusammen, wandert das Dach, die Zeltkuppel, nach unten, aus dem Schutz des Brustkorbs heraus. Zentimeter um Zentimeter sinkt das Zwerchfell nach unten, bis zu zehn bei einer tiefen Einatmung – und die Lunge folgt nach, wie von einem Spritzenkolben angesaugt. Wenn das Zwerchfell zuckt, haben wir Schluckauf. Wenn es sich – wie bei einem Lachanfall – mit der Geschwindigkeit eines Maschinengewehrs an- und entspannt, rattert unser ganzen Körper so bedrohlich, dass wir dafür die Redewendung vom »Totlachen« geprägt haben. Es übernimmt locker 80 Prozent der gesamten Atemarbeit, 15 Kontraktionen pro Minute, 24 Stunden täglich, 365 Tage und Nächte, ein Menschenleben lang, ohne zu ermüden. Jede Kontraktion des Zwerchfells lässt das Volumen der Lunge um mindestens einen halben Liter anwachsen. Über 10 000 Liter atmen wir täglich ein und aus, bis zum Ende unseres Lebens summiert sich das auf das Fassungsvermögen eines Supertankers: über 250 Millionen Liter Luft, jeder einzelne davon wird durch das Zwerchfell hin und her bewegt. Und während es oben die Lunge sogartig aus der Trägheit ihrer Komfortzone herauszwingt, drückt das Zwerchfell im Untergeschoss zugleich wie ein Schneeschieber die Eingeweide der Bauchhöhle zusammen.

Und dann passiert – nichts Gutes: Um den Druck des herabwandernden Zwerchfells auszugleichen, gibt die Bauchwand nach und wölbt sich vor. Ziemlich weit sogar. Sehr weit. Viel zu weit. »Bauchatmung« sagt man dazu. Eigentlich gut gemeint, clevere Konstruktion, sehr funktionell. Wenn nur die Optik nicht wäre. Ein Grund für eine Reklamation, mindestens. Oder gleich eine Klage wegen Pfusch am Bau. Für die meisten körper- oder figurbewussten Menschen beider Geschlechter kommen die Folgen einer tiefen Einatmung einer ästhetischen Kapitulation gleich – die sich 15-mal in der Minute wiederholt! Bauch, kein Bauch, Bauch, kein Bauch und so weiter. Kann so nicht bleiben. Muss weg. Oder wenigstens nachgebessert werden. »Bauch einziehen«, rät der Körperarchitekt. »Wie – einziehen?« – »Na, so!«

Er macht es vor.

»Und wie soll ich da atmen?«

»Mit den Hilfsmuskeln.«

»Häh?«

»Bauch rein, Brust raus!«

Verstanden. Das Aufplustern des Oberkörpers ist also kein Posing, sondern blanke Überlebensnotwendigkeit, eine Ersatzatmung sozusagen.

»Sieht gut aus«, pressen Sie hervor. »Bloß: lange halten kann ich das nicht. Ich krieg ja keine Luft mehr.«

»Muss ja nur vom Handtuch bis zum Wasser reichen«, gibt der Körperarchitekt zu bedenken. »Danach ist es ja wieder egal.«

Die Lösung befriedigt sie nicht. Ein Provisorium.

»Haben Sie keine ... nachhaltigere Lösung? Etwas Dauerhaftes?«

»Doch – ein Korsett.«

Ein Korsett? Wie altmodisch. Andererseits: Was unsere Großmütter schon wussten, muss ja nicht schlecht sein. Und tatsächlich – nach ein bisschen Googeln tut sich ein Universum der Möglichkeiten auf. Besser noch: Die ollen Dinger heißen nicht mehr Korsett, sondern ganz trendy »High Waist«-Jeans, »Waist Trimmer«, »Taillen-Trainer« oder »Cincher« – und alle machen sie schlank, schlank, schlank, dauerhaft und nachhaltig! Ein Wunder. In den Warenkorb, also? Einen Moment noch, bitte.

Junge Mädchen ändern mit dem Eintritt in die Pubertät ihr Atemmuster – weg von der reinen Bauchatmung hin zu mehr Brustatmung. Was als Baby und Kleinkind selbstverständlich war, wird nun als störend empfunden, und das Einziehen des Bauches wird zum Dauerzustand. Was passiert hier? Offenbar ändert sich in der Pubertät die körperliche Wahrnehmung – der hervortretende Bauch wird als unästhetisch oder sogar unweiblich empfunden. Soll man das Problem also mit einem »Trimmer« angehen?

Doch Vorsicht! Diese »Schlankmacher« sind, abgesehen von einem kurzfristigen, rein optischen Effekt, nicht nur wirkungslos, sondern auf Dauer sogar gefährlich – und gesundheitsschädlich. Neben Druckverletzungen durch zu straffes Anlegen behindern sie die Zwerchfellatmung erheblich. Um bis zu 40 Prozent sinkt das maximale Lungenvolumen bei Frauen, die sich in solche modernen Korsetts zwängen. Kombiniert mit einem belastenden Fitnesstraining, begibt man sich mit einem solchen »Trimmer« unter Umständen in echte Lebensgefahr. Die Atmung kommt der Belastung buchstäblich nicht mehr hinterher. Aber auch abseits einer solchen Extrembelastung wird auf Dauer die Durchlüftung aller Lungenabschnitte behindert. Schleim setzt sich in den unbelüfteten Regionen fest und fördert die Entstehung von Infekten. Wenn die Bauchatmung Sie stört – erinnern Sie sich: Es gab eine Zeit in Ihrem Leben, als diese Art der Atmung völlig normal war und sich niemand – am wenigsten Sie selbst – an der »Atemkugel« störte. Wenn Sie Bauchfett bekämpfen und Ihre Bauchwand straffen wollen, tun Sie das mit einer vernünftigen Ernährung und Ausdauersport. Damit trainieren Sie Atmung und Zwerchfell in doppelter Hinsicht: Erstens reagiert das Zwerchfell auf Muskeltraining wie jeder andere Muskel unseres Körpers mit Kraft- und Ausdauerzuwachs – Hochleistungsathleten können ihre maximale Atemfrequenz auf über 70 Züge pro Minute steigern. Zweitens entlastet eine Reduktion des Bauchfetts den mechanischen Druck, den der Bauch von unten auf das Zwerchfell ausübt. Tatsächlich kann ein dicker Bauch langfristig ungeahnte Folgen für Ihre Atmung haben: Wenn die Lunge sich nicht mehr wie gewohnt ausdehnen kann, weil Bauchfett auf das Zwerchfell drückt, drohen Atemwegserkrankungen. In den USA ist starkes Übergewicht heute der größte Risikofaktor für Asthma bei Kindern!

Kurz, vergessen Sie den kosmetischen Aspekt der Bauchatmung und schaffen Sie Platz! Platz zum Atmen. Platz für das Zwerchfell.

Es ist der einzige (richtige) Atemmuskel. Machen Sie die Probe. Gehen Sie auf die Knie, schieben Ihr Becken nach hinten und lassen Sie Ihre Eingeweide »hängen«. Versuchen Sie es erst einmal unbeobachtet, für sich allein. Kein jahrelang anerzogenes »Einziehen«, kein Verkrampfen, einfach hängen lassen, je tiefer, desto besser. Auf dem Boden angekommen? Gut so. Sie sehen aus wie ein schwangerer Otti Fischer? So what? Und dann atmen Sie ein, so tief Sie können, durch die Nase. Anschließend atmen Sie langsam aus, durch den Mund. Machen Sie es wie Ihre Lunge – überlassen Sie dem großen, gutmütigen Muskel das Kommando, dem ewigen Kontraktor, dem Herrn über den endlosen Zyklus aus An- und Entspannung. Dem die alten Griechen den Namen »*Phren*« gaben, weil sie glaubten, dass ein Teil der Seele in ihm wohnt (daher nennen wir Menschen mit einer Persönlichkeitsstörung »schizophren«). Ohne Zwerchfell können Sie nicht leben. Punkt. Wenn das Zwerchfell versagt, sind Sie auf Maschinen angewiesen, die die Atmung übernehmen. Früher waren das die »Eisernen Lungen«: monströse Käfige, die nicht nur wie Folterinstrumente aussahen, sondern für die bedauernswerten Patienten auch eine Folter waren. Betroffene, meistens Opfer der Kinderlähmung, wurden in diesen Käfigen eingeschlossen, damit die Maschinen einen Unterdruck erzeugen konnten. Dieser Unterdruck sorgte dafür, dass sich der Brustkorb hob und senkte – und atmete. Heute sind die Maschinen kleiner, praktischer, weniger belastend. Aber das ändert nichts an der grundlegenden Tatsache: Ohne Zwerchfell lebt es sich nicht gut. Zeigen Sie ihm deshalb ein wenig Respekt!

Doch bei aller Euphorie für das Zwerchfell: Alles mechanische Ein- und Ausatmen ist am Ende sinnlos, wenn der wichtigste Rohstoff der Luft, der Sauerstoff, keinen Abnehmer findet: das Blut. Und hier kommt – zumindest kurz – das Herz ins Spiel.

Herz, das: unansehnliches, im Mittelfellraum zwischen den imposanten Lungenflügeln kaum wahrnehmbares Kleinorgan. Von einer zähen, fettigen Bindegewebshülle eingeschlossen. Besteht aus vier ungleich großen Höhlen und sieht keinesfalls herzförmig aus. Klebt mit der Unterseite am Zwerchfell und folgt diesem sklavisch nach. Funktion überschätzt. Relevante Aufgabe lediglich als mechanische Förderpumpe sauerstoffarmen Bluts (rechte Hälfte) auf dem Weg zur Veredelung in der Lunge sowie Weitertransport sauerstoffreichen Blutes aus selbiger in die Körperarterien (linke Hälfte). Schlappschwanz. Hält weniger Rauch aus als die Lunge. Nicht: Sitz der Seele.

Das war's. Oder? Habe ich was vergessen? Nö. Kein Wort mehr. NIMM DIES, HERZ!

Die Verwandlung: Lungenentwicklung und Reifung. Warum Frühchen keine »kleinen Menschen« sind

Am 19. Juli 2012 veröffentlichte das renommierte *New England Journal of Medicine* einen medizinischen Fallbericht unter der Überschrift »Evidence for Adult Lung Growth in Humans« (Hinweis auf Lungenwachstum beim menschlichen Erwachsenen). Hinter dem nüchternen Titel verbarg sich eine medizinische Sensation. Was war passiert? Einer 33-jährigen Frau war wegen Lungenkrebs der rechte Lungenflügel entfernt worden. Im Verlauf zahlreicher Nachkontrollen über 15 Jahre hinweg zeigte sich, dass die verbliebene linke Lunge immer mehr an Größe zunahm. Das allein war zunächst nicht bemerkenswert, da sich Restlungen nach Operationen häufig ausdehnen – sie haben schlicht mehr Platz im Brustkorb. Hier aber lag der Fall anders. Die Größenzunahme beruhte nicht auf einfacher Ausdehnung, sondern zweifelsfrei auf dem Wachstum neuen Lungengewebes in der linken Lunge – etwas Vergleichbares war bis dahin noch nie beobachtet worden.

Der Bericht war gleich in zweierlei Hinsicht sensationell. Erstens, weil er die bisherige Auffassung von Lungenentwicklung und -wachstum widerlegte. Bis dahin galt als unumstößlich, dass sich die Lunge bis zur Geburt, in geringerem Maße noch bis zum 10. Lebensjahr entwickelt. In diesem Alter erreichen die Lungenbläschen ihre maximale Zahl. Danach erfolgt zwar noch eine Größenzunahme der Lunge (infolge der Ausdehnung des wachsenden Brustkorbs), aber die Neubildung von Lungengewebe galt zu diesem Zeitpunkt als unwiederbringlich beendet. Falls es Wachstum neuer Lunge beim Erwachsenen gab, bedeutete das zweitens aber auch, dass die Natur es fertigbrachte, das eigentlich beendete Programm der Lungenbildung erneut zu starten. Lag hier der Schlüssel zur Heilung von Lungenerkrankungen, deren Folgeschäden bisher als irreversibel galten, quasi durch einen Lungenersatz »von innen«? Und was hatte diesen Neustart ausgelöst? War es der Verlust der rechten Lunge oder das nach der Operation von der Patientin begonnene intensive Atemtrainingsprogramm? Die Regeneration von Lungenschäden mittels »Neubildung« oder Neuerschaffung ist der Traum jedes Lungenarztes. Und dieser Traum bekam nun eine neue Blickrichtung: auf den ursprünglichen Code, das Programm »Lungenentwicklung«. Denn: Betrachten wir die Entstehung der Lunge im Mutterleib, dann liegt alles offen vor uns – sämtliche Werkzeuge sind bereits da. Wenn es möglich ist zu verstehen, wie die Lunge entsteht, wie sie gebildet wird, dann muss es auch möglich sein, sie »neu« zu bilden, das Programm zu wiederholen und es therapeutisch zu steuern. Wie also funktioniert das Programm der Lungenentwicklung?

Die Lungenentwicklung ist einerseits, wie die gesamte Schwangerschaft, ein gigantisches Bauprojekt, ein Puzzle, hinter dem ein geheimnisvoller Code steht. Die Entwicklung der Lunge ist aber auch eine Liebesgeschichte – in doppelter Hinsicht. Sie erzählt davon, wie zwei unterschiedliche Partner sich suchen und finden und wie sie gemeinsam ihre Bestimmung und Vollendung finden. Sie erzählt von einer langen, dunklen Reise. Von Hindernissen, Gefahren, Widrigkeiten und Irrungen. Wie alle Liebesgeschichten hat auch diese ein Ende, und fast immer ein glückliches. Manchmal aber auch ein tragisches. Leider. Sie ist zugleich die Geschichte eines Wunders. Beide Partner kennen sich nicht, wissen (wahrscheinlich) nicht einmal von der Existenz des anderen. Und doch leitet sie eine unsichtbare Macht, lenkt ihre Bewegungen, korrigiert – wenn nötig – die Fahrtrichtung, justiert nach, treibt voran. Bis die zwei sich finden, vereinen und Leben ermöglichen. Es ist die Geschichte der Vermählung zweier Lebenssysteme: Atemwege und Blutgefäße vereinigen sich. Ohne diese Grenzfläche, an der Sauerstoff aus der Atemluft in das Blut übertritt, ist Leben an der frischen Luft, unabhängig atmend, außerhalb der Bauchhöhle einer Mutter, unmöglich. Wie diese zwei sich finden – das ist das eine Wunder, die Liebesgeschichte auf der Leinwand. Denn sie wachsen nicht gemeinsam auf. Es gibt keine fertige »Miniaturlunge« im Mutterleib, die während der Schwangerschaft lediglich wächst und größer wird, bis sie pünktlich zur Geburt fertig ist. Ärzte, Wissenschaftler, Anatomen, Physiologen, Biologen, Philosophen – sie alle schauen dieser leisen Macht bei der Arbeit zu und staunen. Und merken: Mit jedem Experiment, jeder Beobachtung verstehen sie das »Wie« besser und das »Warum« umso weniger. Experten kennen die Bauzeichnungen, Konstruktionspläne, sie haben in diesem riesigen mikroskopischen Wimmelbild die meisten Handwerker erkannt und entdeckt – aber die Bauaufsicht bleibt unsichtbar. Wer hat hier eigentlich das Sagen? Wer ist der Motor dahinter? Wer der Dirigent? Wer choreografiert dieses Ballett aus Abermillionen Tänzerinnen? Die besten, aufrichtigsten

Experten wissen: Ich habe nicht die geringste Ahnung. Und das ist das zweite Wunder, die Liebesgeschichte vor der Leinwand. Wer anfängt, sie zu verfolgen, kommt nicht mehr davon los. Verliebt sich in die Geschichte und muss sie sich immer wieder anschauen. Und ist glücklich. Machen Sie die Probe aufs Exempel: Wenn es Ihnen mal richtig schlecht geht, legen Sie keinen Heulsusen-Pop auf, sondern lesen sie ein embryologisches Handbuch. Kein Witz. Lesen Sie etwas über die Entwicklung des Lebens im Mutterleib. Wenn Ihnen die Lektüre zu sperrig ist, nehmen Sie einen Bildband. Oder ein Kinderbuch zu dem Thema, falls es eines gibt. Sie finden darin eines der letzten – weltlichen – Wunder unserer Zeit. Versprochen. Es macht süchtig. Auch wenn Sie Handlung und Ende kennen. Egal. So, wie man jedes Jahr an Weihnachten *Tatsächlich ... Liebe* schaut. Immer wieder. Und jedes Mal wieder losheult, wenn Liam Neesons Frau beerdigt wird.

Sie mögen »Happy Ends«? Ihnen kann geholfen werden. Fast immer endet die Liebesgeschichte der Lungenentwicklung glücklich. Atemwege und Blutgefäße finden zueinander und leben glücklich bis an ihr Ende.

»Das war alles?«

»Im Prinzip schon.«

»Nicht sehr romantisch.«

»So ist Biologie.«

»Aber Sie haben doch was von Liebe gesagt.«

»Na gut, ich erzähle Ihnen ein paar Details.«

Gehen Sie für einen Moment zum Anfang zurück. Etwa bis zur dritten Lebenswoche des Embryos. Zu diesem Zeitpunkt hat Ihr Nachwuchs die Form einer Kugel. Stellen Sie sich eine Praline vor, außen eine harte Schale aus Schokolade, innen eine weiche Nougatfüllung. Aus dieser Praline entstehen drei Höhlen, wie bei einem Schneemann: Kopf, Brust und Bauch. So weit, so einfach. Wie

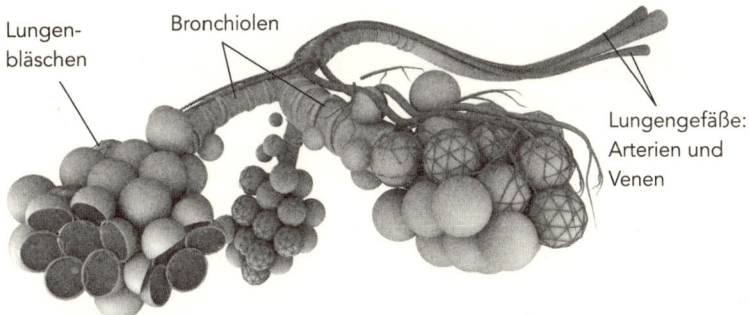

Lungen-
bläschen

Bronchiolen

Lungengefäße:
Arterien und
Venen

Abb. 3: *Atemwege und Blutkreislauf vereinigen sich im Bereich der Lungenbläschen. Kleinste Blutgefäße treten mit der dünnen Wand der Alveolen in Kontakt
und ermöglichen so den Austausch von Sauerstoff und Kohlendioxid zwischen
Atemluft und Blut.*

aber kommen die vielen Röhren für Luft und Nahrung in den Körper? Das passiert so: Die Praline stülpt sich an einer Stelle von außen nach innen ein – ziemlich weit sogar. Als würde man mit dem
Zeigefinger einen schlaffen Luftballon eindrücken. Ein Teil der äußeren Schokohülle liegt jetzt wie ein kurzes Rohr mit stumpfem
Ende innen, umgeben von der Nougatfüllung. Dieses Rohr ist der
gemeinsame Ursprung des Magen-Darm-Trakts und der Atemwege. Nach ein paar Tagen Längenwachstum trennt sich das Rohr in
einen vorderen und einen hinteren Teil. Aus dem vorderen wird
die Luftröhre, aus dem hinteren die Speiseröhre, später der Magen
und der daran hängende Darm. Ist diese Trennung fehlerhaft,
können Kurzschlüsse zwischen Speiseröhre und Luftröhre entstehen – sogenannte »Fisteln«. Diese sind für Neugeborene gefährlich, da Nahrung aus der Speiseröhre über die Fistel in die Luftröhre gelangen kann, und sie müssen direkt nach der Geburt operativ
verschlossen werden. Wie für alle Organe sind auch für die Entwicklung der Lunge die ersten vier Wochen der Schwangerschaft
äußerst kritisch. Organfehlbildungen in dieser Phase werden vom
Embryo meistens nicht überlebt.

Läuft diese erste Phase problemlos ab, kann man etwa 25 Tage nach der Befruchtung am unteren Ende der Luftröhre erstmals kleine Knospen erkennen: rechter und linker Lungenflügel. In den nächsten vier Wochen sprießen aus diesen Atemwegsknospen feine Tentakeln und bilden die ersten Verzweigungen der röhrenförmigen Bronchien. Die erste Aufteilung rechts ist ausnahmsweise eine dreifache (daher hat die rechte Lunge drei Lappen, die linke nur zwei), ansonsten teilt sich jeder Spross nach einem exakten Programm am Ende genau zweimal. Immer wenn einer dieser Kanäle eine bestimmte Länge erreicht, teilt er sich erneut, Teilung um Teilung, Generation um Generation. Die feinen Kanäle der Bronchien bohren sich durch die Nougatfüllung und verdrängen sie allmählich. Doch die Nougatmasse selbst erfüllt auch einen wichtigen Zweck für die Reifung der Lunge. Sie ist zum einen die Ausgangssubstanz für Stütz- und Bindegewebe der Atemwege – aus ihr bildet sich um die Bronchien herum die charakteristische ringförmige Schicht aus Knorpel und Muskelzellen, die die Atemwege stabil hält. Zum anderen ist sie die Geburtshelferin unserer zweiten Liebenden, der Blutgefäße der Lunge. Diese stammen nämlich nicht aus dem Lungenrohr, sondern wachsen etwa am 30. Tag der Schwangerschaft aus dem winzigen Herzen aus, das sich abseits der Lungensprossung in der Nougatmasse geformt hat. Sofort begibt sich dieses kleine Gefäßknäuel auf die Suche nach seinem Bräutigam. Wie Fühler, völlig blind, tastet es sich durch das Dunkel der Füllung, auf der Suche nach seiner Richtschnur, den heranwachsenden Atemwegen. Es ist ein mühseliges Blinde-Kuh-Spiel. Es dauert. Und dauert. Warm. Kalt. Noch kälter. Wärmer. Warm. Heiß! Endlich, in der siebten Schwangerschaftswoche, hat das blinde Herumtasten ein Ende. Es kommt zum ersten Kontakt zwischen Blutgefäßen und Atemwegen. Wie zufällig, beiläufig, vielleicht von keinem der Partner bemerkt oder gewürdigt – denn es dauert noch, bis unsere zwei Liebenden endgültig ein Paar werden. Diese unbemerkte Berührung ist der Moment, den die englische Dichterin Christina Rossetti (1830-1894) in einem ihrer schönsten Gedichte beschreibt.

I wish I could remember that first day,
First hour, first moment of your meeting me.

Ich wünschte, ich könnte mich erinnern
an die erste Stunde, den ersten Moment,
als Du mich getroffen hast. (Eigene Übersetzung)

Erinnern Sie sich? An die erste Begegnung mit Ihrem Mann, Partner, Ihrer Frau, Partnerin? Nicht das erste Date oder der erste Kuss. Das wäre zu einfach. Wann genau haben Sie sie zum ersten Mal bewusst gesehen? Auf »Tinder«, sagen Sie? Na schön, Ihr Punkt, Sie Romantik-Allergiker. Im Mutterleib zählt jedenfalls nur wahre Treue, sonst klappt es nicht mit der Menschwerdung.

Nach dieser ersten Begegnung folgen die Blutgefäße treu den Atemwegen, wachsen mit und an ihnen, wie Reben am Stock. Immer leicht dahinter, immer zwei Schritte zurück. Wer unvorsichtig ist und vom Weg abkommt, wird bestraft. Wie bei der »Reise nach Jerusalem« findet nicht jede Braut einen Bräutigam: Es gibt in der fertigen Lunge etwa 20 Prozent mehr Blutgefäße als Atemwege.

Auch abseits davon ereignen sich Wunder – das Zwerchfell wächst! Dieses Organ aus Muskeln und Sehnen entstammt ebenfalls der Nougatmasse in der Mitte der Embryonalkugel und teilt ab der vierten Schwangerschaftswoche langsam die Brust- von der Bauchhöhle. In der zehnten Woche passiert es dann: Das Zwerchfell bewegt sich zum allerersten Mal! Diese ersten, noch unkoordinierten und zuckenden Bewegungen lassen Fruchtwasser in die Atemwege des Kindes einströmen und sorgen dafür, dass es wieder ausströmt. Das Zwerchfell »übt« schon mal Atmen – mit Flüssigkeit, wie ein Fisch! Dabei geschieht etwas Bemerkenswertes: Die ersten Atemzüge des Ungeborenen führen zu einer starken Ausschüttung von Serotonin, dem »Glückshormon«. Kann es einen schöneren Beleg dafür geben, dass Atmung und Glück zusammenhängen? Außer dass sie Ihren kleinen Sprössling in Euphorie versetzen, sind diese frühen Zwerchfellübungen aber vor allem deshalb wichtig, weil das Zwerchfell zum Zeitpunkt der Geburt von einem auf den anderen Moment voll einsatz-, sprich: atembereit sein muss. Aus biologischer Sicht ist diese abrupte Umstellung der Versorgung des Kindes von der mütterlichen Gebärmutter auf die Lungenatmung ein Vorgang ohne Beispiel – und sehr riskant. Jeder, der schon einmal bei der Geburt eines Kindes dabei war, erinnert sich: Die Sekunden zwischen dem Durchtrennen der Nabelschnur und dem ersten Atemzug, dem ersten Schrei, können endlos sein.

Der Einstrom von Fruchtwasser in die wachsenden Bronchien durch die ersten Zwerchfellbewegungen unterstützt darüber hinaus durch mechanisches »Anschieben« die weitere Aussprossung der Bronchien und ihrer Gefäß-Begleiterinnen. Immer mehr Raum beanspruchen diese Paare in den folgenden Wochen in der Brusthöhle. Bald gibt es 18 Teilungsgenerationen von Atemwegen, der Platz wird knapp. Atemwege und Blutgefäße stehen jetzt kurz vor der »Hochzeit« und werden – wie die meisten Hochzeitspaare – immer dünner. Man will ja auf den Fotos hübsch aussehen. Die ehemals wuchtige, hochkantige Auskleidung der Atemwege wird mit jeder Generation feiner und schmaler und ist am Ende der 20. Woche der Schwangerschaft erstmals so hauchzart, dass ein direkter luftdurchlässiger Kontakt zwischen Atemweg und Blutgefäßen entsteht – noch keine voll funktionsfähigen Alveolen, aber ausreichend, um den ersten, noch schwachen Gasaustausch zu ermöglichen (Abb. 2).

Für das ungeborene Kind hat diese »Verlobung« eine entscheidende Bedeutung. Kommt es zu früh auf die Welt, hat es ab jetzt eine echte Überlebenschance. Vor der 20. Woche existieren keine Alveolen, ein Gasaustausch ist nicht möglich, und keine noch so filigrane Beatmungsmaschine kann dieses Problem beheben. Die frühesten bekannten überlebenden Frühchen kamen nach 21 Wochen Schwangerschaft auf die Welt. Aber das sind Extrembeispiele – medizinische Wunder gegen jede Wahrscheinlichkeit. Denn die meisten vor der 24. Woche geborenen Frühchen sterben. Das ist das andere, tragische Ende der Liebesgeschichte: Unser Paar findet nicht zusammen, beide sterben. Aber: Mit jeder weiteren Schwangerschaftswoche erhöht sich die Überlebenswahrscheinlichkeit für Frühchen nach der 20. Woche dramatisch. In der 30. Woche liegt sie schon bei über 80 Prozent. Ab der 24. Woche läuft die Bildung funktionstüchtiger Alveolen auf Hochtouren. Die luftleitenden Bronchien haben dann ihre letzte, die 23. Teilung durchlaufen und bilden an den zarten Enden rundliche Ausknospungen, die sich mit umliegenden Gefäßenden verbinden. Jeden Tag kommen immer mehr Paare hinzu. Ab der 24. Woche fangen die Alveolen zudem an, einen stabilisierenden Flüssigkeitsfilm zu produzieren – den »Surfactant«. Chemisch ähnelt Surfactant einfachem »Spüli« – die Oberflächenspannung verhindert, wie bei einer Seifenblase, das Zusammenfallen und Aneinanderkleben von Alveolen während der Ausatmung. Die Surfactant-Produktion von Alveolen kann durch Hormone wie Kortison angekurbelt werden. Bei einer drohenden Frühgeburt verabreicht man Schwangeren daher Kortison. Nach der Geburt kann den Frühchen zudem künstlicher Surfactant von außen verabreicht werden. So verbessern sich Atemfunktion und Überlebenswahrscheinlichkeit weiter. Wenn alles gut läuft, hat ein Neugeborenes bei der Geburt etwa 50 bis 100 Millionen reife Alveolen. Aber die Liebesgeschichte ist damit noch nicht zu Ende. Bis zum 15. Lebensjahr wächst die Zahl der Alveolen nochmals bis auf etwa 400 Millionen an. Erst dann ist Schluss. Die Oberfläche all dieser Alveolen entspricht dann mit

90 m² etwa der Größe eines halben Tennisplatzes – und ist damit dreimal so groß wie die Oberfläche des Darms und etwa 45-mal so groß wie die Haut.

Kann man diese wundervolle Geschichte ganz begreifen? Wohl kaum. Sie können zusehen, staunen. Und sorgsam sein, Rücksicht nehmen. Denn an einer unreifen Lunge leidet man trotz aller Erfolge in der Frühgeborenenmedizin oft ein Leben lang. Nur wenige betroffene Kinder erreichen ihr maximal mögliches Lungenvolumen. Viele leiden später vermehrt an Infekten oder Spätschäden wie Asthma oder COPD. Die Geschichte von Atemwegen und Blutgefäßen erinnert uns daran, wie verletzlich diese kleinen Wesen in der vorgeburtlichen Phase ihrer Existenz sind und welche dramatischen Schäden sie schon im Mutterleib erleiden können.

Man kann es nicht oft genug betonen: Die Pflege der Lunge fängt im Mutterleib an. Das bedeutet für schwangere Frauen, aber auch deren Partner eine hohe Verantwortung. Praktisch über Nacht haben Schwangere einen kleinen Mitbewohner und teilen ihren Körper mit einem verletzlichen Wesen ohne Stimme, ohne Lobby. Erinnern Sie sich auch daran, dass die Lunge nach der Geburt weiter wächst. Sie bleibt empfindlich. Und schutzbedürftig. In der Welt da draußen lauern viele Bedrohungen. Nicht alle können wir kontrollieren – die übelsten schon. Die meisten Erkältungsviren etwa schafft ein Kind ganz allein. Aber dazu noch Passivrauchen und Luftschadstoffe sind dann vielleicht doch etwas zu viel. Und dann? Manchmal warten am Ende dieses Weges Asthma und andere chronische Atemwegserkrankungen. Ihr Kind hat keine Wahl. Hadern Sie nicht damit, dass Ihr Kind nur einen Meter siebzig groß ist und niemals auf den Laufstegen von Paris und New York glänzen wird. Wenn Ihr Kind niemals 100 Prozent seiner maximalen Lungenfunktion erreicht – *das* tut weh! Chancengleichheit endet nicht bei Bildung und sozialem Status. Für die körperliche Entwicklung gilt sie ebenso – mindestens. »Helikopter-Eltern« mögen beim

dienstäglichen Elternabend extrem nerven. In der vorgeburtlichen
Betreuung habe ich nichts gegen sie – im Gegenteil: Vielleicht
brauchen wir in dieser heiklen Lebensphase mehr davon?

Vergiss mein nicht:
Was unsere Nase mit der Lunge zu tun hat

Die Nase hat es auch nicht leicht. Tausende lassen jedes Jahr an ihr
herumschnippeln, weil sie mit ihrem Erscheinungsbild nicht zufrieden sind. Zu lang, zu groß, zu platt, zu spitz, zu breit. Es gibt
Höcker-, Sattel-, Knollen- oder einfach Schiefnasen. Extreme Zeitgenossen lassen sie sich ganz wegoperieren, um wie Lord Volde-
mort oder der Marvel-Bösewicht Red Skull auszusehen. Schmei-
chelhaft oder liebevoll ist nichts davon. Und wenn sie gerade mal
nicht Objekt ästhetischer Klagegesänge ist, läuft sie, juckt oder
brennt, ist verstopft, gerötet. Oder verursacht schnarchen, schniefen, hochziehen oder irgendein anderes nicht gesellschaftsfähiges
Geräusch. Es gibt ganze Lebensabschnitte, in denen Phasen mit
einer gesunden, uneingeschränkt funktionstüchtigen Nase die absolute Ausnahme sind. Ein Tag ohne Schniefnase bei einem Drei-
jährigen? Dürfen Sie im Kalender ankreuzen. Die Nase nervt. Immerhin: Sie erfüllt damit einen wichtigen Zweck. Dabei steht die
Nase in der sensiblen Kontaktzone zwischen Außen- und Innen-
welt in vorderster Reihe. Für die Atemwege ist sie sozusagen der
Checkpoint Charlie zwischen zwei – häufig feindlichen – Lebens-
welten: innen und außen. Da geht es manchmal rau zu. Wie die
Security an Flughäfen zieht sie sich stoisch den Groll Tausender
Passagiere zu – die darüber vergessen, dass diese Prozedur zwar
lästig, aber doch notwendig ist. Vor die Alternative gestellt – möchten Sie lieber unkontrolliert aus Ihrem Auto direkt ins Flugzeug
steigen?

Die Nase ist der Außenposten der Atemwege. Wie eine grotesk aus Brustkorb und Lunge herausragende Ausstülpung, mit zwei Öffnungen am Ende. *United Airways* – das ist keine neue Casting Band –, so nennen Mediziner die ungewöhnliche Symbiose zwischen Nase und Lunge, zwischen oberen und unteren Atemwegen, »Vereinigte Atemwege«. Die Nase ist für die Lunge Bodyguard, Türsteher und Vorkoster. Und weil die Lunge taub und blind ist, ist sie außerdem ihr Auge und Ohr. Dazu Klimaanlage. Luftfilter, Raumluftbefeuchter. Nase und Lunge sind ein seltsames, ungleiches Paar. Hier passt die Kleine auf die Große auf.

Die Nase nimmt ihre Schutzfunktion sehr ernst und ist dabei sehr erfolgreich. Bei Allergikern verhindert sie zum Beispiel in vielen Fällen einen »Etagenwechsel«, also das Übergreifen einer Allergie von der Nase auf die Bronchien und damit das weit gefährlichere allergische Asthma. In Deutschland leiden doppelt so viele Menschen (15 % der Bevölkerung) an einem allergischem Schnupfen (»Rhinitis«) wie an allergischem Asthma (8–9 %), und nur 40 Prozent der Betroffenen mit allergischer Rhinitis leiden gleichzeitig an Asthma, obwohl beide Erkrankungen Ausdruck des gleichen Grundübels – der Allergie – sind. Anders gesagt: Eine Allergie der Atemwege verursacht zunächst am Ort des Erstkontaktes, der ersten »Luftfilterstation«, Beschwerden – in der Nase. Die tröstliche Nachricht für Betroffene: Bei der Mehrzahl der Patienten bleibt die Allergie auf die Nase beschränkt, unangenehm genug, aber meist nicht gefährlich. Erst wenn die Eingrenzung in der Nase nicht gelingt, breitet sich die Allergie in die unteren Atemwege aus, es kommt zum »Etagenwechsel«. Allergisches Asthma ist die Folge – mit weitaus ernsteren Konsequenzen.

Ein »Etagenwechsel« von den oberen in die unteren Atemwege kommt aber nicht nur bei Heuschnupfen und Asthma vor. Auch der typische Erkältungsschnupfen kann wandern. Ist Ihnen schon mal aufgefallen, dass eine Erkältung fast immer nach dem gleichen

Ausbreitungsmuster verläuft? Warum, fragen Sie sich, ist das eigentlich so? Schnupfenviren attackieren die gleichen Zielzellen in Nase und Bronchien: die Deckzellen der Schleimhäute (die »Epithelzellen«). Trotzdem breitet sich eine Erkältung nicht zufällig oder gar von unten nach oben aus, sondern folgt immer dem gleichen Muster: Sie beginnt in der Nase, manchmal im Hals. An dieser Grenze ist dann bei vielen Erkältungen auch schon Schluss. Weniger als die Hälfte der Erkältungen verursacht Symptome der unteren Atemwege, wie etwa Husten. Der Schnupfen soll die unteren Atemwege also vor der Ausbreitung des Infekterregers schützen. Erst wenn der primäre Schutzmechanismus der Nase versagt oder überfordert ist, droht Ärger: Drei bis fünf Tage nach Beginn des Erkältungsschnupfens kommt dann eine Bronchitis hinzu, die man zunächst am Husten, später an zäher Schleimproduktion und Auswurf erkennen kann. Die Bronchitis ist das Resultat des »Etagenwechsels« der Erkältungsviren über die erste Abwehrreihe der Nase hinaus. So erklärt sich auch, warum Betroffene mit vorgeschädigter Nasenschleimhaut, zum Beispiel durch chronische Erkrankungen, im Rahmen einer Erkältung viel häufiger Symptome einer Bronchitis entwickeln. Der Filter funktioniert nicht mehr.

Auch bei chronischen Erkrankungen der Atemwege ist das Phänomen »Etagenwechsel« bedeutend: Dauerhusten und chronische Bronchitis sind häufig durch Nasennebenhöhlenentzündungen bedingt. Die krankhaften Nasensekrete tropfen nachts im Liegen in den Rachenraum, auf die Stimmritze oder sogar durch sie hindurch in die Bronchien und verursachen Husten oder Asthmabeschwerden. Auch gutartige Wucherungen der Nasenschleimhaut (»Nasenpolypen«) behindern die Nasenatmung und fördern häufige Bronchialinfekte und langfristig auch die Entstehung von Asthma.

Worauf beruhen diese Zusammenhänge? Wie erklärt sich die gemeinsame Anfälligkeit der oberen und unteren Atemwege für bestimmte Erkrankungen? Und wenn es einen »Etagenwechsel« gibt, wie funktioniert dann der Lift? Drei Aspekte sind in diesem Zusammenhang wichtig:

Der gemeinsame Bauplan

Nase und untere Atemwege mögen äußerlich wenig gemeinsam haben, aber sie hatten den gleichen Innenarchitekten! Der Aufbau von Nasen- und Bronchialschleimhaut ähnelt sich so stark, dass man sie, unter dem Mikroskop betrachtet, kaum auseinanderhalten kann. Lediglich in den unteren Schichten der Schleimhaut gibt es Unterschiede: Wo in unteren Atemwegen ringförmige Muskeln um die Bronchien liegen, befindet sich in der Nasenschleimhaut ein dichtes Geflecht aus Blutgefäßen – ein »Schwellkörper«, der besonders beim Erkältungsschnupfen das Atmen erschweren kann. Auch der Reinigungsmechanismus von oberen und unteren Atemwegen ist gleich. Flimmerhärchen und schleimproduzierende Drüsen sorgen für einen Abtransport von Partikeln. Dabei greifen obere und untere Atemwege auf den gleichen Bauplan zu – erbliche Erkrankungen dieses Transportmechanismus beeinträchtigen obere wie untere Atemwege gleichermaßen. Bei der angeborenen Mukoviszidose etwa, bei der die Schleimproduktion aus Drüsenzellen gestört ist, findet sich der typische, extrem zähe Schleim sowohl in den Bronchien als auch in der Nase. Auch angeborene Erkrankungen der Flimmerhärchen, wie etwa die »primäre ziliäre Dyskinesie«, betreffen die Flimmerhärchenfunktion in Nase *und* Bronchien.

Das gemeinsame Kommunikationsnetzwerk

Die Nase merkt als Erstes, wenn etwas in der Luft »faul« ist. Ihr Frühwarnsystem verhindert, dass schädliche Partikel oder Reizstoffe die Lunge erreichen, oder ermöglicht der Lunge, rechtzeitig eigene Abwehrmaßnahmen vorzubereiten. Die Nase nutzt dazu direkte und indirekte Kommunikationskanäle – Festnetzleitung oder kabellos über *WhatsApp*. Der naso-bronchiale Reflex bewirkt zum Beispiel bei einer Reizung der Nase eine Verengung der Bronchien. Wie funktioniert dieser Reflex? Die Riechzellen der Nase sind über Ausläufer des Gesichtnervs mit dem Nervensystem der unteren Atemwege verbunden. Die Alarmierung der Gesichtsnervfasern durch Reizstoffe in der Atemluft steuert eine Kontraktion der Bronchialmuskeln – die Bronchien verengen sich. Dieser direkte Kommunikationskanal – das »Festnetz« – ist zugleich mit anderen wichtigen Schutzreflexen verbunden: dem Nies-, Tränen- und Hustenreiz. Die Reflexe dienen einem übergeordneten Zweck. Es soll um jeden Preis verhindert werden, dass Schadstoffe, Gifte, Mikroben oder Parasiten die unteren Atemwege erreichen und in größeren Mengen in den Körper eindringen. Dieser komplexe Schutzmechanismus ist allerdings selber nicht frei von Risiken. Die Folgen einer unkontrollierten Verkrampfung der Bronchien können für den Betroffenen gefährlicher sein als der auslösende Reizstoff in der Umgebungsluft selber. Im Extremfall kann sich durch Auslösung dieses Reflexes auch die Stimmritze krampfartig verengen.

Bei dem indirekten Kommunikationskanal – der *WhatsApp*-Gruppe von Nase und Lunge – wird die Entfernung zwischen oberen und unteren Atemwegen sozusagen kabellos überbrückt: über das Blut. Reizt man die Nasenschleimhaut eines Allergikers mit Pollen, führt das nicht nur zu einer direkten allergischen Entzündung der Nase mit Niesen, Jucken und Sekretlaufen, sondern bei manchen auch zu einer Entzündung der Bronchien – ohne direkten Kontakt mit dem Auslöser. Wie das geht und was das soll? Antwort: Nase und Lunge kommunizieren auch über Botenstoffe (Zytokine) im Blutkreislauf. Diese entstehen in unserem Beispiel als Reaktion auf die allergische Entzündung in der Nase, gelangen dort in die Blutgefäße und erreichen über den Kreislauf die unteren Atemwege, wo sie die gleiche Entzündungsreaktion auslösen. Auch bei einem Erkältungsschnupfen kann es zu einer solchen »Fernübertragung« der Entzündung kommen. Manche Schnupfnasen haben auch ohne Virusübertritt in die Bronchien entzündete untere Atemwege, weil die Nase Botenstoffe produziert, die die Bronchialschleimhaut anschwellen und verschleimen lassen. Diese »Mitreaktion« der Bronchien bei einem Schnupfen bleibt beim Gesunden meistens unbemerkt und löst keine Beschwerden aus. Sie erfüllt aber dennoch einen wichtigen Zweck: Die Abwehrsysteme der Lunge werden durch dieses Frühwarnsystem bereits vorzeitig »scharf« gemacht. Was meistens auch sinnvoll ist. Für chronisch Lungenkranke hat dieser *WhatsApp*-Chat zwischen Nase und Lunge aber auch Nachteile. Bei Asthmatikern oder Patienten mit COPD kann diese »Frühwarnreaktion« bereits erhebliche Beschwerden wie Husten oder sogar Luftnot auslösen. Tatsächlich werden die meisten schweren Asthmaanfälle durch Erkältungsinfekte der Nase ausgelöst – lange bevor das Virus den unteren Atemweg selbst überhaupt erreicht hat! Aus der Frühwarnung wird so eine bedrohliche Überreaktion. Hier möchte die Lunge der Nase zurufen: einfach mal die Klappe halten – und Smartphone aus!

Die Klimaanlagenfunktion der Nase

Die innere Oberfläche der Lunge ist, verglichen mit der Nase, riesig und daher stark durch Verdunstung und Austrocknung gefährdet. Aufgabe der Nase ist es, die Atemluft für die Lunge anzufeuchten und auf Körpertemperatur vorzuwärmen. Dazu nutzt die Nase zwei effektive Mechanismen. Einmal wird die innere Oberfläche der Nasenhöhle durch die Auffaltung der Schleimhaut in den Nasenmuscheln stark vergrößert. Da die Nasenschleimhaut extrem gut durchblutet ist, gibt sie die Körperwärme des Blutes optimal an die Atemluft ab. Dann produzieren die 45 000 Drüsen der

Nasenschleimhaut jeden Tag über einen halben Liter Sekret, das die Atemluft zusätzlich mit Feuchtigkeit anreichert. Die Befeuchtungsleistung der Nase ist enorm und kann bei Bedarf um ein Vielfaches gesteigert werden: Auf einem Langstreckenflug zum Beispiel verliert man aufgrund der extrem trockenen Kabinenluft bis zu zwei Liter Körperflüssigkeit durch Verdunstung! Auch für die Filterfunktion der Nase ist dieser »Wasserfilter« wichtig. Wasserlösliche Stoffe der Außenluft werden nahezu vollständig bereits in der Nase gebunden und entgiftet. So wird die mechanische Filterung von Partikeln durch die Nasenmuscheln unterstützt, die grobe Luftpartikel und viele Krankheitserreger zuverlässig abfängt. Lediglich Feinstäube mit einem Durchmesser von weniger als zehn Mikrometern (das ist ein Millionstel Meter) werden durch die Nase nicht gefiltert, was sie für unsere unteren Atemwege besonders gefährlich macht.

Die meisten Menschen mögen den Unterschied zwischen Mund- und Nasenatmung im Alltag für trivial halten – tatsächlich ist er enorm! Bei erhaltener Nasenfunktion erreicht nur erwärmte, befeuchtete und vorgefilterte Luft die unteren Atemwege – ein entscheidender Vorteil. Dieser Effekt ist derart wichtig, dass die Natur Kinder als »obligate Nasenatmer« zur Welt kommen lässt. Nur im Notfall, bei verstopfter Nase, können sie überhaupt auf die Mundatmung zugreifen. Was uns Erwachsenen selbstverständlich erscheint, verursacht den Kleinen große Probleme und führt zu Atemnot und Panik. Wie wichtig die Nasenatmung für die Lunge ist, merkt man, wenn die Klimaanlage Nase vorübergehend oder sogar dauerhaft ausfällt. Reine Nasenatmung ist zum Beispiel bei körperlicher Höchstleistung unmöglich – oder haben Sie schon mal einen Triathleten mit geschlossenem Mund durchs Ziel laufen sehen? Bei Hochleistungssportlern lassen sich die Folgen des fehlenden »Klimaanlageneffekts« der Nase besonders häufig beobachten. Olympiateilnehmer im Ausdauersport haben zwei- bis dreimal so häufig Anstrengungsasthma wie die Allgemeinbevölkerung, in klassischen Wintersportarten kommt es sogar noch häufiger vor. Der oft geäußerte Generalverdacht, die Diagnose »Asthma« diene bei vielen Athleten nur dem Zweck der Medikamentenbeschaffung zur Leistungssteigerung, ist daher pauschal so nicht richtig. Probieren Sie es aus. Powern Sie sich – wie ein Langläufer oder Biathlet – bei minus 20 Grad und höchstens 10 Prozent Luftfeuchtigkeit in der winterlichen Loipe aus! Bei 40, vielleicht 50 Atemzügen pro Minute fangen tatsächlich die meisten Bronchien an zu pfeifen.

Die Klimaanlage Nase filtert und neutralisiert neben Schadstoffen auch Krankheitserreger der Außenluft. Auch hier gilt: Fällt der Filter aus oder wird er (zum Beispiel im Rahmen einer künstlichen Beatmung über einen Luftröhrenschlauch) übergangen, kommt es innerhalb kurzer Zeit zu einer Besiedelung der unteren Atemwege mit Erregern, die dann Ausgangspunkt von Infektionskrankheiten wie Bronchitis oder Lungenentzündung sind.

Somit ist klar, dass eine ganzheitliche Betrachtung der oberen und unteren Atemwege durch HNO-Ärzte *und* Pneumologen als *United Airways* sinnvoll und für eine erfolgreiche Behandlung von chronischen Atemwegserkrankungen notwendig ist. Die Saat für viele Bronchialerkrankungen wird in der Nase gesät. Ob sie aufgeht, hängt auch vom rechtzeitigen und konsequenten Eingreifen vor einem »Etagenwechsel« ab. Husten und chronische Bronchitis zum Beispiel bessern sich häufig erst nach der konsequenten Mitbehandlung einer chronischen Nasennebenhöhlenentzündung. Nase und Bronchien gehören untrennbar zusammen.

Lass' mich rein, lass' mich raus: Wie der Kehlkopf unsere Atemwege schützt

»Tumor entpuppt sich als Playmobil-Hut« – »Geburtstagsgeschenk mit Folgen – ein rätselhafter Patient« – »Ärzte entfernen nach 40 Jahren Playmobilfigur aus Lunge«. So titelten im vergangenen Sommer Zeitungen und Webseiten weltweit. Was war passiert? Ein 47-jähriger Engländer sollte wegen anhaltendem Husten und einer verdächtigen Verschattung im Röntgenbild der Lunge operiert werden. Die Ärzte vermuteten bei dem langjährigen Raucher einen bösartigen Tumor. Stattdessen fanden sie bei der Lungenspiegelung im Vorfeld der Operation ein Playmobil-Spielzeugteil in den Bronchien – der Mann hatte es vor mehr als 40 Jahren als Kleinkind beim Spielen »verschluckt«, wie er glaubte, und danach nicht weiter beachtet. Als er Jahre später Hustenbeschwerden entwickelte, schob er das auf das Rauchen – so konnte das Plastikteil jahrzehntelang unentdeckt in der Lunge verbleiben. Zugegeben, es handelt sich um eine sehr ungewöhnliche »Grenzüberschreitung« in die unteren Atemwege, die aber zeigt, dass die Lunge eben manchmal mit dem sprichwörtlichen Holzhammer bedroht wird und nicht durch Chemie, feinste Partikel oder Stäube. Und vor einem solchen Angriff mit dem Holzhammer schützt Sie Ihr Kehlkopf.

Ohne den Kehlkopf gäbe es keine Sprache, und unsere Kommunikation wäre ziemlich beschränkt. Schlimmer noch: Es gäbe keinen Sopran von Montserrat Caballé, kein Falsett von Klaus Nomi oder den Bee Gees, keinen kehligen Soul von Anastacia, keinen Ivan-Rebroff-Bass oder den *Grunt* von Lemmy von Motörhead. Nichts davon. Man kann mit dem Kehlkopf ganz wunderbare Dinge anstellen. Unsere Stimmbänder versetzen nackte, kalte Atemluft in Schwingung und erfüllen sie mit Leben und Charakter – unverwechselbar und einzigartig individuell. Für mich als Lungenfacharzt ist der Kehlkopf ganz prosaisch eine – ziemlich plumpe – Barriere, die zwei Zustandsformen hat: offen und geschlossen. Erstere ist nötig zum Atmen, die zweite zum Schlucken und Husten und fürs effektive Pressen beim großen Geschäft.

Wenn die Nase der wichtigste Filter für kleine Partikel der Atemluft ist, dann ist der Kehlkopf definitiv der Mann fürs Grobe. Nicht, dass das weniger wichtig wäre – im Gegenteil! Konstruktionstechnisch mutet es jedoch etwas seltsam an, dass im Atemtrakt ein grober Filter hinter einen feineren geschaltet ist und nicht umgekehrt. Das wäre in etwa so, als wenn bei einer Kläranlage zuerst Bakterien und Chemikalienrückstände, im nächsten Schritt dann die Spaghetti vom Vorabend gefiltert würden. Was sinnlos klingt, ist es aber keineswegs, weil beim Menschen Atemweg und Verdauungstrakt nicht völlig voneinander getrennt sind und sich genau im Bereich des Kehlkopfs kreuzen. Aber hätten zwei getrennte Röhren nicht auch ihren Zweck erfüllt? Eine zum Atmen, die andere zur Nahrungsaufnahme, wie bei anderen Spezies? Zwei Gründe sprechen gegen eine solche Lösung: Erstens ist die Nasenhöhle aufgrund ihres geringen Durchmessers und ihrer Filterfunktion äußerst verstopfungsanfällig. Ein »Plan B« als Backup ist also überlebenswichtig. Zweitens ist der Mensch gegenüber anderen Spezies leistungsphysiologisch ein »Allrounder« – er kann extreme Ausdauerleistungen ebenso vollbringen wie kurzzeitige Maximalleistungen. Zur Ausschöpfung der maximalen Atemreserven reichen die etwas kümmerlich geratenen Nasenlöcher aber bei Weitem nicht aus. Daher ist es nötig, bei maximaler Leistung auf Mundatmung umzustellen, um ausreichend Sauerstoff für die Muskelarbeit zur Verfügung zu haben. Und genau da liegt das Problem: Besteht eine Verbindung zwischen Atem- und Verdauungstrakt, kann es zum ungewünschten Austausch von Inhalten kommen. Luft gerät in den Verdauungstrakt, Nahrung in die Atemwege.

Im ersten Fall droht ein Rülpser, in letzterem jedoch der Tod durch Ersticken. Genau das soll der Kehlkopf verhindern.

Werfen wir einen kurzen Blick auf den Aufbau des Kehlkopfs. Was beim Mann in der Regel sehr prominent von außen als »Adamsapfel« sichtbar ist, entspricht dem größten Teil des Kehlkopfs, dem Schildknorpel. Dieser liegt wie ein Schild schützend vor der Stimmritze mit den beiden Stimmbändern und bildet mit dem darunter liegenden Ringknorpel den Übergang zur Luftröhre, der »Trachea«. Oben – mundwärts – ist der Schildknorpel mit dem Kehldeckel verbunden und dieser wiederum mit der Zunge. Beim Schlucken drückt die Zunge den Kehldeckel vollständig auf die Kehlkopföffnung und verhindert so das Übertreten von Nahrung in die Luftröhre.

Stattdessen gleitet die Nahrung elegant in die dahinter liegende Speiseröhre und verschwindet im Reich des Gastroenterologen. Ein genialer Mechanismus, solange man nicht versucht, gleichzeitig zu essen und zu sprechen. Oder sein Playmobil-Spielzeug zu sehr herzt. Dann droht eine sogenannte »Aspiration« – flüssige oder feste Gegenstände gelangen in die Lunge. Ist der Gegenstand groß und verstopft im schlimmsten Fall die Luftröhre oder eine der zwei Hauptbronchien, droht der sofortige Erstickungstod. Auch größere Flüssigkeitsmengen in der Lunge, wie beim Ertrinken, führen rasch zum Tod durch Sauerstoffmangel. Hier wird zwar nichts verstopft, aber die Flüssigkeit verklebt die Alveolen und unterbricht den Sauerstofftransport ins Blut. Bei kleineren Gegenständen oder Flüssigkeitsmengen entwickeln sich ernsthafte Beschwerden und Komplikationen oft verzögert, nach Tagen oder Wochen. Neben einem quälenden Husten treten meistens Atemnot und Infektionen in den verstopften Abschnitten der Bronchien auf. Kann sich der Betroffene an den Vorgang des »Verschluckens« nicht konkret erinnern (was vor allem bei Kleinkindern vorkommt), wird die richtige Diagnose für den Arzt zum Detektivspiel. Schlimmer noch:

Kleinere Plastikteile oder Nahrungsmittel, wie etwa Erdnüsse, sind nicht mal im Röntgenbild sichtbar. Im Zweifelsfall muss daher eine Lungenspiegelung den Verdacht einer Aspiration klären.

Trotz spektakulärer Medienberichte über Aspirationsunfälle, beispielsweise George W. Bushs »Pretzelgate« von 2002, ist das lebensbedrohliche »Verschlucken« relativ selten. Das Statistische Bundesamt zählte etwa für das Jahr 2015 in Deutschland 1149 Todesfälle durch »Fremdkörper in den Atemwegen« – darunter waren aber viele ältere, pflegebedürftige Menschen, bei denen Nahrungsbrei in die Atemwege gelangte und eine Lungenentzündung auslöste. Der Schutzmechanismus ist also in der Regel sehr effektiv und man muss schon ziemliches Pech haben, um den Kehlkopf durch hektische Atem- oder Schluckmanöver versehentlich auszutricksen. Allerdings befürchten manche Experten, dass Unfälle durch Verschlucken weltweit in Zukunft häufiger auftreten werden. Schuld sei das Smartphone am Ohr. Da könne man bei Tisch Reden und Schlucken schon mal verwechseln. Ein gutes Argument, um während des Essens das Mobiltelefon auszuschalten und in Schweigen zu verharren – wenn die Theorie denn stimmt. Zweifel sind allerdings erlaubt. Müssten dann nicht Südeuropäer beim Essen wie die Fliegen dahinscheiden? Oder zumindest Frauen sehr viel häufiger als Männer? Was ist mit schlürfenden Asiaten, die ihre Nahrung offenbar mehr inhalieren als schlucken? Austernliebhabern? Und Finnen oder Esten? Die reden überhaupt niemals und können daher beim Essen gar nicht aspirieren. Gibt es eine »Kulturgeschichte der Aspiration«? Zumindest, *welche Gegenstände* aspiriert werden, ist sehr wohl kulturell geprägt. In islamischen Ländern sind zum Beispiel Haarnadelaspirationen bei jungen Frauen häufig. Diese werden beim Anlegen der Kopfbedeckung gerne zwischen den Lippen gehalten und – schwups – ist mal eine verschwunden. In Südostasien werden gebrühte Enteneier (»Balut«) als Delikatesse heftig ausgeschlürft – entsprechend häufig verirren sich Schalen- oder Embryo(!)-Stückchen in die Atemwege. Und hierzulande steht – zumindest bei Kindern – Lego oder Playmobil ganz weit vorne.

Wenn ein Fremdkörper versehentlich den Kehlkopf erreicht, gibt es aber noch einen zweiten Sicherungsmechanismus – den Hustenreflex. Dieser verhindert in den meisten Fällen das Eindringen von Fremdkörpern in die Luftröhre durch die Stimmritze hindurch. Besonders anfällig für eine Aspiration sind daher Menschen, bei denen der Hustenreflex abgeschwächt ist oder fehlt – das kann bei bestimmten Nervenerkrankungen (zum Beispiel Multipler Sklerose) oder eben bei bettlägerigen Pflegepatienten vorkommen. Die häufigste Ursache bei Gesunden sind jedoch Alkohol oder Drogen. Vollrausch, Komasaufen oder »binge drinking« – diese »Freizeitspäße« sind absolut lebensgefährlich, weil drei Faktoren zusammenkommen: die Gefahr des Erbrechens aufgrund der Giftwirkung großer Alkoholmengen; die Hemmung des Schluckreflexes für Nahrung und Flüssigkeit und schließlich die Unterdrückung des Rettungsankers Hustenreflex. Eine tödliche Mischung. Viele begabte Künstler sind ihr zum Opfer gefallen, wie der berüchtigte »Club 27« bezeugt.

Der Kehlkopf – genauer: die Stimmlippen – ist aber nicht nur für die Auslösung des Hustenreflexes im Bereich der oberen Atemwege verantwortlich, sondern auch unersetzlich für den eigentlichen Hustenvorgang. Wie funktioniert das und was machen die Stimmlippen? Husten ist – einfach ausgedrückt – eine kontrollierte Explosion in unseren Atemwegen. Die Druckwelle, die bei dieser Explosion entsteht, soll Fremdpartikel, Schleim oder Erreger aus den Bronchien mundwärts entfernen. Und die Stimmlippen sind quasi die unübertroffenen Druckventile unseres Körpers. Wann und wo immer im Körper Druck aufgebaut werden soll, ist eine stramm geschlossene Stimmritze notwendig. Und Druck kann elementar sein. Wie viele Kinder kommen ohne den Einsatz von Presswehen auf die Welt? Nicht so viele. Stuhlgang und Wasserlassen ohne Druck von oben? Möglich, aber schwierig.

Gewichtheben? Gut, das ist jetzt nicht lebenswichtig. Zurück also zum Husten. Beim Husten erfolgt zunächst eine tiefe Einatmung bei geöffneten Stimmlippen. Dann schließen sich die Stimmlippen rasch und fest und dichten so die prall mit Luft gefüllte Lunge nach oben ab. Der Beginn des Hustenstoßes startet mit einer ruckartigen Ausatmung. Wegen der geschlossenen Stimmlippen kann jedoch keine Luft aus der Lunge entweichen und ein hoher Druck baut sich auf. Ist der Druck hoch genug, öffnen sich die Stimmlippen und die zusammengepresste Luft entweicht explosionsartig aus den Bronchien nach außen – mit dem charakteristischen Hustengeräusch.

Bei Presswehen oder zur Unterstützung des Stuhlgangs wird exakt der gleiche Mechanismus benötigt. Nur bleiben hier die Stimmlippen geschlossen und zusätzlich zieht sich die Bauch- oder Beckenmuskulatur zusammen. Da die Baucheingeweide in der Bauchhöhle nicht ausweichen können (das Zwerchfell steht in maximaler Einatmung und gibt wegen der geschlossenen Stimmlippen keinen Zentimeter nach), überträgt sich der Druck der Bauchwand direkt auf die Eingeweide und unterstützt das Austreiben des Kindes – oder des Stuhls oder Urins, je nachdem. Manchmal auch von beidem – der Albtraum jeder Gebärenden im Kreißsaal!

Ein Baum, viele Straßen: Bronchialsystem und Lungenbläschen

Von außen betrachtet, zweidimensional, ist das Bild vom »Bronchialbaum« wunderbar treffend (abgesehen davon, dass der Baum auf dem Kopf steht): Es gibt einen Stamm (die Luftröhre), viele

Äste (Bronchien), die sich in Generationen von Zweigen aufteilen, bis an den äußeren kleinen Ästen und Zweigen Blätter (die Alveolen) hängen. Dieser Blick ändert sich jedoch, wenn man das Bronchialsystem von innen betrachtet, etwa mit dem Bronchoskop. Auf YouTube kursieren unzählige Videos von solchen Lungenspiegelungen. Die gleichen Stämme und Äste wirken plötzlich dreidimensional, physisch und raumfüllend. Vor unseren Augen entsteht das Bild eines Tunnelsystems, einer Metro in unserem Körper. Diese Metro hat eine einzige wichtige Funktion: Sie leitet die Atemluft zum Ende des Tunnels, führt sie in die Alveolen, zum Ort des Sauerstoffaustauschs. Sie ist für unser Lebenselixier ein bloßes Vehikel, ein Zubringer.

Mit ein wenig Fantasie ist diese Metro sogar schön. Denken Sie sich ein paar Reklametafeln an die Wände, ein Stationsschild, ein paar Gleise, Gitarrenmusik und das dumpfe Gemurmel Tausender Fahrgäste. Wenn ein Lungenfacharzt mit dem Bronchoskop den unteren Atemweg betritt, bietet sich ihm ein großartiger Anblick. Er hat bereits einen unscheinbaren Eingang (Nase), ein paar hässliche Rolltreppen auf dem Weg nach unten (rosa, behaart, verschleimt), eine zweckmäßige aber wenig dekorative Ticketstation (Kehlkopf) und eine Schiebetür (Stimmritze) hinter sich gelassen – und sieht dann: Symmetrie, Harmonie, Form, Farbe, reine Pracht! Die Luftröhre – Empfangshalle der Atemwege, Start- und Endpunkt der inneren Metro. Sie meinen, ich übertreibe? Keinesfalls. In Moskau gibt es die schönsten Metrostationen der Welt – *Majakowskaja, Belorusskaja, Komsomolskaja* – jede für sich ein Monument, Architekturdenkmal und Sehenswürdigkeit. Für die meisten Moskowiter sind sie reine Abfertigungsstationen für den öffentlichen Nahverkehr – Funktionsbauten. In der Masse der täglichen Routine geht der Blick für die Schönheit des Objekts verloren. Es ist also alles eine Frage des Blicks, der Empfänglichkeit. Nehmen Sie sich Zeit. Schauen Sie genau hin. Ist es nicht schön hier?

Von innen betrachtet wirkt die Luftröhre wie der miniaturisierte Innenraum einer Kathedrale: ein imposantes 12 bis 15 cm langes Längsschiff mit einem Tonnengewölbe darüber. Die Rippen des Gewölbes bilden die 16 bis 20 hufeisenförmigen Knorpelspangen der Luftröhre, jede im genauen Abstand von 1,75 Zentimetern gesetzt. Zwischen den einzelnen Spangen ist elastisches Bindegewebe verspannt. So ist die Luftröhre zugleich stabil und elastisch. Stabil, damit sie nicht wie ein platter Fahrradschlauch bei jedem Atemzug in sich zusammenfällt. Elastisch, weil sie sich bei jedem Atemzyklus um einige Zentimeter verlängern und wieder verkürzen muss. Die Hinterwand der Luftröhre ist flach. Auch sie besteht aus elastischem Muskel- und Bindegewebe. Weil die nachfolgenden Generationen der Bronchien rund sind, hebt sich die Luftröhre mit der abgeflachten Hinterwand optisch besonders vom Rest des Bronchialsystems ab. Als würde sie tatsächlich signalisieren: Hier geht es los. Jeder Weg in die Alveolen, so einzigartig und anders er sein mag, nimmt hier seinen Ausgang.

Neugierig? Haben Sie etwas Zeit? Dann kommen Sie. Ich habe eine Führung für Sie organisiert!

»Sitzen Sie?«

»Ja.«

»Bequem?«

»Sicher.«

»Aufgeregt?«

»Ein wenig.«

»Keine Sorge. Der Zug fährt nicht schnell.«

»Wer sind die anderen Gäste?«

»Oh die? Luftbestandteile. Stickstoff, Sauerstoff, ein wenig Kohlendioxid. Gar nicht beachten.«

»Warum halten wir schon?«

»Erste Sehenswürdigkeit: Hier, nach 15 Zentimetern, gabelt sich die Luftröhre in die Hauptbronchien der rechten und linken Lunge – die Lungenflügel.«

»Nehmen wir die rechte oder linke Abzweigung?«

»Ist eigentlich egal. Sieht alles ziemlich gleich aus.«

»Kann man sich darin verirren?«

»Im Prinzip nein – wenn's Ihnen mulmig wird, einfach umdrehen und geradeaus laufen. Zwischen den Tunneln gibt es keine Querverbindung.«

»Wie unpraktisch.«

»Weggabelungen gibt es jetzt ständig. Nach weiteren 22 Abzweigungen sind wir am Ziel.«

»Ach so.«

»Das macht 2 hoch 23 mögliche Wege, um genau zu sein. Knapp 9 Millionen. Zusammen sind die einen knappen Kilometer lang.«

»Hier ist schon die nächste Teilung – die Bronchien heißen nun »Lappenbronchien«, weil sie die einzelnen Lungenlappen versorgen.«

»Interessant.«

»Die rechte Lunge besteht aus drei Lappen (Ober-, Unter- und Mittellappen), die linke nur aus zwei (Ober- und Unterlappen) und ist daher etwas kleiner. Da hinten sehen Sie schon die nächste Teilung: die »Segmentbronchien.«

»Ups. Wird langsam eng.«

»Exakt. Jetzt sind wir in der 4. Abzweigung, den »Subsegmentbronchien. Bis hier etwa reicht ein Bronchoskop. Weiter nicht.«

»Ich dachte, bei einer Lungenspiegelung wird alles angeschaut?«

»Das klappt bei der Lunge leider nicht. Sie können immer nur einen kleinen Teil überprüfen. Deswegen wird eine Lungenspiegelung immer nur ergänzend zu anderen Untersuchungen durchgeführt. Kommen Sie.«

»Wir halten jetzt erst mal nicht mehr. Ab hier heißen die Atemwege »Bronchiolen« – kleine Bronchien. Bis zur 17. Teilung. Es wird jetzt immer enger. Die Wände der Bronchien werden wie ein Kuchenteig ausgerollt. Immer dünner, immer feiner.«

»Ich sehe auch gar keinen Knorpel mehr?«

»Richtig. Das Knorpelgerüst um die Bronchien verschwindet ab der 10. Abzweigung vollständig. Stattdessen liegt jetzt eine ringförmige Muskelschicht um die Bronchiolen.«

»Wow! Was macht die?«

»Was man als Muskel so macht. Zusammenziehen und wieder entspannen. So kann der Durchmesser der Bronchiolen und der Luftstrom kontrolliert werden.«

»Verstehe. Wozu ist das gut?«

»Keine Ahnung.«

»Wie bitte?«

»Keine Ahnung. Weiß keiner. Bei Gesunden ist der Bronchiolendurchmesser konstant und variiert so gut wie nicht. Ist uns allen ein Rätsel. Oben wird kiloweise Knorpel verbaut, um die Bronchien stabil und offen zu halten, und hier unten – nichts. Stattdessen machen die Ringmuskeln Ärger.«

»Ärger? Wieso?«

»Manchmal sind die Burschen wie hysterisch. Ziehen sich unkontrolliert zusammen und verkrampfen. Dann wird's ziemlich knapp mit der Luft. Fragen Sie mal jemanden mit Asthma.«

»Seltsam.«

»Genau.«

»Wo sind wir jetzt?«

»17. Teilung. Der Durchmesser beträgt weniger als einen halben Millimeter.«

»Ich sehe fast gar keinen Schleim.«

»Gibt es beim Gesunden auch kaum. Weniger als 50 ml produ-

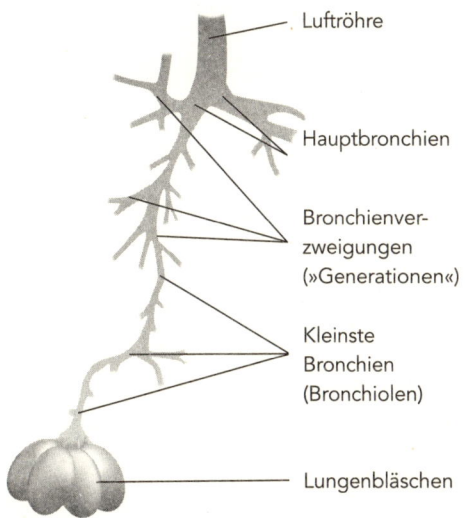

Abb. 4: Die Verzweigungen des Bronchialsystems. Von Beginn in der Luftröhre bis zu den sackartigen Lungenbläschen am Ende des Weges teilen sich die Atemwege insgesamt 23-mal.

Luftröhre

Hauptbronchien

Bronchienver-
zweigungen
(»Generationen«)

Kleinste
Bronchien
(Bronchiolen)

Lungenbläschen

zieren die Drüsen der Bronchien am Tag. Ziemlich wenig im Vergleich zur Nase.«

»Und bei einer Bronchitis?«

»Das sieht dann ganz anders aus. Da kommen schnell mal 300, 400 ml am Tag zusammen.«

»Klingt gefährlich.«

»Das verteilt sich. Hier unten, in den kleinen Atemwegen, kann Schleim aber schon problematisch werden.«

»Es ist wahnsinnig eng hier.«

»Richtig. Schon die kleinste Schwellung der Bronchialwand, ein Schleimpropf – peng! Alles dicht.«

»Wird es noch enger? Ich fühle mich langsam unwohl.«

»Gleich nicht mehr. Sehen Sie? Dahinten – 18. Abzweigung.«

»Was ist das? Lauter Aussackungen in der Wand?«

»Die Alveolen. Hier wird es wieder geräumiger. Die innere Oberfläche wird massiv vergrößert. An der Endstation – der 23. Verzweigung – hat jedes der Bronchiolenenden noch mal knapp

40 solcher Aussackungen. Das ist eine Menge Holz. Macht knappe 400 Millionen Alveolen insgesamt.«

»Beeindruckend. Wozu wird denn die ganze Fläche benötigt?«

»Gasaustausch. Sauerstoff rein, Kohlendioxid raus.«

»Das heißt, ab hier wird geatmet?«

»Im Grunde ja. Deswegen heißen die Bronchiolen ab der 17. Teilung auch atmende – »respiratorische« – Bronchiolen. Allerdings erst mal nur im kleinen Stil. Die eigentliche Atmung findet ganz am Ende in den Alveolarsäcken statt.«

»Da hinten? In der großen Höhle? Was für ein Gewusel.«

»Alles ganz geordnet, keine Angst.«

»Warum ist hier eigentlich alles wie unter Rotlicht?«

»Das sind die roten Blutkörperchen. In den feinsten Lungengefäßen. Die umschlingen die Alveolen von hinten. Die Wände von Gefäßen und Alveolen sind hier so dünn, dass man das Blut durchschimmern sieht. Gerade noch ein tausendstel Millimeter!«

»Verstehe.«

»Aufgepasst – wir sind da. Türen auf – es geht los!«

»Das geht ja unfassbar schnell. Wie lange halten wir denn?«

»Eine knappe Sekunde höchstens. In dieser Zeit müssen die Sauerstoffteilchen in die Blutgefäße und das Kohlendioxid hinaus.«

»Na dann aber flott …«

»Ist nicht ganz so dramatisch. Nur jedes zehnte Teilchen wandert. Die anderen warten.«

»Wozu das denn?«

»Weil immer eine gewisse Menge Luft in den Alveolen bleiben muss. Auch bei völliger Ausatmung. Als Puffer. Sonst fällt hier alles zusammen. Was glauben Sie trägt diese ganze Höhlenkonstruktion. Sehen Sie irgendwo ein Gerüst?«

»Nein. Nur eine dünne Schleimschicht an den Wänden der Alveolen.«

»Richtig. Der Schleim heißt »Surfactant«. Es überzieht alle Alveolen ganz dünn von innen und hält sie stabil. Wie eine Seifenblase. Sieht unspektakulär aus, ist aber hocheffektiv. Bei Menschen mit Surfactant-Mangel klebt alles aneinander. Sehr ernste Geschichte.«

»Was ist denn, wenn es mal schneller gehen muss?«

»Sie meinen, bei körperlicher Anstrengung? Dann wird hier ein Zahn zugelegt. Jetzt gehen hier knapp 300 Milliliter Sauerstoff in jeder Minute ins Blut. Ein Bierglas, mehr nicht. Wenn's drauf ankommt, werden das schnell mal 6 Liter.«

»Beeindruckend.«

»Ist es. Gibt auch tolle Energie. Die muss dann aber noch dort ankommen, wo sie gebraucht wird. Dafür pumpt das Herz Blut durch die Lungengefäße. Ist es zu schwach, stehen sich die Sauerstoffteilchen hier unten die Füße platt. Dann hilft die tollste Atmung nicht – die Muskeln machen trotzdem schlapp, verhungern sozusagen, weil nicht genügend Sauerstoff bei ihnen ankommt.«

»Verstehe.«

»Manchmal liegt es aber nicht am Abtransport, sondern am Nachschub – dann ist die Lunge schuld. «

»Wie das?«

»Der Luftstrom durch die Bronchien ist dann behindert. Das kommt vor, wenn die Bronchien wie bei Asthma verengt sind. Manchmal blockiert auch Schleim den Lufttransport, zum Beispiel bei einer Lungenentzündung. Wenn keine Luft in den Alveolen ankommt, können die roten Blutkörperchen in den Blutgefäßen keinen Sauerstoff aufnehmen. Die warten dann umsonst. Auch nicht gut für die Leistungsfähigkeit.«

»Natürlich.«

»Andererseits: Zu viel Sauerstoff ist auch nicht gut.«

»Ich dachte, von frischer Luft kann man nicht genug bekommen?«

»Das kommt auf die Konzentration an. Die darf nicht zu hoch sein, sonst wird Sauerstoff sogar giftig.«

»Giftig? Wie das?«

»Je höher die Sauerstoffkonzentration in der Luft, desto mehr Radikale bilden sich.«

»Radikale? Was ist das schon wieder?«

»Ein paar von den Sauerstoffteilchen verlieren die Kontrolle und greifen alles an, was sich ihnen in den Weg stellt. Die Schäden sind enorm.«

»Kann man sich davor schützen?«

»Und ob! Die Lunge hat von allen Organen den besten Schutz entwickelt. Logisch, muss ja auch ständig mit dem Sauerstoff klarkommen. Dafür gibt es die Radikalenfänger. Die gibt es hier massenhaft, im gesamten Atemtrakt, aber besonders hier unten in den Alveolen. Die schnappen sich die Radikale und neutralisieren sie.«

»Und das klappt?«

»Sehr gut sogar. Solange nicht noch andere Radikale aufmarschieren. Dann wird es kritisch. Zigarettenrauch. Smog. Riesige Radikalenschleudern. Die richten dann richtig großen Schaden an. Hässliche Sache. Auf geht's, Zeit ist um – Rückfahrt!«

»Eine Frage noch.«

»Wenn's sein muss.«

»Hier unten ist ja ganz schön was los, aber auf dem Weg dahin ...«

»Ja?«

»Wohnt da eigentlich niemand? Ich habe keine Seele gesehen. Ist doch ungewöhnlich.«

»Keine Seele? Gütiger, das war die Touristenführung. Da wird das ganze Volk natürlich vorübergehend weggesperrt.«

»Also lebt da doch jemand.«

»Und ob. Jede Menge seltsame Gestalten. Viele sind friedlich und an sich ganz vernünftig, manche aber komplett irre. Schläger.

Halbkriminelle. Es gibt Millionen von Nichtsesshaften in den Atemwegen. Fremdwohner. Ein einziges Kommen und Gehen. Viele zwielichtige Typen. Die wollen Sie gar nicht sehen.«

»Bringen diese – Gestalten – nicht den Betrieb hier unten durcheinander?«

»Den Betrieb stören? Wie kommen Sie denn darauf? Nein, einige davon halten sogar den Laden zusammen. Die Immunzellen. Ohne die wäre hier Anarchie. Na so was – Leute gibt's!«

Von Häuptlingen und Indianern: Immunabwehr

Wenn Sie jetzt lieber umkehren wollen – kein Problem. Ich empfehle Ihnen aber zu bleiben. Es wird interessant. Möchten Sie wissen, wer in Ihrer Lunge aufräumt, Ordnung hält? Sie im Notfall verteidigt, umbaut? Und sie im schlimmsten Fall ruiniert? Wer ist einfacher Arbeiter und Fußsoldat, wer Führungskraft? Wer weist ungebetene Gäste an der Tür ab oder wirft sie raus? Lernen Sie Ihr bronchiales Intrigantenstadel kennen, Mord und Totschlag inbegriffen. Kannibalismus. Selbstmord. Opfertod. Hereinspaziert – der liebe Gott hat einen großen Zoo und die Lunge auch!

Drama, Baby, Drama! In der Lunge entwickelt sich die Immunabwehr anders als in den restlichen Organen, hysterisch, wie auf Speed. Neun lange Monate badet das Organ in völlig keimfreier mütterlicher Nährlösung und dann, von einer Sekunde auf die nächste, erfolgt der erste Atemzug. Jedes andere Organ bekommt zumindest ein bisschen Zeit, sich an die neue sudelige Umgebung außerhalb der Bauchhöhle zu gewöhnen. Oder hat mit der Außenwelt, wie die meisten inneren Organe, überhaupt nie etwas zu tun. Nicht so die Lunge. Mit dem ersten Atemzug, den ersten Litern

Luft, erreichen Hunderttausende von Mikroben die Atemwege. Eine regelrechte Invasion. Millionen unbelebte Partikel, Feinstaub, Allergene, Chemie. Sie wollten doch nur ein bisschen Sauerstoff – und dann das. Wie bei einer aus dem Ruder gelaufenen Facebook-Party: Wer hat die alle eingeladen? Es regnet geradezu Dreck auf die Lunge. Was in den ersten Stunden und Tagen nach der Geburt in der Lunge passiert, ist in etwa so, als würde man einen Gülleeimer in einen Operationssaal entleeren. Da möchte man jedes Neugeborene mit Gewalt an der Nabelschnur zurückhalten.

»Mama?«

»Ja, was denn?«

»Ich geh jetzt.«

»Mmmhh.«

»Wirklich.«

»O.K., wo willst du hin?«

»Nach draußen.«

»Draußen?«

»Ja, Luft schnappen. Ich muss jetzt atmen.«

»ATMEN???? Bist du lebensmüde??? Du bleibst schön hier drin!«

Aber es besteht kein Grund zur Panik. Die Lunge schafft das. Meistens. Ziemlich gut sogar. Sie kann perfekt organisieren. Von null auf hundert rekrutiert sie sich Helfer, lautlos, schnell, effektiv. Es ist eine beeindruckende Leistung: Das Immunsystem der Lunge hat neun Monate lang rein gar nichts zu tun. Keine Entzündung weit und breit. Keine Keime. Nichts. In den Atemwegen schwimmt steriles Fruchtwasser. Es herrscht totale Immunentspannung, überall. Klingt nach einem traumhaften Idyll, denken Sie – wie eine Beamtenstelle bei der Post? Nicht ganz. Ihre Lunge ist da etwas ... sagen wir: neoliberaler. Sie rationalisiert das Immunsystem während der Schwangerschaft einfach weg. Manche Mitarbeiter werden komplett in die Betriebsferien geschickt, der spärliche Rest macht Kurzarbeit. Kaffee kochen und Post holen, einmal pro Woche, mehr ist nicht.

Kurz vor der Geburt allerdings steigt die Betriebsamkeit. Vor allem im Knochenmark werden nun massenhaft Immunzellen – weiße Blutkörperchen – gebildet und ins Blut abgegeben. Niemals wieder schwimmen im Blut so viele weiße Blutkörperchen wie jetzt. Runde um Runde drehen sie im Blutkreislauf und warten auf das Signal. Und dann der erste Atemzug! Wie auf ein unsichtbares Signal hin öffnen sich die Poren der Blutgefäße und die weißen Blutkörperchen überrennen förmlich die Lunge. Allein in den ersten zwei Tagen nach der Geburt erhöht sich ihre Zahl in der Lunge um das 30-Fache! Und dort werden sie dringend benötigt. Während Abwehrstoffe in der Muttermilch den Magen-Darm-Trakt des Neugeborenen gut vor Erregern schützen, ist die Lunge völlig wehrlos. Es müssen also rasend schnell Abwehrzellen rekrutiert werden, vor allem an den Kontaktflächen zur Außenluft, an der Bronchialschleimhaut und in den Lungenbläschen. Die Nachfrage ist gigantisch, was dazu führt, dass man mit dem Personal nicht allzu wählerisch ist. Unmittelbar nach der Geburt besteht das Immunsystem der Lunge aus einer ziemlich obskuren Schlägertruppe. Erst später kommen leitende Angestellte hinzu – und es wird geordneter. Man schießt dann nicht mehr auf alles, was sich bewegt – es könnte ja ein Kollege sein. Da darf man ruhig ein wenig differenzieren. Und auch nicht jedes Bakterium, das zaghaft an die Tür klopft oder nur vorbeiläuft, muss gleich *getasert* werden. Es reicht häufig auch eine freundliche Ermahnung. Andere Schurken werden von dieser Truppe überhaupt nicht erkannt – mangels Schulbildung. Da muss dann nachgeschult werden, wieder und wieder. Dieser Umstellungsprozess dauert natürlich. Monatelang, jahrelang. Bis zum sechsten Lebensjahr. In dieser Zeit entwickelt die Immunabwehr der Lunge eine Routine. Aufgaben und Ämter sind verteilt, Beförderungen ausgesprochen, Hierarchien etabliert, Personalabteilung, Rekrutierung, Archiv, alles steht und läuft bestens. Zumindest vordergründig. Denn dieser Mikrokosmos bleibt lebenslang ein skurriler, leicht reizbarer Haufen mit wankelmütigen Persönlichkeiten. Es ist eine mikroskopische Variante von *Stromberg* – oder neuerdings dem *Oval Office*. Daher überrascht es auch nicht, wenn die Dinge gelegentlich aus dem Ruder laufen und Fehler passieren. Dann wird das Immunsystem selber zum Problem – statt sie zu lösen. Solche Fehlleistungen können Allergien oder chronische Entzündungen sein – Prozesse, die für viele Lungenerkrankungen bedeutend sind. Und genau wie ein unfähiger Büroleiter neigt das Immunsystem dazu, Fehler nur ungern einzugestehen oder gar zu korrigieren.

Wer macht hier eigentlich was? Die Belegschaft Ihres Immunsystems hat zunächst die gleiche Grundausbildung genossen – alle weißen Blutkörperchen reifen im Knochenmark heran. Haben sie eine Grundreife erreicht, dürfen sie ins Blut ausschwemmen und erreichen ihre Zielorgane. Im Blut trennt sich die Spreu vom Weizen. Die »Lymphozyten« erhalten eine Zusatzqualifikation, während die einfachen Arbeiter, die Fresszellen, direkt zum Dienstantritt in die Zielorgane müssen. Was aber passiert mit den Auserwählten des Immunsystems, den »Lymphozyten«? Sie wandern, wie der Name sagt, in die Lymphknoten und die »Thymusdrüse«. Diese sechs Zentimeter große Drüse liegt beim Menschen im Brustraum. Mit Eintritt der Pubertät schrumpft und verschwindet sie, ein Zeichen der abgeschlossenen Ausreifung des Immunsystems. In Lymphknoten und Thymus erhalten die Lymphozyten eine Weiterbildung, die sie für höhere Aufgaben qualifiziert. Eine Gruppe, die B-Lymphozyten, produziert später passgenaue Eiweiße, die Erreger neutralisieren können – die sogenannten »Antikörper«. B-Lymphozyten sind hoch qualifizierte Facharbeiter, erreichen jedoch niemals die Führungsebene und bleiben lebenslang ihren Chefs unterstellt – den T-Lymphozyten. Diese haben quasi das »Harvard« des Immunsystems, den Thymus (nach dem sie benannt sind), besucht. Dort haben sie nicht nur gelernt, eigene Körperzellen von fremden zu unterscheiden, sondern sich auch in weiteren administrativen Aufgabenfeldern spezialisiert.

An der Spitze des Immunsystems der Lunge thront die T-Helferzelle. Helfer-Zelle? Wieso Helfer – Sie dachten doch … Moment! Das ist natürlich ein Trick, eine kokette Untertreibung. »Die Mannschaft ist der Star« usw. – was man in Managementseminaren so lernt. Tatsächlich hat die T-Helferzelle uneingeschränkt das Sagen. Alle Entscheidungen laufen über ihren Schreibtisch, alle Informationsfäden laufen bei ihr zusammen. Sie ist das Klischee eines überaktiven Managers: aufbrausend, cholerisch, mit einem Hang zur Bipolarität. Mal sanft und friedfertig, im nächsten Moment nah am Infarkt. Die T-Helferzelle macht sich selbst die Hände nicht schmutzig. Sie lässt ausführen. Dazu hat sie ihre Mitarbeiter fürs Grobe, die Fresszellen und die T-Killerzellen.

Die T-Killerzelle hat eigentlich auch die Eliteschule durchlaufen, dann aber festgestellt, dass ihr Schreibtischarbeit nicht liegt. Statt die höhere Laufbahn weiter zu verfolgen, ist sie in den Untergrund gegangen und patrouilliert wie eine dunkle Rächerin auf eigene Faust durch die Lunge. Sie fahndet nach virusinfizierten und zu Tumoren entarteten Zellen. Dabei arbeiten T-Killerzellen nach dem Motto: Eher ein Opfer zu viel als eines zu wenig, Kollateralschäden inbegriffen. Doch trotz ihrer Unabhängigkeit führen sie auch Anweisungen von Helferzellen aus. Nicht immer sind sie loyal. T-Killerzellen können wie Agenten »umgedreht« werden und vernichten dann gesunde Körperzellen. »Autoimmunerkrankungen« wie Rheuma oder Multiple Sklerose sind die Folge.

Im oberen Management ist der Beraterstab der Helferzellen angesiedelt – die »regulatorischen« T-Zellen. Sie sollen wichtige Entscheidungen der T-Helferzellen beeinflussen und allzu heftige, überschießende Abwehrreaktionen verhindern. In ihrer Kompetenz liegt es auch, Immunreaktionen ganz zu beenden oder Fehlentscheidungen der T-Helferzellen zu korrigieren. Das kommt aber eher selten vor. Häufig sind sie entscheidungsschwach und verantwortungsscheu – ihr Einfluss auf die T-Helferzellen ist daher begrenzt.

Komplettiert wird der Stab von den Herren der Vorratsdaten, den Gedächtniszellen. Ihre Natur ist die eines Buchhalters: nibelungentreu, schlau, niemals die Anweisungen ihres Chefs hinterfragend. Sie erfüllen im Immunsystem wichtige Dienste, indem sie alle relevanten Informationen über die übelsten Feinde speichern und so die Langzeitimmunität gegenüber Erregern sichern – Masern, Mumps, Tetanus, Diphtherie, Scharlach. Diese Mikroben können das Immunsystem vielleicht einmal überlisten – ein zweites Mal jedoch nicht. Denn dank der Gedächtniszellen ist das Immunsystem nun vorbereitet. Gedächtniszellen kooperieren mit den B-Lymphozyten, den Antikörperproduzenten. Diese erhalten bei jeder Infektion mit einem Erreger eine genaue Konstruktionsanweisung für passgenaue Antikörper. Und die B-Lymphozyten arbeiten schnell und effektiv. Im Fall einer Infektion wird die Antikörperproduktion massiv gesteigert und auf den aktuellen Erreger umgestellt. Dieser Schutz endet bei vielen besonders gefährlichen Infektionen auch nach Überstehen der Erkrankung nicht. Einige B-Zellen produzieren weiter eine minimale Menge speziell zugeschnittener Antikörper. So bleibt der Körper über Jahre immun. Bei einem erneuten Angriff durch den gleichen Erreger neutralisieren die vorhandenen Antikörper den Aggressor. Anschließend ist er ein leichtes Ziel für die Fresszellen oder »Phagozyten«.

Fresszellen durchlaufen keine höhere Bildung. Nach dem Grundschulabschluss müssen sie direkt unter Lebensgefahr die Drecksarbeit in den Zielorganen erledigen. So auch in der Lunge. Hier werden aufgrund des ständigen Kontakts mit der Außenluft besonders viele Fresszellen benötigt. Unter ihnen gibt es »Granulozyten« und – ganz unschmeichelhaft – »Makrophagen« –, was so viel heißt wie »große Fresser«.

Fresszellen sind so programmiert, dass sie Bestandteile von Mikroben selbstständig erkennen und die Erreger vernichten können. Allerdings sind sie nicht lernfähig. Sie erkennen keine anderen Strukturen als die programmierten und unterscheiden Erreger auch nicht. Es gibt bei ihnen keine Grautöne, nur ein »Alles-oder-Nichts« – wie brandschatzende Wikingerhorden richten sie auf ihren Feldzügen gegen Erreger oft großen Schaden an – zum Nachteil der Lunge. Häufig sind diese Kollateralschäden reparabel, manchmal jedoch nicht. Fresszellen verfügen über ein großes Arsenal an Enzymen und toxischen Eiweißen, mit denen sie Erreger, aber auch andere Zellen abtöten können. Zugegeben: Es sind insgesamt recht schlichte Gesellen, die etwas zu viel Zeit im Fitnessstudio verbringen. Aber einer muss ja die Drecksarbeit machen.

In der Gruppe der »Granulozyten« gibt es in der Lunge zwei wichtige Vertreter: die »neutrophilen« (weil sie sich unter dem Mikroskop »neutral« anfärben) und die »eosinophilen« (die sich rot, wie »Eos«, die Morgenröte, anfärben). »Neutrophile« machen mehr als 95 Prozent der Granulozyten aus und sind für die Abwehr von Krankheitserregern, vor allem Bakterien und Pilze, wichtig. Sie können aber auch durch Zigarettenrauch oder Luftschadstoffe aktiviert werden und hartnäckige, chronische Entzündungen auslösen: chronische Bronchitis oder COPD sind die Folge. Die kleine Gruppe der »Eosinophilen« ist ursprünglich für die Abwehr von Parasiten und Würmern wichtig gewesen. Aufgrund verbesserter Hygienemaßnahmen sind sie in vielen Teilen der Welt praktisch

»arbeitslos« geworden. Stattdessen verursachen diese Zellen in der Lunge nun Entzündungsvorgänge der Bronchien, die zu Asthma führen.

Das Auslösen einer Immunreaktion ist eine Sache, das Beenden derselben eine andere, aber ebenso wichtige. Besonders Fresszellen müssen am Ende einer Immunabwehr wieder unter Kontrolle gebracht werden. Gelingt das nicht, verzögert sich der Heilungsprozess im Gewebe, die Entzündung kann sich verselbstständigen und im schlimmsten Fall chronisch werden. T-Helferzellen sind daher in der Wahl ihrer Methoden nicht zimperlich! Mit anderen Worten: Die T-Helferzellen beseitigen die Fresszellen schlichtweg, genauer: lassen sie beseitigen, durch Killerzellen. Sie denken, das sei grausam? Nur bedingt. Granulozyten haben ohnehin ein übertrieben rigides Arbeitsethos. Wenn sie länger als 24 Stunden nicht gebraucht werden, sterben sie aus freien Stücken den »programmierten Zelltod« – und die gesamte Population der Granulozyten wird durch Frischlinge ersetzt. Man steigt im Leben nicht nur niemals zweimal in denselben Fluss – man begegnet seinen eigenen Granulozyten auch niemals zweimal. Die Belegschaft wechselt täglich.

Wer fehlt noch in der Besetzungsliste? Die First Lady, die Souffleuse, die Chefstrategin: die sogenannte »dendritische Zelle«. Dendritische Zellen spielen im Immunsystem der Lunge eine zentrale Rolle. Sie stehen in ständigem, direktem Kontakt zur T-Helferzelle und bestimmen deren tägliche Agenda. Sie sind die einzigen, die bei der T-Helferzelle jederzeit uneingeschränkt ein und aus gehen. Die Einflüsterer des Immunsystems. Ihre Funktion besteht in der »Präsentation« aller Fremdpartikel, die in die Lunge eindringen. Diese Partikel werden von ihr aufgenommen, in handliche Stücke zerlegt und der Helferzelle vorgelegt. Diese entscheidet, welche Maßnahmen getroffen werden. Freund oder Feind? Ignorieren,

dulden oder angreifen? Gedächtnis anlegen oder nicht? Die dendritische Zelle kann Entscheidungen der Helferzelle aber auch beeinflussen. Dazu bedient sie sich geschickt des kommunikativen
Netzwerks des Immunsystems, der offiziellen und inoffiziellen
Nachrichtenkanäle aus Zytokin-»Tweets«: Botenstoffe, welche
die Kommunikation zwischen Immunzellen über Entfernungen
steuern. Flurfunk und Gerüchteküche laufen bei der dendriti-
schen Zelle zusammen oder werden von ihr in Umlauf gebracht.
Die dendritische Zelle ist im besten Fall ein ausgleichendes, regu-
lierendes Element und der Erfolgsfaktor in der Immunantwort, im
schlimmsten Fall ein intrigantes »Biest«, das T-Helferzellen zu
falschen Entscheidungen manipuliert – mit allen negativen Konsequenzen.

Bleibt noch das »Epithel« – die Mauer! Die Epithelzellen bilden
die Oberfläche der Atemwege und deren äußere Schutzschicht.
Diese mechanische Barriere ist am Beginn des Bronchialsystems
noch mehrere Schichten dick, wird aber zum Ende hin, in den
Bronchiolen und Alveolen, hauchzart. Aufgrund ihrer exponierten
Lage geraten die Epithelzellen immer als Erste in die Schusslinie
von Eindringlingen. Ob Viren, Bakterien, Pilze, Schadstoffe, Allergene – sie alle treffen zuerst auf die Epithelschicht. Epithelien sind
aber mehr als bloße Sandsäcke und bieten nicht nur passiven
Schutz. Sie können auch Abwehrstoffe in die Bronchien abgeben,
Erreger neutralisieren oder durch Schleimsekretion schädliche
Partikel binden und am tieferen Eindringen in die Atemwege hin-
dern. Sind diese Erstmaßnahmen erfolgt, fordern Epithelzellen
über Botenstoffe Hilfe bei anderen Immunzellen an. Wobei »Hilfe«
in dem Fall ein wenig beschönigend klingt. Tatsächlich bedeutet
diese »Hilfe« meistens das Ende der Epithelzelle. Selbstanzeigen
bei der T-Killerzellen aufgrund eines Virusbefalls sind absolut tödlich. Ob die Epithelzelle das weiß und sich trotzdem selbstlos op-
fert? Wir wissen es nicht. Zum Glück vollzieht sich dieses

Melodrama jedes Mal still und unsichtbar. So viel Heldentod lässt am Ende niemanden kalt. Es ist alles nur eine Frage der Sichtweise: Großes Hollywood-Kino steckt noch in der kleinsten Erkältung!

Wie laufen nun die wichtigsten Immunreaktionen der Lunge im Detail ab? Auf höchster Ebene? Lassen Sie uns gemeinsam einen Blick ins *Oval Office* des Immunsystems werfen. Spielen wir Mäuschen, in der Schaltzentrale der Macht!

Die Infektion

T-Helferzelle (POTIS – President Of The Immune System): »Was gibt's?«

Dendreeta: »Mr. President, ich melde das Vordringen eines fremden Diktators in das Epithel.«

»Was??? Sofort erledigen. Schicken Sie die Marines.«

»Es sind zudem Tweets durchgedrungen, in denen er Ihre Führungskraft in Zweifel zieht.«

»Ist der irre? Ich befehle zusätzlich ein Flächenbombardement durch die Air Force!!«

»Außerdem macht er sich über Ihre Frisur lustig.«

»Meine Frisur? Ausgerechnet der? Der dicke Feistling mit dem Uppercut für Arme? Bringen Sie mir den Nuklearkoffer!!!«

T-Regulator: »Mr. President, bei allem Respekt – ist das nicht etwas übertrieben? Uns liegen Erkenntnisse vor, dass der Frisuren-Tweet Fake News sein könnte. Die Lage ist noch unübersichtlich, nicht alle Signale der Abwehrzellen können im Moment eindeutig bewertet werden. Eine extreme Abwehrreaktion könnte auch Schaden anrichten.«

»Ist mir egal – Fire and Fury! Die Epithelmauer wird weggebombt! Komplett. Hauptsache, wir erwischen den Burschen.«

»Alles? Das ganze Epithel? Wer schützt uns dann vor Eindringlingen?«

»Ist mir egal. Dann baue ich eine neue Mauer. Diesmal eine richtige! Und wissen Sie was: Ich werde die Epithelzellen SELBER dafür bezahlen lassen!!!«

»Mr. President. Beruhigen Sie sich, denken Sie an Ihren Blutdruck.«

»Also gut. Dann lassen wir es bei der Air Force.«

T-Gedächtnis: »Sollen wir ein Dossier anlegen, Mr. President?«

»Auf jeden Fall. Ich will, dass dieser son-of-a-b… eine Lektion erteilt bekommt und sich nie wieder her wagt. Verteilen Sie Flugblätter an alle Posten, damit jeder seine Visage kennt.«

T-Regulator: »Mr. President, die Air Force hat den Angriff mittlerweile zurückgeschlagen.«

»Great! Dann ziehen Sie die Truppen ab. Und fangen Sie umgehend mit den Aufräumarbeiten an.«

Klingt nach einer angemessenen, effektiven Reaktion, in der alle Beteiligten verantwortungsvoll ihre Rollen ausfüllen? Korrekt. Wenn es doch immer so wäre. Ist es aber nicht.

Bei einer Immunschwäche würde sich das so anhören:

POTIS: »Was gibt's? Ich bin müde.«

Dendreeta: »Mr. President, ich melde das Vordringen eines fremden Diktators.«

»Hmmmh.«

»Mr. President?«

»Ja?«

»Ein fremder Diktator – extrem gefährlich!«

»Hmmmh.«

»Mr. President!!!«

»Sehen Sie mal hier, Dendreeta. Das hat der Typ grad getwittert – er preist mich als großen Anführer. Und gut aussehend.«

»Mr. President?«

»Mit einem viel größeren Atomknopf. Dem größten. Dass er das zugibt – vor der gesamten *Community*. Ich muss schon sagen, der Mann hat Größe.«

»Mr. President, es erreichen uns erste Berichte von Kämpfen und Zerstörungen. Sie müssen handeln.«

»Fake News!«

»Mr. President, wir ....«

»Lassen Sie mich in Ruhe. Ich muss zum Golfen. Ist die Air Force One bereit?«

T-Regulator: »Mr. President. Wir sind schutzlos.«

»Na gut. Eine Granulozyten-Streife. Aber nur beobachten, nicht eingreifen.«

»Eine Streife? Aber das reicht nicht. Niemals.«

»Und leichte Bewaffnung. Wir wollen den guten Mann doch nicht zu sehr erschrecken. »Großer Führer ...« – klasse Typ.«

T-Gedächtnis: »Sollen wir wenigstens ein Dossier anlegen, Mr. President? Für alle Fälle?«

»Nicht nötig. Ein großartiger Anführer ... ich sollte ihn auf eine Runde Golf einladen.«

»Mr. President!«

»Ich bin dann mal weg!«

Bei einer *Pollenallergie* findet etwa folgender Dialog statt:

POTIS: »Mir ist langweilig. Was gibt's?«

Dendreeta: »Mr. President, Monsieur Pollén bittet Sie zu sehen.«

»Kenn ich nicht, wer ist das?«

»Mr. President? Emanuelle Pollén. Der französische Präsident.«

»Nie gehört. Ist der Typ gefährlich?«

»Sicher nicht. Sollen wir ihn ignorieren?«

»Keine Ahnung. Was twittert er denn so?«

»Ähem.«

»Was?«

»Es wird sie vielleicht nicht erfreuen.«

»Wieso? Reden Sie endlich!«

»In seinem letzten Tweet hat er ein Video gepostet – hashtag #haendedruck, hashtag #waschlappen.«

»Soso. Was noch?«

»Er hält seine eigene Frau für gebildeter als Ihre.«

»Was erlaubt der sich – schicken Sie die Marines.«

»Mr. President?«

»Schicken Sie die Marines! Und die Air Force!«

»Aber das sind die Franzosen. Verbündete.«

»Mir egal. Dem S-O-B werde ich eine Lektion erteilen.«

T-Regulator: »Mr. President, bei allem Respekt – ist das nicht etwas übertrieben? Monsieur Pollén stellt nach unseren Erkenntnissen keine Bedrohung der nationalen Sicherheit dar.«

»Interessiert mich nicht. Fire and Fury. Sofort. Und schicken Sie die Eosinophilentruppe, nicht die Neutrophilen. Der Typ futtert Würmer.«

T-Regulator: »Mit Verlaub – es sind Schnecken. Und das sind nur unbestätigte Tweets.«

POTIS: »Unterbrechen Sie mich nicht – Dendreeta, präsentieren Sie ihm die alternativen Fakten!«

Dendreeta: »Sofort, Mr. President. Sehen Sie, T-Reg hat grad getwittert: @grande_pollén: gerade beim #wurmessen mit #brigitte. Formidabel.«

POTIS: »Widerlich. Also die Special Forces von den Eosinophilen. Und dann will ich hier sofort den Schleimer vom Secret Service sehen. Sofort!«

T-Gedächtnis: »Zu Diensten. Sollen wir ein Dossier anlegen, Mr. President?«

»Ein großes sogar! Größer als mein Atomknopf. Lassen Sie die B-Zellen los, ich möchte diesen Kerl beim nächsten Mal in Antikörpern ertränken!«

T-Regulator: »Mr. President, bei allem Respekt – die B-Zellen produzieren gegen Verbündete eigentlich keine Antikörper.«

»Dann tun Sie's ab heute – oder sie sind gefeuert!!!«

»Selbstverständlich gerne, Sir.«

Kommunikation ist eben alles. In Ihrer Lunge kann sie über Gesundheit und Krankheit entscheiden. Immunzellen sind auch nur Menschen.

Mitwohnzentrale: Das »Mikrobiom« der Lunge

Im Mai 2007 verkündigte das National Institute of Health (NIH), die oberste US-Behörde für medizinische Forschung, den Startschuss für ein gigantisches Vorhaben: das »Human Microbiome Project«. Ziel dieses ambitionierten Milliardenprojektes ist die komplette Erfassung und Entschlüsselung des menschlichen Mikrobioms. »Mikrobiom?« Klingt nach einer neuen Reformhauskette? Was ist das? Einfach gesagt, besteht das Mikrobiom aus allen erwünschten, unerwünschten oder nur geduldeten Mitbewohnern des menschlichen Körpers, hauptsächlich Bakterien, aber auch Pilzen und Viren. Nach der Entschlüsselung des humanen »Genoms«, der Gesamtheit menschlicher Gene, im Jahr 2000 soll die Erforschung des Mikrobioms der nächste Meilenstein in der Erforschung von Krankheitsursachen sein.

Woher kommt dieser Optimismus? Gene und chronische Krankheiten, das ergibt auch für Laien Sinn, aber Mikroben? Lösen die nicht akute Infektionen aus? Oder leben in unserem Körper als Untermieter, die sich von unseren Abfallprodukten ernähren, ansonsten aber harmlos sind? Das dachte man jahrzehntelang. Doch Anfang des 21. Jahrhunderts dachten einige visionäre Bakteriologen weiter. Was, wenn die bakterielle Flora des Menschen viel weitreichendere Auswirkungen auf Gesundheit und Krankheit hätte – unabhängig von den »klassischen« Infektionskrankheiten? Wenn die Milliarden Keime auf Haut, Darmschleimhaut, in Mund oder Nase nicht einfach nur stille Schmarotzer wären? Wenn Mikroben gezielt das Immunsystem steuern oder manipulieren und ihre Botenstoffe körperliche Reaktionen auslösen könnten? Könnten Störungen der Bakterienflora dann auch Ursache chronischer Erkrankungen sein? Und nicht nur direkt im Darm, sondern überall? Auslöser von Volkskrankheiten wie Übergewicht, Diabetes und Depression?

Zunächst wurden diese Forscher ignoriert oder belächelt. Aber verbesserte molekulare Techniken erlaubten eine immer detailliertere Erforschung des Mikrobioms, während gleichzeitig größere Rechnerleistungen das Sortieren und Analysieren der riesigen, komplexen Datenmengen erleichterten. Am Anfang stand die »Kartierung« der Mikroben – welche Keime leben mit uns zusammen, und wie viele gibt es davon jeweils? Auf menschlichen Körperoberflächen entwickelt sich nach der Geburt über Jahre hinweg eine charakteristische Flora aus Bakterien und Pilzen. Wie bei einem Blumenbeet, einer Rabatte, ist die Mischung unterschiedlicher Arten von Standortfaktoren abhängig. Ein paar einjährige Bodendecker hier, mehrjährige Gräser dort, Farne im Halbschatten, ein Gemisch aus Hyazinthen und Gerbera, etwas Schafgarbe, dazu ein paar Sträucher und Gehölze – fertig ist das Beet. In der menschlichen Bakterienflora ist die Vielfalt der Gewächse enorm: Es gibt im Darm und auf der Haut etwa 10 000 verschiedene Bakterienarten. Jeder Mensch trägt mehr Bakterien in sich, als er Körperzellen hat: 39 Billionen Bakterien, 30 Billionen Körperzellen. Das Gesamtgewicht dieser Bakterien macht etwa 2 Prozent unseres Körpergewichts aus! Eingriffe in diese Flora können krank machen, das ist lange bekannt. Antibiotikabehandlungen verändern die Schleimhautflora und können Hefepilzerkrankungen in Mund, Darm oder Vagina auslösen, in seltenen Fällen auch schwere Darmentzündungen durch eine unkontrollierte Vermehrung schädlicher Bakterien. Aber bislang verstand man diese Nebenwirkungen als akute, vorübergehende Verstimmungen. Sobald die Antibiotikabehandlung endete, pendelte sich die Flora wieder ein.

Das Neuartige an der Mikrobiomforschung war, tiefer zu gehen: Welches sind die langfristigen Einflüsse der bakteriellen Flora? Gab es einen individuellen, für jeden Menschen einzigartigen Fingerabdruck seiner Flora? Und wenn ja, wie ist dieser Abdruck zustande gekommen? Welche Rolle spielten die unzähligen Bakterien, die nicht auf der Liste der üblichen Krankheitserreger stehen? Haben auch gutartige Bakterien unser Immunsystem geprägt? Und vor allem: Konnte eine Änderung dieser Flora chronische Krankheiten auslösen oder sie verhindern?

Und tatsächlich: In den Jahren nach der Jahrtausendwende häuften sich die Zusammenhänge zwischen Störungen des Mikrobioms und chronischen Erkrankungen. Langsam wurden bestimmte Muster erkennbar. Bei Gesunden war die bakterielle Flora stabil und vielfältig, bei Kranken schwand diese Vielfalt, einzelne Arten dominierten. Der Begriff der »Dysbiose« wurde geboren: eine krankhafte Verschiebung der normalen Bakterienflora, die keine unmittelbaren Beschwerden auslöst, aber chronische Erkrankungen begünstigt oder sogar verursacht.

Noch immer waren viele Ärzte skeptisch. Sie interpretierten die Änderungen der Flora in erster Linie als Folge der Grunderkrankung, nicht als deren Ursache. Dann aber erregte ein klinischer Versuch Aufsehen in der Fachwelt. Mit einer Stuhltransplantation übertrugen Ärzte die Darmflora von Gesunden auf Patienten mit entzündlichen Darmerkrankungen. Die Beschwerden besserten sich dramatisch. Damit war zum ersten Mal ein direkter, ursächlicher Zusammenhang zwischen Dysbiose und chronischer Krankheit belegt worden. Es begann, vergleichbar mit der Genkartierung, eine neue Ära der medizinischen Forschung – mit dem »Human Microbiome Project« des NIH als vorläufigen Höhepunkt. Das NIH stellte auch klar, von welchen Körperregionen man sich den größten medizinischen Fortschritt erwartete: Darm (klar), Haut (logisch), Mund (verständlich) und Vagina (von mir aus). Und? Nichts und. Niemand sonst. Das war's. Sie haben richtig gehört. Die Lunge erhielt keine Stimme. Was war passiert? Eine Verschwörung der Kardiologen, die verhindern wollten, dass sich die Lungenheilkunde einen Teil der Publicity (und Fördergelder) unter den Nagel riss? Ein Versehen der Pneumologen? Hatte man die Bewerbungsfrist versäumt oder unvollständige Unterlagen eingereicht? Der Grund war einfach: Bis vor wenigen Jahren galt die Lunge tatsächlich als steril. Völlig keimfrei. Warum also sollte man das Mikrobiom eines Organs erforschen, das gar keines besitzt?

Eine einleuchtende Entscheidung, die jedoch bald gründlich überdacht werden musste – und die aus heutiger Sicht tatsächlich als etwas naiv erscheint. Schon 2007 gab es Stimmen, die am Ideal der »sterilen« Lunge zweifelten. Warum sollte ausgerechnet die Lunge steril sein? Ein Organ, das jeden Tag mit mehr als 10 000 Litern Luft geflutet wird. Wenn jeder Liter Luft Hunderte Bakterien enthielt, musste da nicht zwangsläufig etwas hängen bleiben? Und doch: Wann immer man versuchte, Bakterien in Atemwegssekreten von Gesunden anzuzüchten, es wuchs einfach nichts. Der Klumpen Erde blieb ein trauriger Klumpen Erde, wie liebevoll man ihn auch wässern und düngen mochte. Kein Keimling, kein Pflänzchen. Die Lunge blieb der letzte Hort der Sauberkeit.

Vorerst.

Gehören Sie zu den Müttern (oder Vätern), die den halben Tag mit der Sagrotanflasche durch die Wohnung laufen und hinter sich und

Ihren Lieben her desinfizieren? Reinigen Sie die Tastatur Ihres Note-
books? Und die Fernbedienung? Dann müssen Sie jetzt ganz stark
sein: Denn die Lunge ist nicht steril. Sie ist dreckig und kontami-
niert – ein mikrobiologisches Klärschlammbecken, genau wie Darm,
Haut, Mund, Nase oder Vagina. Neue molekularbiologische Techniken brachten die ungeschönte Wahrheit ans Licht: Es wimmelt in
ihren Atemwegen von Bakterien. Immerhin ist die Lunge vergleichsweise sauber. Anders als in Darm oder Mund kommt hier nur auf
jede zehnte Zelle ein Bakterium. Die Lunge ist also deutlich in der
Überzahl und erheblich ordentlicher. Kein Fall für das *Messie-Team*
von RTL2. Aber eben auch kein ultrasauberer OP. Nicht mal eine clea-
ne Designer-Villa von Mordverdächtigen aus dem Stuttgart-*Tatort*.
Dennoch teilt die Lunge das tragische, aber unvermeidliche Schicksal von Haut und Darm. Kaum geboren, einmal geatmet, schon ver-
seucht. Aber keine Sorge – Sie müssen Ihre Bronchien nicht mit Sag-
rotan auswischen. Im Gegenteil: Die meisten ungebetenen Gäste
sind für die Gesundheit Ihrer Atemwege nützlich. Manche sind sogar
unverzichtbar. Außerdem: Man sieht sie ja nicht mal. Sie möchten
trotzdem wissen, wer da tief in Ihnen wohnt? Dürfen Sie.

Wohnungseigentümer möchten wissen, wem sie ihre Räume überlassen. Sie fordern Einkommensnachweise, erkundigen sich nach
Kindern, Rauchgewohnheiten, Haustieren. Alles wichtige Punkte.
Auch unsere mikrobiellen Untermieter haben Referenzen. Augen
auf also bei der Mieterwahl. Allerdings haben wir bei der Auswahl
der Untermieter unserer Atemwege nur ein beschränktes Mitspra-
cherecht – den Großteil bekommen wir vererbt, in die Wiege ge-
legt. Es fragt Sie allerdings kein Notar bei der Testamentseröff-
nung, ob sie das Erbe antreten wollen, es gibt für alle den Pflichtteil.
   Wer sind Ihre Untermieter und wo kommen sie her? Die Namen? Dürften Ihnen nicht weiterhelfen. Warum? Stellen Sie sich
vor, sie wären Postbote und die Lunge ein 14-stöckiges Hochhaus

in einer tristen Wohngegend. Die Klingelschilder tragen unaussprechliche Namen wie *Streptococcus, Veillonella, Prevotella, Fusobacterium, Pasteurellaceae, Porphyromonas, Acinetobacter, Candida, Lactobacillus, Eurotiomycetes,* um nur ein paar zu nennen. Versuchen Sie da mal, ein Einschreiben zuzustellen! Kein einfacher Job. Also vergessen Sie bitte die meisten Namen einfach wieder. Die überwiegende Mehrzahl dieser Gesellen mit den exotisch klingenden Namen ist harmlos. Andere jedoch sind bösartiger Natur. Asoziale, die – wenn man sie nicht gemeinschaftlich streng kontrolliert – gerne mal nach der Weltherrschaft greifen. Dann gibt es noch eine dritte Gruppe, die grundsätzlich friedfertig ist, mit Mehrheit oder Macht ausgestattet aber ihre dunkle Seite offenbaren kann. Klingt alles vertraut? Wie gesagt, Biologie ist eine »Mikro-Soap« und die Folgen werden minütlich ausgestrahlt!

Und wo kommen diese Bewohner her? Stammt das Mikrobiom der Atemwege aus der Luft? Nur zum geringen Teil. Viele der in der Atemluft enthaltenen Keime werden in der Nase gefiltert und bleiben gleich vor Ort. Wozu in die Ferne schweifen? In der Nase ist es doch auch schön. Das Mikrobiom der Lunge stammt aus dem Verdauungstrakt, insbesondere der Mundhöhle. Unmittelbar nach der Geburt ist die Lunge ein unbesiedeltes Eiland. Erst allmählich wird sie in den ersten Monaten besiedelt – von winzigen Speicheltropfen, die durch die Stimmritze in die unteren Atemwege gelangen und die ersten Siedler mitbringen – willkommen in der neuen Welt! Diese Urgemeinschaft vermehrt sich, wächst und bildet nach Jahren schließlich eine stabile Lebensgemeinschaft, persönlich und sehr individuell, durch gelegentliche Zu- und Abwanderung nur leicht modifiziert – tatsächlich ein wenig wie ein Fingerabdruck: Ihr eigenes Lungenmikrobiom. Aber Vorsicht! Ist es einmal etabliert, kann es nur schwer verändert werden. Eine gute Auswahl der ersten Siedler ist deshalb wichtig. Werden hier Fehler gemacht, zieht sich das durch das ganze Leben.

Wenn das Lungenmikrobiom hauptsächlich aus der Mundhöhlenflora entsteht – woher rekrutiert diese dann ihr Personal? Vor den »Mottoshows« kommt bekanntlich der *Recall*. Wer castet da die Kandidaten? Die Eltern. Genauer: die Mutter. Die Mundhöhlenflora eines Neugeborenen erhält ihre Erstausstattung vom Mikrobiom der Mutter. Sie wird durch direkten Kontakt buchstäblich vererbt. Die Keime stammen aus der Vaginalflora (durch Kontakt bei der natürlichen Geburt), der Haut (durch Stillen und Kuscheln) oder dem Mund (durch Küssen oder – Igitt! – Vorkauen von Speisen).

Wenn Mama also früher mit Taschentuch und Spucke Ihre Nutellaschnute gesäubert hat, war das kein Sauberkeitsfimmel, sondern eine Mikrobiom-Transplantation. Danke für nichts. Ich habe es trotzdem gehasst – genau wie Millionen anderer Kinder auch. Sorry, Mama. Die Übertragung des Mikrobioms von der Mutter auf das Kind ist ein wichtiger hochsensibler Prozess. Warum? Weil das Lungenmikrobiom das Immunsystem der Atemwege stimuliert, trainiert und zum Teil sogar korrigiert. Ein reifes, kräftiges und intelligentes Immunsystem der Lunge ist Resultat eines intakten Mikrobioms: stark und konsequent gegen Krankheitserreger, tolerant gegenüber harmlosen Bakterien und unschädlichen Partikeln wie Allergenen. Wird das Mikrobiom durch äußere Einflüsse gestört oder überträgt die Mutter ein bereits »dysbiotisches« Mikrobiom, erhöht sich die Anfälligkeit eines Kindes für Atemwegserkrankungen. Kinder, die durch Kaiserschnitt geboren werden, also nicht mit der mütterlichen Vaginalflora in Kontakt kommen, leiden später häufiger an Allergien und Asthma. Das Risiko von Allergien und Asthma steigt auch, wenn Mütter während der Schwangerschaft oder unmittelbar nach der Geburt mit Antibiotika behandelt werden. Heute wissen wir, dass diese Kinder ein gestörtes Mikrobiom der Mutter geerbt haben. Generationen von Psychoanalytikern können nicht irren: Am Ende sind Mama und Papa wirklich an <u>allem</u> Schuld. Sogar an der Zusammensetzung Ihrer Bazillen.

Wenn es ein gestörtes Lungenmikrobiom gibt, wie sieht dann ein normales, harmonisches Mikrobiom aus? Und wie stellt man es her? Das funktioniert wie mit der Gästeliste für eine gute Party. Die Mischung macht's. Zwei Faktoren sind für das Gelingen besonders wichtig: *Diversität,* also Vielfalt, und *Homöostase,* Ausgewogenheit. Sie brauchen ein paar Schlafmützen genauso wie durchgeknallte Freaks. Nur nicht zu viel von einer Sorte. Es sei denn, Sie wollen von vorn herein das Haus abbrennen. Aber das ist in der Biologie eigentlich nicht vorgesehen. Bei Lungengesunden ist die Vielfalt unterschiedlicher Bakterienarten im Mikrobiom groß. Eine bunte Mischung, die wunderbar funktioniert. Die unterschiedlichen Bakterien kontrollieren sich in ihrem Wachstum gegenseitig, niemand, mögliche Krankheitserreger eingeschlossen, vermehrt sich auf Kosten anderer. Die Vielfalt sorgt zugleich für Ausgewogenheit, weil keiner der Gäste über die Stränge schießt. Selbst die »Party People« unter Ihren Gästen trinken gerade so viel Bier, dass es nicht negativ auffällt, und drehen die Musik nur so laut auf, dass die Nachbarn nicht die Polizei rufen. Ausgewogen eben. So soll es sein, so kann es bleiben. Aber wie bekommen Sie das hin? Welchen Einfluss haben Sie als Gastgeber? Alles können Sie nicht kontrollieren. Ein paar entscheidende Dinge aber doch: Tür und Theke. Gästeauswahl und Getränkemenge. Da dürfen Sie keine Fehler machen. Sonst läuft die Feier aus dem Ruder und die Hütte brennt. Denken Sie daran: Vielfalt ist gut! Wenn Sie an der Tür die falschen Leute abweisen, müssen Sie mit den Konsequenzen leben. Was dann passiert, können Sie bei einigen unserer geografischen Nachbarn beobachten. Hoch oben im Norden, genauer: im Nordosten.

Kennen Sie Karelien? Nein? Ist das die Heimat von Karel Gott? Nein, mit dem hat Karelien nun gar nichts zu tun. Haben Sie einen

Atlas zur Hand? Dann suchen Sie Skandinavien. Gefunden?. Es liegt dort, wo der skandinavische Hals am europäischen Festland hängt. Ob es da schön ist? Keine Ahnung, ich war noch nie dort. Tut auch nichts zur Sache. Warum Karelien? Weil es besonders ist. Karelien ist ethnisch, politisch, soziokulturell und seit ein paar Jahren auch medizinisch besonders. Dazu muss man wissen, dass die Karelen traditionell gerne unter sich sind und daher – was ihre genetische Ausstattung betrifft – ein ziemlich homogenes Völkchen sind. Leider siedeln die Karelen in einem Landstrich, der sowohl für die Grenzstaaten Finnland im Norden und Russland im Süden und Osten geopolitisch sehr bedeutsam ist. Daher durften die Karelen nicht friedlich bis ans Ende aller Tage leben, vielmehr wurde Karelien im Zweiten Weltkrieg zwischen den beiden Mächten hin und her geschoben und schließlich gewaltsam geteilt. In den Nachkriegsjahren wurden die Karelen so zu unfreiwilligen Objekten eines medizinischen Großversuchs. Während die finnischen Karelen mehr und mehr einen westlichen, städtisch geprägten Lebensstil annahmen, blieben die sowjetischen Karelen ein Agrarvolk.

Anfang der 2000er-Jahre stießen Epidemiologen bei Reihenuntersuchungen auf erstaunliche Unterschiede in der Häufigkeit von Atemwegserkrankungen. Während unter den finnischen Karelen jedes dritte Kind an Heuschnupfen, Asthma und anderen Allergien litt, war bei den russischen Karelen nur jedes 50. Kind betroffen. Die Forscher waren verblüfft. Konnte das Zufall sein? Waren bei der politischen Trennung der Karelen ein paar Allergiker zu viel auf die finnische Seite gewechselt und hatten dadurch ihre Krankheit nachfolgenden Generationen vererbt? Die Wissenschaftler untersuchten auch ältere Geburtsjahrgänge und machten eine irritierende Entdeckung: Bei Karelen, die in den 1940er-Jahren geboren wurden, waren Allergien und Asthma praktisch nicht vorhanden – weder auf finnischer noch auf russischer Seite. Je später nach der Teilung ein finnischer Karele jedoch geboren war, desto häufiger litt er unter einer dieser Erkrankungen. Bei den Russen blieben sie auf einem sehr niedrigen Niveau. Wenn die erbliche Ausstattung der Karelen beiderseits der Grenze gleich war, die geologischen und klimatischen Verhältnisse ebenso – dann mussten Unterschiede in den Lebensgewohnheiten eine Erklärung für die Häufung von Allergien und Asthma bei den finnischen Karelen liefern. Seit 2008 begannen Forscherteams daher systematisch mit der Suche nach den Ursachen. Sie wurden fündig: Der Schlüssel lag im Mikrobiom.

Der Alltag der russischen Karelen entspricht noch heute beinahe den Bedingungen des frühen letzten Jahrhunderts. Die Menschen leben auf Höfen und betreiben Landwirtschaft. Sie leben mit Schweinen, Pferden, Katzen, Hunden, Hühnern und Schafen, oft auf engem Raum. Ihre Familien sind groß, es gibt viele Geschwister. Ihr Trinkwasser kommt aus Pumpen. Viele schlafen auf Heu. Der nächste Arzt ist etliche Kilometer weit weg. Für die Finnen klingt das nach Lagerfeuerromantik aus einer vergessenen Zeit. Das Leben ist hart in Russisch-Karelien und taugt für die meisten von uns nicht unbedingt als Vorbild. Eines bieten diese Umgebung und diese Lebensweise aber im Überfluss: mikrobiologische Vielfalt! Das Mikrobiom russischer Karelen unterschied sich dramatisch von dem der Finnen. Erstere beherbergten in ihren Atemwegen insgesamt mehr Bakterien, und die Vielfalt des Mikrobioms war deutlich höher. Darunter waren auch Arten, die bei Finnen völlig fehlten oder nur in geringen Mengen vorhanden waren: *Lactococcus*, *Acinetobacter*, sogar der bei uns wegen seiner Beteiligung an Magengeschwüren geächtete *Helicobacter*. Lag hier also eine Ursache für die Entstehung von Allergien?

Die Forscher gingen weiter. Sie wollten wissen, ob diese Bakterienstämme unser Immunsystem beeinflussen, vielleicht sogar steuern können. Und wirklich: Bei Mäusen schützte das Auftragen von *Lactococcus* und *Acinetobacter* auf die Schleimhäute vor

Allergien und Asthma. Die Bakterien produzierten Stoffe, die das Entstehen einer allergischen Reaktion dämpften – sie lenkten die Immunzellen förmlich ab, sodass typische Allergieauslöser wie Pollen oder Staubmilben schlichtweg ignoriert statt mit Entzündung bekämpft wurden. Diese Erkenntnisse passten perfekt zu der seit den 1990er-Jahren unter Allergieexperten diskutierten »Hygiene-Hypothese«. Diese Hypothese war der Versuch, den rasanten Anstieg von Allergien und Asthma in Industrienationen als Folge des westlichen Lebensstils zu erklären. Die Menschen – so die Theorie – leben zu sauber, zu weit ab vom Naturzustand. Kindern fehlt es aufgrund von Impfungen und allgemeinen Hygienemaßnahmen an Infekten, die das Immunsystem trainieren. Das Immunsystem langweilt sich und beschäftigt sich stattdessen mit harmlosen Partikeln wie Pollen, Staubmilben oder Tierhaaren. So entstehen Allergien.

Entsprechend groß war unter den Befürwortern dieser Hypothese die Euphorie nach der Veröffentlichung der Daten aus Karelien. War mit diesen Erkenntnissen zum Mikrobiom eine echte Prävention von Allergien möglich? Etwa durch Mutter-und-Kind-Kuren auf dem Bauernhof, idealerweise schon in der Endphase der Schwangerschaft oder kurz nach der Geburt? Bedeutete dies das Ende von Allergien und Asthma? Oder noch besser: gleich ganz zurück zur Natur? Doch ganz so einfach ist es leider nicht. Nicht zuletzt, weil kaum eine Errungenschaft in den letzten 200 Jahren so viele Menschenleben gerettet hat wie die »Hygiene« mit all ihren Facetten. Genauso wie die meisten Impfmaßnahmen. Sollen wir also diese – tatsächlich revolutionären – Errungenschaften über Bord werfen? Gemeinschaftsbrunnen statt Leitungswasser – wegen einiger Bazillen in der Nase russischer Karelen? Sicher nicht. Das Mikrobiom ist ein wichtiger Schlüssel zur Enträtselung der Allergieentstehung, aber nicht der einzige. Ein Anfang ist gemacht. Die Bakterien im Mikrobiom der Lunge sind nicht zufällig dort, und sie sind weder nutzloser Ballast noch bloße Mitesser. Einige Arten fördern sogar die Gesundheit.

Die Erkenntnisse aus Karelien zeigen, wie wichtig eine gezielte Gästeauswahl an der Haustür ist. Die Kunst besteht darin, nützliche, mäßigende Bakterien zu erkennen und hereinzubitten. Am besten gleich zu Beginn des Lebens. Falls Kinder nicht zufällig auf einem Bauernhof aufwachsen, funktioniert das auch mit probiotischen Joghurtkulturen. Und bei Erwachsenen? Können Fehler bei der Gästeauswahl später noch korrigiert werden? Kann Hans doch noch lernen, was Hänschen verpasst hat? Vielleicht. Die Erforschung des Lungenmikrobioms steckt noch in den Kinderschuhen. Das macht Hoffnung für die Zukunft. Eines steht fest: Vielfalt ist gut! Aber Vielfalt ist nicht alles. Auch wenn die richtigen Gäste hereingebeten werden, kann das Fest noch ausarten. Halten Sie die Bar im Auge!

* * *

Im April 2010 sahen sich die Ärzte des Krankenhauses in Carthage, Texas, mit einem ungewöhnlichen Patienten konfrontiert. Der Mann war schwer alkoholisiert, ohne jedoch Alkohol getrunken zu haben, wie er glaubhaft versichern konnte. Mehrmals hatte er bereits in den Jahren zuvor Episoden einer schweren Alkoholvergiftung gehabt, ohne zuvor Alkohol konsumiert zu haben. Er war verzweifelt. Bei den meisten Ärzten in der Gegend war er als heimlicher Trinker abgestempelt, und mit den Jahren zweifelte selbst seine Ehefrau an der Glaubwürdigkeit seiner Aussagen. Die Ärzte fragten nach. Wann hatten die Episoden angefangen? Der Patient konnte sich tatsächlich genau erinnern. Begonnen hatte es im Jahr 2004, nachdem er wegen eines Knochenbruchs hatte operiert werden müssen. Anschließend hatte er zur Wundinfektionsvorsorge längere Zeit Antibiotika eingenommen. Diese Aussage machte die wachsamen Ärzte in Texas hellhörig. Sie forschten nach und untersuchten Stuhlproben des Mannes – in ihnen fanden sie massenhaft *Saccharomyces cerevisiae* – Brauereihefe! Ein weiterer Test brachte dann Gewissheit – nach Einnahme einer Zuckerlösung stieg der Blutalkoholwert des Patienten stark an. Die Brauereihefe im Darm hatte ganze Arbeit geleistet und den Zucker in Alkohol verwandelt. Das Rätsel war gelöst. Der Patient erhielt eine Behandlung mit einem pilzabtötenden Mittel und war kurze Zeit später geheilt.

Was lernen wir aus diesem Fall? Wie man sich billig besäuft? Und dabei die gesamte Bierindustrie ruiniert? Auch. Dieser Fall zeigt, wie sensibel das menschliche Mikrobiom ist – und wie dynamisch. Der unbedeutende, harmlose Mitbewohner *Saccharomyces* nutzte die Schwäche der Konkurrenz durch die Antibiotikabehandlung aus, um sich den besten Platz zu sichern. Einmal durch ein paar Drinks zu viel angefeuert, wird aus der grauen Maus schnell ein größenwahnsinniger Alleinherrscher. Ein Pilz-Putsch an der Bar, das Ende einer lustigen Feier. Bis die Rausschmeißer der Security den Saal wieder unter Kontrolle bringen. Doch am Ende ist *Saccharomyces* nur ein harmloser Geselle, der keinen Widerstand leistet. Nicht alle Gäste lassen sich wieder hinauswerfen. Vor allem die ungebetenen. Bei manchen Lungenkranken funktioniert leider weder die Kontrolle an der Tür noch an der Theke. In solchen Fällen kommt es zu einer schleichenden Machtübernahme im Mikrobiom. Mit tödlichen Folgen.

Bei der Mukoviszidose, einer seltenen Erbkrankheit, die in Deutschland etwa 10 000 Menschen betrifft, ist die Schleimbildung in den Atemwegen gestört. Der zähe, dicke Schleim verstopft kleinere Atemwege und ist ein idealer Nährboden für Bakterien. Wenn die Erkrankung nicht bereits bei der Geburt festgestellt wird, fallen betroffene Kinder durch häufige, wiederkehrende Atemwegsinfekte auf. Rasch zerstört ein Teufelskreis aus Entzündung und

Infektion große Teile der kindlichen Lunge. Die Lebenserwartung von Mukoviszidose-Patienten betrug noch 1980 im Schnitt lediglich 17 Jahre. Heute erreichen die meisten Patienten dank einer verbesserten Behandlung das 30., einige sogar das 40. Lebensjahr. Das hängt vor allem davon ab, wann im Verlauf der Erkrankung bei den Betroffenen ein ungebetener Gast an die Tür klopft, um sich Einlass in das Lungenmikrobiom zu verschaffen. An diesem Tag ändert sich ihr Leben für immer – nichts ist mehr wie vorher.

Pseudomonas aeruginosa mietet sich in den Atemwegen ein und lässt von nun an keinen Stein mehr auf dem anderen. *Pseudomonas* gehört nicht zu den unzähligen harmlosen Untermietern, mit denen man sich irgendwie arrangiert. Wo er auftaucht, gibt es Ärger. Aus biologischer Sicht ist dieser Keim faszinierend. Ein Schurke von Shakespeare'schen Ausmaßen, der sogar in Shampoo überleben kann. *Pseudomonas* löst schwere eitrige Infektionen aus, zerstört Organe, manipuliert das Immunsystem und versteckt sich selbst vor hochwirksamen Medikamenten. Die Atemwege von Mukoviszidose-Patienten haben es ihm besonders angetan. Der zähe Schleim ist ein idealer Nährboden und bietet zugleich Deckung vor den Attacken des Immunsystems.

Echten Schutz gibt es für Betroffene nicht: Bereits im ersten Lebensjahr besiedelt *Pseudomonas* bei einem Viertel der Patienten die Atemwege, nach dem 12. Lebensjahr praktisch ausnahmslos jeden. Je früher *Pseudomonas* einen Mukoviszidose-Kranken besiedelt, desto schlechter sind dessen Überlebenschancen. Antibiotika helfen zunächst noch. Aber schon wenige Monate nach der ersten Besiedelung beginnt der Keim sich zu verändern. Er bildet Nachkommen, die über einen Schutzschirm verfügen, der die Keime gegen Angriffe von Immunzellen und Antibiotika unempfindlich macht. *Pseudomonas* wütet in der Lunge der Betroffenen ohne Rücksicht auf Verluste. Andere Bakterien werden gnadenlos verdrängt: Bereits wenige Jahre nach der Besiedelung stellt er mehr als 80 Prozent aller Bakterien des Mikrobioms. Aus ist es mit der Vielfalt. Kolonie um Kolonie wächst heran. Droht die Nahrung auszugehen, benutzt er einen Trick. *Pseudomonas* stiftet Immunzellen dazu an, noch mehr Entzündung, noch mehr Zerstörung in den Atemwegen anzurichten. Von den Trümmern ernährt er sich. Antibiotika sind bald wirkungslos. Jede Behandlung macht seine Nachkommen furchtloser, entschlossener, zerstörerischer. Erfolge sind nur vorübergehend. Am Ende kämpft der Mukoviszidose-Patient einen aussichtslosen Kampf.

Aber es gibt Hoffnung. Die Mikrobiom-Forschung liefert auch hier neue Denkanstöße. Eine alte Weisheit lautet: Der Feind meines Feindes ist mein Freund. Warum also nicht Verbündete im Mikrobiom suchen? Keime, die mit *Pseudomonas* konkurrieren. *Pseudomonas* mag es nicht gerne sauer. In diesem Umfeld gedeiht er nicht gut. Andere Bakterien lieben Säure und produzieren reichlich davon. Lactobazillen zum Beispiel stellen in der Vaginalflora eine saure Umgebung sicher. Wenn es gelingt, das Wachstum dieser Bakterien in der Lunge gezielt zu fördern, könnte das die Ausbreitung von *Pseudomonas* eindämmen. Liegt in diesem Konzept ein völlig neuer Ansatz zur Bekämpfung von Infektionen – die Supererreger mit den Waffen der Natur zu schlagen? Mit Vielfalt? Und Ausgewogenheit? Heißt es für *Pseudomonas* in der Lunge bald: Geben wir ihm Saures?

2. Alles, was zählt: Funktion und Alltag oder die schlichte Schönheit des Atmens

Das Haus ist gebaut und eingerichtet – nun muss ein Heim draus werden. Häuser, Hütten, Wohnungen, Zimmer – alle brauchen sie einen »Warm-up«. Erst wenn der Herd zum ersten Mal glüht, der Kamin feuert, das Badewasser sprudelt, wenn alles in Betrieb genommen ist – dann fühlen wir uns angekommen, zu Hause. Also: Maschinen halbe Kraft voraus – schalten Sie zum Start bitte Ihre elektronischen Geräte aus und stellen die Rückenlehne senkrecht!

Über sieben Brücken: Gasaustausch und Lungendurchblutung – eine kurze Geschichte der Atmung

Warum atmen wir? Dumme Frage? Natürlich: Atmen dient alleine dem Zweck der Atmung. Ist das nicht das Gleiche? Absolut nicht. Zugegeben: Die meisten Sprachen unterscheiden nicht zwischen Atmen und Atmung: *respirer/respiration* (französisch); *respirare/respirazione* (italienisch); *respirar/respiração* (portugiesisch); *oddychać/oddechowy* (polnisch) und so weiter. Ist es Zufall, dass in Europa einzig die linksfahrenden Engländer sprachlich zwischen atmen (*to breathe*) und Atmung (*respiration*) unterscheiden? Die Engländer treffen – inbesondere in der jüngeren Vergangenheit – nicht immer die vernünftigsten Entscheidungen, in diesem Punkt aber liegen sie goldrichtig. Denn Atmen und Atmung sind zwei Paar Schuhe – und grundverschieden dazu. Atmen bezeichnet allein den mechanischen Vorgang der Verschiebung von Luft – in die Lunge hinein, aus der Lunge heraus. Atmung meint dagegen zwei Dinge: Erstens den Austausch der Atemgase Sauerstoff und Kohlendioxid an der Schnittstelle zwischen Blut und Luft, in den Lungenbläschen – dieser Vorgang wird »äußere Atmung« genannt; zweitens die Verwertung des Sauerstoffs aus dem Blut in Zellen zur Bereitstellung von Energie – die »innere« oder »Zellatmung«. Beide Vorgänge – Atmen und Atmung – ursächlich miteinander zu verbinden dauerte bis ins späte 18. Jahrhundert. Sollten Sie also bei meiner einleitenden Frage mit den Augen gerollt haben – diese Trivialität ist jünger als die amerikanische Verfassung! Und der Weg dahin war lang und steinig, verschlungen, manchmal auch komisch. Er führte sozusagen über sieben Brücken.

Die erste Brücke waren die alten Griechen.

Der Vorgang des Atmens, also die Bewegung von Luft in und aus Nase oder Mund, ist in Zeugnissen und Überlieferungen aller Kulturen und Zivilisationen beschrieben. Übereinstimmend erkennen diese Kulturen bereits die zentrale Bedeutung des Atmens als Lebenselement: Vorstellungen vom *pneuma* in der griechischen Antike, *prana* in den indischen Veden oder *qi* im chinesischen Taoismus sind Spielarten ähnlicher Konzepte. Allerdings: Wie der Vorgang des Atmens Leben ermöglicht oder erhält – davon hatte man jahrhundertelang keinen blassen Schimmer. Woran lag das? An fehlenden anatomischen Kenntnissen, weil Sektionen an menschlichen Leichen verboten waren? Möglich. An unzureichenden Untersuchungsmethoden? Vielleicht auch.

Aber der Hauptgrund war schon damals eine globale Verschwörung des Kardiologen-Kartells! Wie das? Rund um den Erdball war man der (beinahe) einhelligen Meinung, dass das Herz der Sitz der unsterblichen menschlichen Seele sein müsse. Wie also erklärte man plausibel, dass etwas so banales wie Luft zum Lebenserhalt notwendig war? Die alten Griechen, unter ihnen Platon

(428–347 v. Chr.), kamen auf eine geniale Idee: Die Atmung sei nichts anderes als ein Kühlmechanismus, der die vom Herzen produzierte Wärme aus dem Körper ableite. Und das ging – in etwa – so: Die Hitze des Herzschlags erwärmt Luft im Körper, die durch Nase und Mund nach außen entweicht. Dort verdrängt die heiße Abluft die Umgebungsluft, die nun durch die Hautporen in den Körper hineinfließt. Kühlt sich die Umgebungsluft wieder ab, strömt die Luft durch die Haut wieder aus dem Körper heraus und verdrängt einen Teil der Umgebungsluft, der so durch Mund und Nase wieder in den Körper einströmt. Und wieder von vorne. Verstanden? Ich auch nicht. Ist auch egal. Merken Sie sich: Wenn das nächste Mal bei der 67. Wiederholung von *Goldfinger* zum 67. Mal diskutiert wird, ob man Jill Masterson wirklich mit einer Goldlackierung ermorden kann, sagen Sie ganz lässig: »Logo.« Wer hat's gesagt? Platon hat's gesagt. Ende der Diskussion, Ihr Punkt – wer würde an einem alten Griechen zweifeln? Die Lunge: ein Kühler! Eines muss man ihnen lassen, den Kardiologen: sie sind wirklich clever!

Es dauerte über 500 Jahre, bis der Grieche Galen (~129–~199), Leibarzt des römischen Kaisers Marc Aurel, mit seinen Studien die antike Vorstellung von der Atmung ins Wanken brachte. Das war die zweite Brücke. Galen erkannte als Erster die Bedeutung des Zwerchfells und der Zwischenrippenmuskeln für die mechanische Steuerung der Atmung. Aber auch er konnte nicht erklären, wie die geatmete Luft Funktion und Überleben anderer Körperorgane ermöglichte, da er keine Verbindung zwischen Lunge und Herz sah und der Blutkreislauf zu diesem Zeitpunkt noch unbekannt war – man glaubte, Venen und Arterien seien zwei völlig voneinander getrennte Blutbehältnisse. Erst mehr als 1000 Jahre später spekulierte der spanische Arzt und Theologe Michael Servetus (1509–1553) darüber, wie es der Heilige Geist schaffte, Besitz vom menschlichen Körper zu ergreifen. Das tat er äußerst ernsthaft und sehr konkret, selbstverständlich aber durch reines Nachdenken, mittels Logik und Kombination, wie es sich für die damalige Zeit gehörte. Experimente waren Teufelswerk. Immerhin gelangte er durch angestrengtes Denken zu der erstaunlichen Erkenntnis, dass die Lunge ein geeigneter Eintrittsort für den Heiligen Geist sei. Von dort gelange er ins Blut und könne so – durch Zirkulation des Blutes! – die restlichen Teile des Körpers mit der nötigen Portion Dreifaltigkeit erleuchten. Damit kam Servetus der richtigen Lösung erstaunlich nahe. Hätte er damals bereits gewusst, dass im Kostüm des Heiligen Geistes in Wahrheit ein unbekanntes Gas namens »Sauerstoff« steckt – derselbe Sauerstoff übrigens, der ein paar Jahre später die Flammen seines Scheiterhaufens zum Lodern brachte –, würden wir Servetus, die dritte Brücke, heute als Erstbeschreiber der Atmung feiern. Doch bis dahin sollte es noch einmal mehr als 200 Jahre dauern.

Waren Sie schon eimal in Paris? Klar. Und am Eiffelturm? Wer nicht. Und auf der ersten Etage des Eiffelturms, unterhalb der ersten Plattform, was sehen Sie da? Einen Fries, richtig. Auf dem Fries sind die Namen von 72 Wissenschaftlern und Ingenieuren angebracht – fast durchweg Franzosen. Es handelt sich um die bedeutendsten Köpfe des nachrevolutionären Frankreichs, Zeitgenossen Gustave Eiffels. An der Nordwest- und Nordostseite des Frieses stehen die beiden Namen, deren Träger wohl am ehesten für sich reklamieren können, den Zusammenhang von Atmen und Atmung erkannt zu haben: Xavier Bichat (1771–1802), Anatom und Physiologe, und Antoine Laurent de Lavoisier (1743–1794), Chemiker und Naturwissenschaftler.

Bichat gilt trotz seines frühen Todes in der Medizingeschichte als Pionier. Er war der Erste, der unterschiedliche Gewebetypen wie Fett, Muskeln, Bindegewebe etc. systematisch beschrieb und dabei erkannte, dass Krankheiten diese Gewebe angriffen – und nicht das Organ als Ganzes. Bichat erkannte aber auch, dass das arterielle Blut beim Durchtritt durch das Gewebe den »Charakter« des venösen Blutes annahm – also die Farbe von hellrot zu dunkelrot wechselte. Er beobachtete außerdem, dass ein Atemstillstand in gleicher Weise dem arteriellen Blut den »Charakter« des venösen Blutes verlieh. Der Lufteinstrom bei der Atmung war also nötig, um das nach dem Gewebsdurchtritt »venös« gewordene Blut wieder zu »arteriellem« Blut zu regenerieren.

Bichats Beobachtungen und (korrekte) Schlussfolgerungen fußten allerdings auf zwei wichtigen früheren Entdeckungen: Im Jahr 1628 hatte der englische Arzt William Harvey (1578–1657) den Blutkreislauf entdeckt. Aus den Bewegungen des Herzens und der Strömung des Blutes folgerte er, dass das Blut in den Adern zirkuliert und nicht im Herz gebildet wird, wie man lange geglaubt hatte. Er beschrieb, wie durch mechanische Bewegungen der linken Herzkammer Blut in die Körperarterien gepumpt, dann in den Organen in die Körpervenen umgeleitet und durch diese zur rechten Herzkammer zurückgeführt wird. Hier wiederholte sich der Vorgang in einem »kleinen« Kreislauf, den vor Harvey bereits der arabische Arzt Ibn al-Nafis (~1210–1288) beschrieben hatte: dem Lungenkreislauf. Allerdings unter umgekehrten Vorzeichen: Aus der rechten Herzkammer, so Harvey und al-Nafis, floss venöses Blut in die Gefäße der Lunge und von dort wieder über Arterien in den linken Herzvorhof und die linke Herzkammer zurück. Die vierte Brücke war überschritten worden.

Doch weder al-Nafis noch Harvey konnten eine zentrale Frage beantworten: Wie kommt das Blut aus den Arterien in die Venen und umgekehrt? Dazu bedurfte es erst der Erfindung des Mikroskops und der Forschungen des Italieners Marcello Malpighi (1628–1694). Dieser beschrieb 1661 erstmalig die feinen Endäste der Blutgefäße, die »Kapillaren«, und ihr Vorkommen in den Lungenbläschen. So wurde Malpighi, die fünfte Brücke, zum Entdecker der »Verknüpfungsstelle« von arteriellem und venösem Blutsystem. Bichat, Brücke Nummer sechs, ergänzte also das existierende Wissen geschickt um eigene Beobachtungen und zog, darauf basierend, seine Schlüsse. Alles fügte sich zusammen – nun musste nur noch der geheimnisvolle Stoff in der Luft identifiziert werden, der diese »Regeneration« des Blutes ermöglichte.

Für diesen Teil der Geschichte – die Vollendung des Puzzles, die siebte Brücke – hatte die Vorsehung den Franzosen Lavoisier auserwählt. Dieser Universalgelehrte, der neben Chemie und anderen Naturwissenschaften auch noch Recht und Ökonomie studiert hatte, traf im Oktober 1774 auf den englischen Theologen und Chemiker Joseph Priestley (1733–1804). Priestley berichtete Lavoisier von Experimenten zur Verbrennung von Quecksilber, bei denen er eine unbekannte Substanz entdeckt zu haben glaubte. Diese Substanz ließ nicht nur eine Kerze viel heller als üblich leuchten, sondern verzögerte auch das Ersticken eines Versuchstieres unter einer Glasglocke. Lavoisier, der selbst mit Verbrennungsvorgängen experimentierte, war elektrisiert. Er wiederholte die Experimente Priestleys und erkannte – anders als dieser –, dass es sich bei der Substanz um ein bislang unentdecktes gasförmiges Element handelte, das er kurze Zeit später *oxygene* (dt. Sauerstoff) nannte. Lavoisier beobachtete zudem als Erster, dass der Sauerstoff der Luft bei der Atmung verbraucht wurde und dabei Kohlendioxid entstand. Er ging sogar noch einen Schritt weiter und untersuchte das Verhältnis von Sauerstoff und Kohlendioxid in der Atemluft in Ruhe und unter körperlicher Anstrengung. Seine Erkenntnisse waren bahnbrechend: Sauerstoffverbrauch und Kohlendioxidproduktion standen in einem festen Verhältnis zueinander. Je mehr Sauerstoff unter Belastung verbraucht wurde, desto mehr Kohlendioxid fand sich in der Ausatemluft. Lavoisier erkannte auch, dass beide Faktoren von der Körpertemperatur und der Zusammensetzung der zuvor verzehrten Mahlzeit abhingen. Er folgerte schließlich korrekt, dass die Atmung im Grunde ein chemischer Vorgang ist, bei dem Nahrungsbestandteile mit Hilfe von Luft-Sauerstoff zu Kohlendioxid und Wärme (Energie) verbrannt werden. Damit hatte Lavoisier nicht nur als Erster den Zusammenhang zwischen Atmen und Atmung wissenschaftlich begründet, sondern auch die Grundlagen der Chemie des menschlichen Stoffwechsels entdeckt.

Und tatsächlich: Seine Erkenntnisse wurden seit ihrer Veröffentlichung bis heute nur noch in wenigen Punkten erweitert. So erforschte der Franzose Claude Bernard (1813–1878) die Rolle der roten Blutkörperchen als Sauerstofftransporter, was später durch den deutschen Arzt Felix Hoppe-Seyler (1825–1895) auf den Blutfarbstoff Hämoglobin zurückgeführt werden konnte. Der Däne Christian Bohr (1855–1911) schließlich entdeckte die Bedeutung von Sauerstoff und Kohlendioxid für den Säuregehalt (pH-Wert) des Blutes. Dieses Wissen bildet auch heute noch die Grundlage der lungenärztlichen Praxis: bei der Blutgasbestimmung, der Atemanalyse, bei Belastungstests oder Lungenfunktionsmessungen.

Mehr als 200 Jahre nach den theologischen Gedankenspielen von Servetus hatte Lavoisier also den »Heiligen Geist« als das Element »Sauerstoff« demaskiert. Aber so sehr diese Entdeckung auch die Atmung im Sinne der fortschrittsgläubigen Aufklärung »entspiritualisierte« – es half Lavoisier am Ende nicht. Genau wie Servetus fiel auch Lavoisier dem Eifer ideologischer Fanatiker zum Opfer. Wegen seiner früheren Tätigkeit als Steuereintreiber für das Ancien Régime wurde er 1794 von einem Revolutionstribunal zum Tode verurteilt und starb durch die Guillotine. Einige Jahre später starb auch Bichat – ironischerweise an den Folgen einer Lungentuberkulose.

An den Hebeln der Macht:
Wie das Gehirn die Atmung steuert

Sind Sie ein Kontrollfreak? Dann geht es Ihnen wie mir – willkommen im Club! Abgeben, delegieren, loslassen – das fällt schwer. Ich verrate Ihnen etwas: Selbst die größten Kontrollfreaks haben in den meisten körperlichen Dingen nur eine sehr beschränkte Exekutivgewalt. Glauben Sie nicht? Dann versuchen Sie mal aktiv, Ihre Pupille zusammenzuziehen. Geht nicht? Sehen Sie! Wenn es um zentrale körperliche Funktionen geht, herrscht ein einziges großes »Laissez-faire«. Dies gilt für Herzschlag, Darm- und Blasentätigkeit ebenso wie für Blutdruck, Drüsensekretion, Pupillenweite, Hautdurchblutung und Wärmesteuerung. Diese Aufgaben wurden Ihnen still entzogen, ersatzlos, ohne Begründung oder Vieraugengespräch. Jemand anderes erledigt den Job. Es ist der Teil unseres Nervensystems, der als »autonom« (oder »vegetativ«) bezeichnet wird, weil er keiner willkürlichen Kontrolle unterliegt. Das ist auch gut so, denn die bewusste Bewältigung und Steuerung all dieser Prozesse würde auch die komplexeste Schaltzentrale auf Dauer überfordern. Freunden Sie sich mit der Arbeitsteilung an. Ihr Ego und freier Wille kümmern sich um die Selbstoptimierung, die Autonomen erledigen die tägliche Routine. »Autonomes Nervensystem« klingt für Sie irgendwie nach Steinewerfern, Auto-Abfacklern, Mai-Feiertags-Krawallanten und G20-Stürmern? Keine Angst – Ihre inneren Autonomen sind zuverlässig, korrekt, exakt, pünktlich, belastbar, loyal und streng reguliert. Außerdem arbeiten sie rund um die Uhr, drei Schichten plus Wochenende, außertariflich. Was will man also mehr?

Im System der Gewaltenteilung unseres Nervensystems gibt es jedoch eine wichtige Ausnahme: das Atmen. Hier wurde der Partei der Autonomen ein wichtiger Kompromiss abgerungen. Aus gutem Grund: Atmen erfüllt nicht nur den profanen Zweck der

Energiebereitstellung, sondern ist vor allem auch essenzieller Teil jeglicher sozialer Interaktion. Sprechen, Singen, Schreien, Flüstern, den Partner umwerben, ein Instrument spielen – für all das muss man die Atmung bewusst kontrollieren. Unmittelbar lebensnotwendig sind diese Fähigkeiten nicht, aber sie sichern langfristig den Fortpflanzungserfolg und damit den Erhalt der eigenen Art. Das leuchtet dann auch dem autonomen Nervensystem ein. Und deshalb gilt für die Atmung eine Sonderregelung, ein Kompromiss. Die beiden beteiligten Parteien haben dazu sogar eine gemeinsame Presseerklärung veröffentlicht: »Freier Wille und autonomes Nervensystem wollen eine stabile und handlungsfähige Kontrolle der Atmung bilden, die das Richtige tut. In einem Körper, in dem wir gut und gerne leben.« Oder war das jemand anderes? Egal. Fakt ist: Die Atmung ist der einzige lebensnotwendige Vorgang, der sowohl autonom als auch durch den freien Willen gesteuert werden kann. Und das funktioniert erstaunlich harmonisch. Wenn nicht, kann das in seltenen Fällen an »Arielle, der Meerjungfrau« liegen. Wie das sein kann? Haben Sie ein wenig Geduld!

Der Tod kam im Schlaf. Der Patient, der mit Anzeichen eines Schlaganfalls in die neurologische Abteilung des örtlichen Krankenhauses eingeliefert worden war, schien sich zunächst gut zu erholen. Die Beschwerden, die auf eine Durchblutungsstörung des Hirnstammes hinwiesen, besserten sich bereits nach einigen Tagen Behandlung deutlich. Ein Routinefall, da war man sich einig. Dann aber nahm der Heilungsverlauf eine dramatische Wende. Während eines kurzen Nickerchens entwickelte der Patient plötzlich einen lebensbedrohlichen Atemstillstand und fiel ins Koma. Sofort wurde eine künstliche Beatmung begonnen, die den Patienten schnell wieder zu Bewusstsein brachte. Nachdem er sich tagsüber wieder stabilisiert hatte, traten nachts, nach dem Einschlafen, exakt die gleichen Komplikationen erneut auf: Lethargie, Atemstillstand, Koma. Wieder wurde der Patient maschinell beatmet, wieder erholte er sich schnell. Am Folgetag das Gleiche. Solange der Patient bei Bewusstsein war, atmete er regelmäßig und tief. Schlief er jedoch ein, setzte die Atmung aus, als hätte jemand den Stecker gezogen. Die nächste Episode, das nächste Koma, sollte der Patient nicht überleben. Während des Atemstillstands erlitt er wegen des Sauerstoffmangels im Blut einen Herzinfarkt und verstarb kurze Zeit später. Der »Fluch der Undine« hatte ihn getroffen. Womit wir bei »Arielle« wären. Im Jahr 1962 berichteten US-amerikanische Ärzte erstmals über ein seltenes, rätselhaftes Leiden. Bei drei Patienten zeigte sich kurz nach einer Hirnoperation das gleiche gruselige Phänomen: Im Wachzustand atmeten alle Betroffenen gleichmäßig und völlig normal. Kam die Nacht und mit ihr der Schlaf, setzte die Atmung bei allen Patienten aus. Wurden sie nicht rechtzeitig erweckt, entwickelte sich ein schwerer lebensbedrohlicher Sauerstoffmangel. Dieser Verlust einer unwillkürlichen Körperfunktion erinnerte die behandelnden Ärzte an die Sage von Undine, der Meerjungfrau. Um die Treue ihres irdischen Liebhabers zu garantieren, bestimmte sie, dass dieser die Kontrolle über seine vegetativen Lebensfunktionen verlieren sollte, sobald er sie betrog. Daher nannten die ärztlichen Erstbeschreiber des Verlusts der unbewussten nächtlichen Atmung den »Fluch der Undine«. Die Figur der Undine wiederum diente Hans-Christian Andersens Märchen von der »Kleinen Meerjungfrau« als Vorlage – die Disney dann in die kindgerechte Version der »Arielle« umschrieb. Ohne Tod und Atemstillstand natürlich. Glücklich bis ans Ende aller Tage!

Was steckt hinter diesem »Fluch«? Das Gehirn steuert sowohl die willkürliche als auch die »autonome« Atmung. Allerdings sind hierfür unterschiedliche Hirnregionen zuständig. Das Hauptatemzentrum des Menschen liegt in den tiefen rückenmarksnahen Abschnitten des Gehirns: im Hirnstamm, genauer in der »Brücke« und der »Medulla«. In diesen Hirnabschnitten befinden sich Nervenzellen, die, wie Schrittmacher, gleichmäßige Impulse aussenden und die Atmung aktivieren. Sie sorgen so für eine gleichmäßige Ruheatmung von etwa 10 bis 15 Zügen pro Minute, sogar wenn wir schlafen. Der »ausführende« Teil des Atemzentrums im Hirnstamm ist über Nervenfasern des Halsrückenmarks mit der Atemmuskulatur verbunden. Diese Fasern verlassen auf Höhe des dritten Halswirbels beidseitig den Rückenmarkskanal und ziehen als rechter bzw. linker Zwerchfellnerv durch die Brusthöhle zu den Muskeln des Zwerchfells. Verletzungen der Halswirbelsäule sind daher immer lebensbedrohlich. Anders als bei »tieferen« Querschnittslähmungen (zum Beispiel in Höhe der Brust- oder Lendenwirbelsäule) droht hier ein akuter Ausfall der Atempumpe. Unkontrollierte Erregungen dieser Nerven sind auch für den unangenehmen »Schluckauf« verantwortlich: Plötzliche Zuckungen des Zwerchfells aufgrund fehlgeleiteter Nervenimpulse sind seine Ursache.

Das Atemzentrum hat aber nicht nur eine Sendefunktion, sondern auch einen »Empfänger« – dieser ist für die Regulierung der Atmung wichtig. Das Atemzentrum muss zum Beispiel auf Änderungen im Atembedarf während einer körperlichen Belastung reagieren und die Atemfrequenz anpassen. Diese Information erhält das Atemzentrum einmal von den sogenannten »Chemorezeptoren« – Messfühlern, die sich in der Gefäßwand von Körperschlagadern und im Hirnstamm selbst befinden und auf Änderungen des Kohlendioxid- und Säuregehalts im Blut reagieren. Auch Dehnungsfühler in den großen Muskelgruppen melden eine vermehrte Muskeltätigkeit ans Gehirn, damit es die »Schlagzahl« unmittelbar erhöhen kann. So entsteht eine Art Regelkreis: Werden die Muskeln sportlich aktiv, erhöht sich der Sauerstoffverbrauch zur Energiebereitstellung und mehr Kohlendioxid entsteht. Gemeinsam mit anderen Abfallprodukten des Muskels, wie zum Beispiel dem Laktat, bewirkt das vermehrt anfallende Kohlendioxid eine Übersäuerung des Blutes. Beide Faktoren, höhere Kohlendioxidwerte und saurer pH-Wert des Blutes, aktivieren die Messfühler in Schlagadern und Gehirn, das daraufhin die Zahl der ausgesendeten Atemimpulse erhöht: Das Zwerchfell atmet tiefer und schneller, mehr Kohlendioxid wird abgeatmet, mehr Sauerstoff transportiert, der pH-Wert des Blutes normalisiert sich. So schließt sich der Regelkreis und die Atemfrequenz nimmt wieder ab. Kurios ist: Das Atemzentrum hat einen totalen Kohlendioxidfetisch. Mag die Verfügbarkeit von Sauerstoff für die Energiegewinnung und Lebenserhaltung der meisten Organe auch noch so wichtig sein – die Sensoren des Atemkontrollzentrums kümmern sich obsessiv nur um die Abfallbeseitigung. Sie reagieren praktisch nur auf Änderungen der Kohlendioxidkonzentration und des Säuregehaltes im Blut, Sauerstoffschwankungen lassen sie fast völlig kalt – und das aus gutem Grund: Nahezu alle Stoffwechselvorgänge des Körpers funktionieren nur bei einem bestimmten pH-Wert. Diesen konstant zu halten ist daher oberste Priorität des Hirnstamms. Sauer macht lustig? Nicht, wenn es um Ihr Blut geht.

Das Atemzentrum erhält außerdem Nervenimpulse aus anderen Hirnregionen, insbesondere aus dem Bereich des Hypothalamus, der »Gefühlsregion«. Das führt dazu, dass wir aufgrund von Emotionen – Trauer, Freude, Erregung, Wut, Aggression, Verliebtheit – ganz unwillkürlich unser Atemmuster verändern. Die willkürliche Kontrolle der Atmung findet in der Großhirnrinde statt. Diese kann den Grundrhythmus des Hirnstamms »überstimmen«, etwa wenn die Atmung gezielt für willkürliche Prozesse benötigt wird, meistens beim Sprechen. Hat die Großhirnrinde aber Pause, wie zum Beispiel im Schlaf, übernimmt automatisch wieder der Hirnstamm das Kommando. Gelegentlich kommt es sogar zu einer »zugweisen« Arbeitsteilung: autonome Einatmung, willkürliche Ausatmung. Denn anders als die Einatmung, die aus aktiver Kontraktion des Zwerchfells und Ausdehnung des Brustkorbs resultiert, ist die Ausatmung fast immer ein rein passiver Vorgang – Lunge, Brustkorb und Zwerchfell kehren wieder in den Ausgangszustand zurück, wie eine Spannfeder, die man loslässt. Für diese Rückstellung berechnet das Gehirn eine fest Zeit: Beim Gesunden dauert die Ausatmung etwa doppelt so lange wie die Einatmung. Dauert diese Rückstellung länger, etwa weil die Elastizität der Lunge aufgrund einer Erkrankung gestört ist, fordert das Gehirn eine »aktive« Unterstützung auch der Ausatmung an, um gewissermaßen »im Zeitplan« zu bleiben. Das Gleiche passiert auch bei hohen Atemfrequenzen unter körperlicher Anstrengung, weil hier die rein passive Ausatmung schlicht zu lange dauern würde. Bei aller Harmonie ist eines aber unstrittig: Der autonome Teil der Atemkontrolle ist der mächtigere. Probieren Sie es aus und halten die Luft an, so lange Sie können. Am Ende gewinnt immer der Hirnstamm.

Störungen des Atemzentrums sind immer äußerst schwerwiegende Erkrankungen. Bei den Patienten mit dem »Fluch der Undine« sind die Strukturen des Hirnstamms, welche die unbewusste Atmung während des Schlafs kontrollieren, teilweise oder ganz zerstört, in unserem Beispiel durch einen Schlaganfall des Hirnstamms. Aber auch Verletzungen, Missbildungen, Infektionen dieser Hirnregion oder sogar eine angeborene Form des »Fluchs« wurden als Ursache beschrieben. Ist das Großhirn funktionsfähig und intakt, kann bei vollem Bewusstsein die willkürliche Atmung den Hirnstamm ersetzen. Um den Patienten jedoch permanente Schlaflosigkeit zu ersparen, müssen sie nachts an eine Beatmungsmaschine angeschlossen werden – oder ein elektrischer »Zwerchfellschrittmacher« verhindert böse Träume.

Ein funktionsfähiger Hirnstamm ist auch deshalb wichtig, weil er die vegetativen Funktionen im Schlaf nicht nur steuert, sondern auch überwacht. Treten Unregelmäßigkeiten auf – ein starkes Absinken des Blutdrucks, Schmerzsignale aus einer Körperregion, Änderungen der Blutwerte von Kohlendioxid –, alarmiert er die Großhirnrinde, und man wacht schlagartig auf. Unglücklicherweise ist dieses ausgeklügelte System der »Checks and Balances« nicht immer perfekt. Wie alle komplexen Steuerungsprozesse des zentralen Nervensystems muss es lernen und ausreifen. Ein besonders tragisches Beispiel für einen Fehler in diesem System ist der »plötzliche Kindstod«. Bei diesen Kindern sind – neben anderen Ursachen – Entwicklung und Funktion des Atem-Alarms aus unbekannten Gründen gestört. Atempausen, die bei Säuglingen als Ausdruck eines noch »lernenden« Hirnstamms regelmäßig vorkommen, führen bei diesen unreifen Kindern nicht zu einer Auslösung der Weckreaktion im Gehirn. Stattdessen stirbt das Kind ohne äußere Einwirkung buchstäblich im Schlaf – der Albtraum aller Eltern.

Umgekehrt kann es auch passieren, dass das Großhirn ausfällt und der Hirnstamm noch funktionsfähig ist, zum Beispiel als Folge einer schweren Kopfverletzung oder einer Infektion des Gehirns. In diesem Zustand, »apallisches Syndrom« oder »Wachkoma« genannt, kommt es zum vollständigen Verlust des Bewusstseins, Patienten können daher auch nicht mehr willkürlich atmen. Der intakte Hirnstamm arbeitet jedoch weiter, sodass diese Patienten keine künstliche Beatmung benötigen. Das Überprüfen von Atemaktivitäten ist bei intensivmedizinischen Komapatienten von zentraler Bedeutung. Das dauerhafte Fehlen jeglicher Atemtätigkeit zeigt eine unwiederbringliche Schädigung des Hirnstamms an. Da dieser Teil des Gehirns bei schweren Hirnschäden in der Regel zuletzt abstirbt, erlaubt der Nachweis des Ausfalls der Hirnstammfunktion (neben anderen Kriterien) die Feststellung des vollständigen Hirntodes und somit, nach deutschem Recht, des Todes des Patienten.

Eine andere, zumeist ungefährliche und weit häufigere Störung der Atemsteuerung ist das sogenannte »Hyperventilationssyndrom«. Hier führt eine emotionale oder psychische Erregung, zum Beispiel durch Angst oder Panik, zu einer übermäßigen Stimulation des Atemzentrums im Hirnstamm. Die tiefe beschleunigte

Atmung führt zum Absinken des Kohlendioxids im Blut, während der pH-Wert steigt: Das Blut wird aufgrund des zu viel abgeatmeten Kohlendioxids »alkalisch«. Muskelkrämpfe, Schwindel und Benommenheit sind die Folge. Die Symptome wiederum verstärken die Angst im Hypothalamus – ein sich selbst verstärkender Kreislauf beginnt. Kann der Patient nicht beruhigt werden, normalisiert eine Rückatmung von Kohlendioxid, zum Beispiel mit einem Plastikbeutel vor dem Mund, Blutgehalt und pH-Wert wieder, die Symptome verschwinden und die emotionale Erregung legt sich. Wenn Ihre Chefin also mal wieder »hyperventiliert«, ist Nachsicht angesagt, vielleicht war es nur der Hypothalamus. Geboten ist in einem solchen Fall ein energisches »Halt mal die Luft an!« Diese Aufforderung ist hier keinesfalls dreist und unangemessen, sondern ein wertvoller medizinischer Rat, die praktische Alternative zur Plastiktüte: Auch mit dieser Maßnahme wird Kohlendioxid kurzzeitig nicht mehr abgeatmet, der Blutgehalt normalisiert sich und die Dinge kommen wieder ins Lot. Das Großhirn grätscht dazwischen und trennt Hypothalamus und Hirnstamm. Dieses Beispiel zeigt: Wenn es um die vegetativen, körperlichen Auswirkungen eines emotionalen Überdrehens geht, sind Sie nicht teilnahmslos zum Zusehen verdammt. Sie können im Gegenteil die Kommandostruktur des Nervensystems zur direkten Einflussnahme nutzen. Die enge Verknüpfung von Emotionalität, autonomem Nervensystem und willkürlicher Atemkontrolle öffnet ein weites Tor: Mindestens ein Glied in diesem Regelkreis unterliegt Ihrer persönlichen Kontrolle! Sie müssen lediglich die Techniken erlernen, um diesen Einfluss zum eigenen Wohlbefinden zu nutzen. So funktionieren viele Atemübungen. Das Ich zwingt das vegetative Nervensystem dazu, runterzukommen. Dazu später mehr.

Zurück zur Lunge. Hat sie etwa gar nichts mit der »Atemsteuerung« zu tun? Ist sie lediglich ausführendes Organ, ein amorpher Schwamm, der von den gleichmäßigen Pumpbewegungen des

Zwerchfells im Rhythmus des Hirnstamms wie eine Ziehharmonika gedehnt und gedrückt wird, Welle um Welle? Zugegeben: Die Lunge macht auf den ersten Blick keinen besonders nervösen Eindruck. Sie hat zum Beispiel kein gewöhnliches Schmerz- oder Tastempfinden. Wenn Sie Brustschmerz verspüren, liegt das an anderen Organen, wie dem Rippenfell, den Knochen oder der Brustmuskulatur – jedenfalls nicht an der Lunge. Aber die Lunge ist weder kalt noch gefühllos oder unempfindsam, sondern in Wahrheit hochsensibel. Allerdings praktiziert sie fast alle Sentimentalitäten und Gefühlsausbrüche unter Ausschluss der Öffentlichkeit – im Unbewussten.

Das Nervengeflecht der Lunge ist Teil des autonomen Nervensystems. Wie die Zwerchfellnerven entspringen auch die Nerven der Lunge aus dem Rückenmark der Halswirbelsäule. Von dort ziehen sie auf beiden Seiten der Wirbelsäule durch den Brustraum zur rechten und linken Lungenpforte – der Stelle, wo Hauptbronchien, Lungenarterien und Lungenvenen in die Lunge ein- bzw. aus ihr austreten. Die Nervenfasern sprossen dann mit den Gabelungen der Bronchien und Blutgefäße aus und bilden ein dichtes Geflecht. Ein Teil der Nervenfasern übermittelt Signale vom Gehirn an die Lunge, der andere leitet Empfindungen aus der Lunge ans Gehirn zurück: Macher und Zuhörer. Die Macher steuern und kontrollieren vor allem die bronchialen Ringmuskeln und Schleimdrüsen. Eine Gruppe der Macher aktiviert, die andere bremst. Diese zwei Untergruppen nennen sich »sympathische« und »parasympathische« Fasern. Sympathikus und Parasympathikus sind die beiden großen Gegenspieler des autonomen Nervensystems. Yin und Yang. Ernie und Bert. Bachelor und Bachelorette. Der Sympathikus ist das Gaspedal, der Parasympathikus die Bremse. Der Sympathikus wird bei typischen »Alarmreaktionen« (sogenannte *fight or flight*, also Kampf- oder Fluchtsituationen) aktiviert und garantiert körperliche Höchstleistung, wenn es gefährlich wird:

beschleunigter Herzschlag, erhöhter Blutdruck, maximale Zucker-verbrennung in der Muskulatur, schnelle Atmung, reines Adre-nalin! Wenn der Sympathikus redet, schweigt der Parasympathi-kus – zumindest vorübergehend. Der Parasympathikus regelt die Körperfunktionen, die für Regeneration und Wachstum wichtig sind. »Para« steht für piano. Meistens sogar pianissimo. Er drosselt Herzschlag, Blutdruck und Durchblutung der Muskulatur und ak-tiviert stattdessen Verdauungsvorgänge und Drüsensekretion im Magen-Darm-Trakt. Sein Reich ist daher die Nacht, die Ruhe im Schlaf. Außerhalb dieser zwei Extreme – Vollgas und Schrittge-schwindigkeit – stehen Sympathikus und Parasympathikus in ei-nem harmonischen Gleichgewicht. Jeder agiert mit halber Kraft, woraus eine angenehme Reisegeschwindigkeit resultiert.

Wie genau wirken Sympathikus und Parasympathikus in den Atemwegen? Dort bewirkt die Aktivierung sympathischer Nerven-fasern eine Entspannung der Bronchialmuskulatur, wodurch die Bronchien sich – für maximale Luftleitung und Leistungsbereit-schaft – erweitern. Gleichzeitig wird die Produktion von Atem-wegssekreten aus Schleimdrüsen gehemmt. Eine Stimulation des Parasympathikus hat entsprechend den gegenteiligen Effekt: Die Bronchien verengen sich infolge der Anspannung der Ringmus-keln, und die Drüsen der Schleimhaut produzieren vermehrt Se-kret. Die sympathische Entspannung der Bronchialmuskulatur kann dabei nicht nur direkt durch die örtlichen Nervenfasern er-folgen, sondern auch auf dem Blutweg: durch Adrenalin. Das Stresshormon Adrenalin wird bei einer Alarmreaktion in großen Mengen durch die Nebennieren ins Blut abgegeben und versetzt den gesamten Organismus in den »Kampfmodus«. Allerdings ist der Effekt einer sympathischen Aktivierung auf die Erweiterung der Bronchien in den Atemwegen von Gesunden kaum zu spüren. Der Grund ist einfach: Beim Gesunden ist der Bronchialdurchmes-ser bereits im Ruhezustand auf die optimale Weite eingestellt und kann darüber hinaus kaum noch nennenswert vergrößert werden. Was soll das Ganze dann überhaupt? Das System der sympathischen Aktivierung fungiert lediglich als eine Art »Airbag« – als Absicherung gegen Kurzschlussreaktionen des Parasympathikus. Der Parasympathikus steuert neben seiner allgemein einschläfernden Wirkung auch die Ausführung der bronchialen Schutzreflexe, die das Eindringen von Schadstoffen in tiefere Lungenabschnitte auf zwei Wegen verhindern sollen: durch Verengung der Bronchialmuskulatur einerseits, durch »Auswaschen« des Eindringlings mit Schleim aus bronchialen Drüsen andererseits. Allerdings ist das nicht ungefährlich. Führt der übereifrige Parasympathikus diesen Reflex allzu pflichtbewusst aus, ist das unter Umständen gefährlicher als der vermeintliche Eindringling selbst. Im Extremfall ist das Ergebnis ein krampfbedingter Verschluss aller Bronchien – und der Erstickungstod. Die gegenläufige, bronchialerweiternde Wirkung des Sympathikus verhindert an dieser Stelle eine überschießende Verengung und stellt das ursprüngliche Gleichgewicht wieder her. Peace, man! Wohin man auch schaut, überall regiert das Prinzip der Ausgewogenheit, der Homöostase. Balance und Harmonie biologischer Funktionen garantieren langfristig den Erhalt und die Gesundheit des Organismus.

Wenn es aber nicht so ist? Wenn in der sympathisch-parasympathischen Beziehung der Haussegen schief hängt? Dann leiden manche Menschen an verengten Atemwegen, wie bei Asthma oder COPD. Bei beiden Erkrankungen ist die Dominanz des Parasympathikus eine wichtige Ursache für die verengten Bronchien und die vermehrte Schleimproduktion. Und weil diese Dominanz in der Nacht nochmals zunimmt, quälen sich viele Betroffene mit Husten und den typischen pfeifenden Atembeschwerden durch die Nacht. Aber wie schon Hölderlin wusste: Wo Gefahr ist, wächst das Rettende auch! Mediziner nutzen das Wissen von den chemischen Vorgängen der Signalübermittlung von Sympathikus und Parasympathikus zur Behandlung von verengten Atemwegen, indem sie versuchen, die gestörte Balance wiederherzustellen: Einige der ältesten überlieferten Asthma-Medikamente wie Stechapfel oder Belladonna wirken durch die pharmakologische Hemmung von Signalstoffen des Parasympathikus. Die parasympathischen Fasern der Lunge werden so »stumm geschaltet«, die reflexartige Verkrampfung wird abgeschwächt. Alternativ kann auch der Gegenspieler Sympathikus therapeutisch aktiviert werden: Seit Anfang des 20. Jahrhunderts werden chemische Verwandte des Adrenalins zur Bronchienerweiterung eingesetzt. Tatsächlich fußt noch heute praktisch die gesamte bronchialerweiternde Therapie auf diesen zwei Grundprinzipien: Parasympathikus-Hemmung (durch »Parasympatholytika«) und Sympathikus-Aktivierung (durch »Sympathomimetika«).

So weit die Macher. Und was ist mit den Empfängern unter den Nervenfasern der Lunge? Dem »Sinnesorgan« Lunge? Da wird es spannend. Weil vieles noch ungeklärt ist. Fest steht jedoch: Die Lunge hat in ihrem Mail-Programm auch einen »Antwort«-Button. Sie gibt eine überwältigende Informationsmenge an übergeordnete Abteilungen im Gehirn zurück. Dieses Feedback durch fühlende Nervenfasern der Lunge muss für unser Datenverarbeitungszentrum enorm wichtig sein – 20 Prozent der Fasern des mächtigen Vagusnervs, der die Empfindungen aller inneren Organe bündelt und ans Gehirn weiterleitet, stammen aus der Lunge. Ein Fünftel aller sensiblen Informationen – von einem Organ, das nicht fühlen kann, keinen Schmerz, keinen Druck empfindet.

Was genau sendet die Lunge über diese Kanäle? Bloß Klatsch und Tratsch? Oder ist das alles ungenutzte Überkapazität? Das Gegenteil ist der Fall. Die Lunge verarbeitet ähnlich viele Informationen wie »echte« Sinnesorgane. Aber fast alle Sinneseindrücke der Lunge werden im Gehirn unterbewusst verarbeitet. Mit wenigen Ausnahmen: Hustenreiz und Atemnot sind Beispiele einer unmittelbaren, bewussten Wahrnehmung von Sinnesreizen der

Lunge. Aber auch die im Unterbewusstsein verarbeiteten Informationen wirken auf andere autonome Körperfunktionen wie Blutdruck, Herzschlag, Verdauung, Schweißdrüsen, Emotionalität und Psyche. Die Lunge ist also weder taub noch blind.

Welche Information aber übermitteln diese Sinnesreize, wenn es weder optische noch akustische Signale, Schmerz oder Tastempfinden sind? Fast alle diese Informationen sind chemischer oder physikalischer Natur. Denn auch wenn es monoton aussieht, keiner der 15 Atemzüge pro Minute ist gleich. Jeder Liter Luft, den wir atmen, ist anders. Die Lunge verhält sich zur Luft nicht wie ein Konsument, sondern wie ein Sommelier. So wie der Sommelier Eichenspäne, Erdtöne, Aprikosennoten, Pfirsich, Zigarre und feuchtes Leder aus einem einzigen Schluck Rotwein herausschmeckt, unterscheidet die Lunge in der Atemluft Temperatur, Luftfeuchtigkeit, Salzgehalt, pH-Wert, Gasgehalt. Hat die Luft »Kork«, enthält sie außerdem Reizstoffe, Partikel, Schadstoffe oder Allergene. Die Lunge hat, genau wie Zunge und Nase, Geschmacksknospen und Geruchsempfänger. Sie kann bakterielle Stoffwechselprodukte »riechen« oder den bitteren Geschmack vieler Gifte »schmecken«. Sie verfügt über die gleichen Sensoren, die in Nase und Mund das positive Erlebnis von Aroma und Kühle pflanzlicher ätherischer Öle erzeugen. Da die Verarbeitung dieser Sinneserfahrungen in der Lunge aber unbewusst geschieht, können wir nur ahnen, welche Auswirkungen diese Reize auf Atemwege und autonomes Nervensystem haben. Unstrittig ist: Zum Erkennen, Unterscheiden und Vermessen all dieser Komponenten braucht man sehr feine Nerven. Und die Lunge hat eine Menge davon.

Die sensiblen Nervenfasern der Lunge beginnen dort, wo die meisten Informationen gesammelt werden können – in Bronchialmuskeln, Drüsen, Alveolen und vor allem im Epithel. Hier passiert am meisten. Wozu Leitungen für ein paar Bindegewebszellen mit dem Unterhaltungswert der »schönsten Bahnstrecken Hessens«

abstellen, wenn nebenan der Bär tobt? Das Atemwegsepithel liefert das beste und abwechslungsreichste Programm. Reize kommen und gehen und fast alle legen sich mit dem Epithel an. Es gibt regelmäßig Ärger und Krawall, Gold für die Quoten! Nicht alle Fasern übertragen Programmhighlights vom Epithel. Einige müssen sich mit dem eher langweiligen, aber wichtigen Job des Dehnungsfühlers herumschlagen. Ihre Rückmeldung ist deshalb wichtig, weil sie das Lungengewebe buchstäblich vor dem »Zerreißen« schützt. Erreicht die Lunge im Rahmen der vom Zwerchfell ausgeführten Einatmung einen bestimmten Dehnungsgrad, übermitteln diese Dehnungsfühler ein Stoppsignal an das Atemzentrum im Hirnstamm, das daraufhin die Reizübermittlung an das Zwerchfell beendet und die Ausatmung einleitet. Es soll ja schließlich nichts kaputtgehen. Sportler wissen: Dehnen ist wichtig und beugt Verletzungen vor! Auch die Lunge dehnt sich von Zeit zu Zeit ganz spontan: durch Gähnen. Atmen wir lange sehr flach, lösen die gelangweilten Dehnungsfühler einen Gähnreflex aus – wie bei einer Stoßlüftung.

Aber zurück zum Trubel an den Nervenenden im Atemwegsepithel! Hier liegt ein dichtes Geflecht aus Messfühlern, die auf chemische und physikalische Reize reagieren. Das können Luftschadstoffe, im Wasserdampf des Atems gelöste Reizstoffe, Bakterienprodukte, die Säure von Chlorgas, das reizende Capsaicin der Chilischote, ein kitzelnder Schleimfaden, aber auch Botenstoffe des Immunsystems, die bei Entzündungen freigesetzt werden, und sogar Kälte und Hitze sein. Diese Nerven melden alles, was reizt oder irritiert – weshalb ihre Messfühler Irritantienfühler genannt werden. Diese Fühler sind normalerweise vom intakten Epithel der Atemwege geschützt. Wird das Epithel aber geschädigt, liegen die Fühler frei und nackt an der Oberfläche und können durch Reizstoffe erregt werden. Die häufigsten Ursachen für solche Epithelschäden sind Erkältungsviren und Entzündungen, zum

Beispiel bei einer Allergie, Infektion oder Schadstoffinhalation. Irritantienfühler senden dann Alarmsignale an das Gehirn, das als Reaktion bronchiale Schutzreflexe auslöst, die den Reizauslöser beseitigen oder die Ausbreitung in tiefere Lungenabschnitte verhindern sollen: Husten, Schleimproduktion und Verkrampfung der Bronchialmuskulatur – die »dreisten Drei.« Umgekehrt können gereizte Nerven selber eine Entzündungsreaktion der Atemwege auslösen: die sogenannte »neurogene«, also durch Nerven bedingte Entzündung. Mit etwas Pech entsteht so ein sich selbst verstärkender Teufelskreis: Eine Entzündung des Epithels reizt Irritantienfühler, die als Reaktion wiederum mehr Entzündung auslösen.

Die Irritantienfühler sind deshalb für die Erforschung chronischer Atemwegserkrankungen besonders interessant. Ihre Bedeutung für die Atemwege ähnelt auf faszinierende Weise den Schadensfühlern (»Nozizeptoren«) in der Haut. Deren Aufgabe ist es, das Gehirn vor drohenden Hautschäden durch äußere Einwirkung zu warnen: Mit der Erzeugung von Schmerz wird eine sofortige Reaktion provoziert, wie das Wegziehen der Hand von der heißen Herdplatte. In den Atemwegen entsteht auf ähnlichem Weg statt Schmerz der »Hustenreiz«, eine dem Hustenstoß unmittelbar vorausgehende Erregung des Gehirns. Wie bei chronischen Schmerzen können auch die Irritantienfühler der Lunge dauerhaft übererregbar sein. Chronischer, unstillbarer Husten, der nur schwer zu behandeln ist, plagt dann die Betroffenen, oft über Monate. Es ist noch unklar, wie dieser gestörte Hustenreflex wieder normalisiert werden kann. Dass es aber grundsätzlich möglich ist, die Erregbarkeit dieser Fühler zu manipulieren, beweisen Raucher: Der anfängliche Hustenreiz beim Rauchen verschwindet mit der Zeit – welcher Raucher wäre sonst jemals über die erste Zigarette hinausgekommen? Auch ein zweiter Aspekt ist bei Rauchanfängern auffällig: Kaum einer erlebt bei seiner ersten Zigarette – trotz heftigem Husten – eine Verkrampfung der Bronchien. Die »dreisten Drei« treten also nicht immer zwangsläufig gemeinsam auf, manchmal teilen sie sich die Arbeit. Das deckt sich mit Beobachtungen aus dem ärztlichen Praxisalltag. Nur wenige Asthmatiker leiden trotz verkrampfter Bronchien unter starkem Husten, und manche Bronchitiker haben einen trockenen Husten, andere wiederum Schleim im Übermaß. Warum das allerdings so ist, wissen wir heute noch nicht.

Aber der Wissenszuwachs auf dem Feld der »sinnlichen« Verarbeitung von Reizen aus der Lunge ist enorm. Unzählige chemische Verbindungen reizen die Irritantienfühler der Lunge – was sie im Einzelnen bewirken, positiv oder negativ, liegt noch im Verborgenen. Aber mit Sicherheit wird die immer bessere bildliche Darstellung von Hirnaktivität helfen, die komplexe Beziehung zwischen dem Sinnesorgan Lunge und seiner Schaltzentrale zu verstehen. Vielleicht sind es diese im Moment noch unsichtbaren neun Zehntel des Eisbergs, die am Ende Lungengesundheit und -krankheit mit ganzheitlicher, individueller Gesundheit und Krankheit logisch verknüpfen. Das Sinnesorgan Lunge ist zweifellos ein Zukunftsfeld. Noch aber ist es ein weiter Weg, bis ihre Fehlleistungen durch entsprechende Brillen oder Hörgeräte korrigiert werden können.

Es geht voran!
Der mukoziliäre Reinigungsapparat

Stellen Sie sich vor, bei Ihnen im Haus gäbe es einen Raum, in dem zentimeterhoch Flüssigkeit steht, in dem es warm und dunkel ist und in dem trotzdem keine Spur von Schimmel an der Wand ist. Gibt es nicht, sagen Sie? Gibt es wohl. Was sonst ein Fall für den Mieterschutzbund wäre, klappt in der Lunge ganz wunderbar:

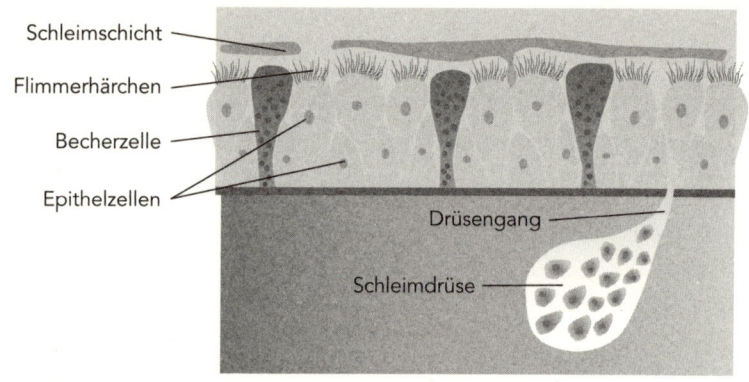

Schleimschicht

Flimmerhärchen

Becherzelle

Epithelzellen

Drüsengang

Schleimdrüse

Abb. 5: *Der Reinigungsapparat der Atemwege. Die Oberfläche der Bronchien ist mit Zellen ausgekleidet, die feine Flimmerhärchen an ihrer Oberfläche tragen. Die gekörnten Becherzellen dazwischen produzieren gemeinsam mit den in der unteren Bildmitte liegenden Drüsenzellen die bronchiale Schleimschicht.*

durch gründliches und regelmäßiges Putzen. Wer denn diese Wunderputzer sind, möchten Sie wissen? Gehen Sie ganz nah ran an Ihre Bronchien. Richtig nah. Noch näher. Viel näher. 500-mal näher. Sehen Sie? Da unten, das ist er, unser kleiner Putzteufel: der mukoziliäre Apparat! Der muko-was? Keine Angst. Ist nicht komplizierter als normales Putzen: Man braucht einen Wischmopp und Wasser. Wenn es schön werden soll.

Was Sie sehen, ist ein Schnitt durch einen Bronchus (Abb. 5). Sie erkennen eine mehrschichtige Ziegelmauer, unregelmäßig, wie Natursteine: das Epithel. Ihnen fällt sofort auf: Das Epithel ist schlecht rasiert – aus der Oberfläche der äußersten Zellschicht ragen viele kleine Härchen heraus. Diese sogenannten »Flimmerhärchen« (medizinisch: »Zilien«) werden indes dringend benötigt. Auf den Flimmerhärchen erkennen Sie außerdem einen dünnen Flüssigkeitsfilm, bronchiales Sekret oder vulgo: Schleim (medizinisch: »Mukus«). Weshalb die Oberfläche der Atemwege auch zu den Schleimhäuten gezählt wird. Dieser Schleim wird von zwei verschiedenen Drüsen gebildet: Einmal sehen Sie in der

Epithelmauer eine Zelle, die anders als der Rest aussieht – unbehaart, mit kleinen Körnern im Inneren. Das ist die sogenannte »Becherzelle«, und die Körner im Inneren der Becherzelle enthalten Schleim. Der größte Teil des Schleims stammt aber aus der unten im Bild sichtbaren Struktur: der Schleimfabrik, oder besser: der Schleimmanufaktur, ist ja schließlich alles Handarbeit. Unterhalb des Fundaments der Epithelmauer sehen Sie eine Art Sack, der einen Rüssel oben durch das Mauerfundament steckt: die unterhalb der Schleimhaut liegenden Drüsen mit ihrem zugehörigen Ausführungsrohr. Diese tief liegenden Drüsen produzieren etwa 40-mal mehr Schleim als die Becherzellen, gemeinsam etwa 50 bis 100 ml pro Tag. Dieser Schleim besteht im Normalfall zu mehr als 95 Prozent aus Wasser – die restlichen 5 Prozent verteilen sich auf Salz, Proteine und sogenannte »Muzine«, zuckerhaltige Eiweiße, die sich untereinander vernetzen und eine gelartige Konsistenz verursachen – so erst wird der Schleim zum Schleim! Zu den nichtwässrigen Bestandteilen des Schleims zählen auch antibakterielle Abwehrstoffe und Antioxidantien – die »Radikalenfänger«, die die Atemwege vor schädlichen Effekten des Sauerstoffs und freier Radikale schützen. Diese drei Komponenten – Zilien, Mukus, Drüsen – bilden den »mukoziliären« Apparat. Wie aber putzt dieser »Apparat« so gründlich? Das funktioniert wie ein Tanz, eine Choreografie. Lassen Sie es sich zeigen. Musik, bitte!

In einem Video der Band Rammstein zur »Völkerball«-Tournee besteigt bei einem Song der Bassist der Band auf der Bühne ein graues Gummiboot und lässt sich von den Händen der Zuschauer durch den wogenden Innenraum tragen. Stilecht, Paddel in den Händen, Oberkörper frei. Rock 'n' Roll eben. Während im Hintergrund der Instrumentalteil von »Stripped« dröhnt, durchquert das Boot mit dem Bassisten auf der wogenden Masse aus Händen und Armen die gesamte Arena und »schwimmt« schließlich zielsicher zur Bühne zurück. Es ist, als hätte ein Lungenfacharzt Regie geführt. Genau so funktionieren die Flimmerhärchen der Bronchialschleimhaut: tausend gleichgerichtet schlagende Arme/Zilien, ein Gummiboot/Schleim oben drauf, darin ein – nun ja: Rammstein-Partikel. Der Trip gelingt nur, wenn die Masse der Zuschauer noch halbwegs bei Sinnen ist, die Richtung kennt, synchron und koordiniert agiert und alle mitmachen. Sonst bewegt sich – nichts. Zumindest nicht in die gewünschte Richtung. Und wieder ahmt die Natur die Kunst nach: Auf jeder Epithelzelle der Bronchien sitzen über 200 Rammstein-Fans, die Flimmerhärchen. Alle schlagen in die gleiche Richtung: zur Sonne, zur Freiheit, zum Kehlkopf! 15 Schläge in der Sekunde. So wird alles, was sich in der Schleimschicht verfängt, Schlag um Schlag, Härchen um Härchen, Zelle um Zelle, Zentimeter um Zentimeter nach oben, zum »Ausgang« transportiert. Und zwar in beachtlicher Geschwindigkeit. Bei jungen gesunden Nichtrauchern mit zehn Millimetern pro Minute. Noch kein Grund, sich vor Zugluft zu fürchten, aber doch beeindruckend schnell: Bereits zwei Stunden nach Inhalation einer Partikelwolke sind mehr als 80 Prozent dieser Partikel aus den Atemwegen entfernt. Zielstation dieses bronchialen Förderbands ist der Kehlkopf. Hier wird der Schleim unbewusst verschluckt, größere Mengen lösen Räuspern und Husten aus. Es sind die letzten, endgültigen Reinigungsschritte, bevor der Schleim für immer im Magen verschwindet oder im freien Fall auf Straßenpflaster oder Fußballrasen segelt.

Flimmerhärchen gibt es auch in der Nasenschleimhaut. Faszinierenderweise schlagen die nasalen Zilien genau in die entgegengesetzte Richtung, nach »unten« (von der Nase aus gesehen), Richtung Rachen. Das Programm der Schlagrichtung ist fest installiert. Verpflanzt man Nasenschleimhaut in die Luftröhre (ja, das machen manche meiner forschenden Kollegen), schlagen die nasalen Zilien stur in die ihnen vorgegebene Richtung – in diesem Fall dann in die falsche.

Die beschriebene Reinigungskraft und -geschwindigkeit erreicht der mukoziliäre Apparat natürlich nur unter optimalen Bedingungen. Wird eine der drei Komponenten beeinträchtigt, wirkt sich das negativ auf die gesamte Säuberung (oder »Clearance«) der Atemwege aus. Häufig sind (vorübergehende) Störungen der Zilienschlagfrequenz oder der Schlagkoordination, verminderte Drüsensekretion oder erhöhte Zähigkeit des Schleims Ursache einer verlangsamten Clearance. Die Härchen auf der Oberfläche des Epithels sind besonders empfindlich. Bei einer Virusinfektion des Epithels werden sie oft als Erstes zerstört – eine akute Bronchitis lässt den Reinigungstrupp buchstäblich »alt« aussehen: Über Nacht hat ein 40-Jähriger nur noch die Clearance eines 80-Jährigen. Ganze drei Wochen kann es dauern, bis das Epithel mit den Flimmerhärchen durch gesunde Zellen erneuert wird.

Manche Störungen der Zilienfunktion sind angeboren. So erklärte vor Kurzem die Siegerin der Castingshow »Germany's Next Topmodel« von 2014, Stefanie Giesinger, in einem Interview, dass sie am sogenannten »Kartagener-Syndrom« leide. Bei dieser Erbkrankheit ist unter anderem die Funktion der bronchialen Zilien gemindert – sie sind »dyskinetisch«, das heißt, sie schlagen zu wenig und unkoordiniert. Der Bronchialschleim bleibt stecken und fördert Infekte. Aber auch intakte Zilien können schlappmachen. Abgase und Luftschadstoffe wie Schwefeloxide, Stickoxide oder Ozon verlangsamen die Zilienschlagfrequenz um bis zu 50 Prozent. Eine nur 20-sekündige Anwendung von Haarspray beim Friseur oder daheim vor dem Badspiegel lähmt die Hälfte der Zilien für länger als eine Stunde. Aber diese Funktionseinbußen sind vorübergehend, wenn die schädliche Einwirkung nicht dauerhaft besteht. Dann allerdings drohen ernstere Konsequenzen. Bei Rauchern schrumpft über die Jahre die Zilienpopulation um die Hälfte, während sich der Anteil verkrüppelter, funktionsloser Flimmerhärchen drastisch erhöht. Am Ende einer Raucherkarriere fehlen

Flimmerhärchen oft völlig: Das Epithel baut sich in einem verzweifelten Schutzversuch vor der Giftwolke des Zigarettenrauchs zu einem dicken Betondeckel um. Diese sogenannte »Metaplasie« ist die Vorstufe einer bösartigen Entartung und Ausgangspunkt vieler Lungenkrebserkrankungen.

Funktionsfähige Zilien sind für den aktiven Schleimtransport zwingend erforderlich. Ist der Abtransport gestört, versucht die Bronchialschleimhaut, diesen Mangel zu kompensieren. Ein bekannter Trick, den jeder Autofahrer kennt: Schaffen die alten Scheibenwischer den Dreck nicht mehr von der Scheibe, wirft man die Wischwasseranlage an. Je schlechter die Wischer, desto mehr Wasser muss man sprühen. In den Atemwegen funktioniert diese Maßnahme nur bedingt gut. Die Drüsen werden zwar aktiv, aber die vermehrte Schleimproduktion führt aufgrund des schleichenden ziliären Abtransports schnell zu einem Sekretstau. Husten und Auswurf sind die logische Folge. Auch ein zu zähes Sekret kann einen solchen Stau verursachen, selbst bei funktionsfähigen Zilien. Patienten mit der Erbkrankheit Mukoviszidose haben einen normalen Zilienschlag, aber eine lebensbedrohliche genetische Störung ihrer Drüsenkanäle. Sie produzieren einen extrem zähen, salzhaltigen Schleim, der die Atemwege verstopft, dann von Bakterien überwuchert wird und so über Jahre hinweg die Atemwege zerstört. Auch bei harmloseren Erkrankungen der Atemwege ist vermehrtes Sekret immer ein guter Nährboden für Erreger, insbesondere wenn das Sekret zäh und eingetrocknet ist, etwa bei zu geringer Trinkmenge. Eine »Superinfektion« droht: Zum ursprünglichen Virusinfekt kommt noch ein bakterieller hinzu. Stoffwechselprodukte von Bakterien können den Schleim noch zäher werden lassen. Durch diese Zähigkeit nimmt die Clearance weiter ab. Ein Teufelskreis droht: Auf verminderte Clearance folgen Infekt, Entzündung, Epithelschaden und wiederum verminderte Clearance. Aus einem akuten, an sich harmlosen Auslöser wird im schlechtesten Fall eine chronische Bronchitis.

So weit muss es jedoch nicht kommen. Superinfektionen bei einer akuten Bronchitis sind selten, sie treten bei weniger als 5 Prozent der Erkrankten auf. Etwa zwei bis drei Wochen nach einem Infekt haben die Selbstheilungskräfte der Lunge das Epithel durch gesunde Zellen ersetzt. Wichtig ist hierbei: Während dieser Reparaturphase sollten zilienschädigende Stoffe konsequent gemieden werden, damit es zu einer vollständigen Regeneration kommt. Selbst bei langjährigen Rauchern verbessert sich die Reinigungsfunktion der Bronchien schon wenige Wochen nach dem Rauchstopp erheblich. Sicher: Das ist keine Heilung wie bei einer akuten Bronchitis, aber doch ein deutlicher Gewinn. Paradoxerweise stört viele Ex-Raucher dieser »Lazarus-Effekt«, die Wiederauferstehung ihrer Zilien, anfänglich sehr. Ihre Bronchien fördern nun wieder Sekret – und das möchte raus aus der Lunge. Nicht selten muss man sich von einem abstinenten Ex-Raucher Vorwürfe gefallen lassen. »Zwanzig Jahre Rauchen und niemals ein einziger Huster. Und jetzt? Kaum aufgehört, geht der Husten los.« Glücklicherweise ist dieses Phänomen bei den meisten Patienten vorübergehend. Wem es nicht schnell genug geht, darf auch gerne nachhelfen. Mit »Sekretolytika« – Schleimlösern – kann man diesen Prozess unterstützen. Viele Mittel – pflanzlich, chemisch, Saft, Sirup, Tablette oder Kapsel – unterstützen die bronchiale Reinigung. Mal erhöhen sie die Schlagfrequenz der Zilien, mal fördern sie die Sekretbildung oder die Verflüssigung des Sekrets, mal alles zusammen. Grundlage sollte aber immer eine ausreichende Trinkmenge sein. Fragen Sie Ihren Arzt oder Apotheker! Übrigens: Auch Sport verbessert die bronchiale Clearance – einer der Gründe, warum Sportler weniger Infekte haben als die sprichwörtlichen »Couch-Potatoes«. Nichts wie raus also!

3. Maschine brennt oder
Die drei Fragezeichen: Typische Symptome und was sie verraten

Das Verhältnis von Ärzten zu ihrem hauptsächlichen Arbeitgeber, den Symptomen, ist zwiespältig. Symptome sind gut, weil sie verräterisch sind. Sie signalisieren, dass etwas nicht stimmt und bringen Menschen aus ihrer Komfortzone in die Praxen. Denn machen wir uns nichts vor: Die meisten Menschen sind Vorsorgemuffel. Sie akzeptieren zwar ohne zu murren, dass sie ihren PKW alle 2 oder 3 Jahre akribisch überprüfen lassen müssen, aber wenn es um den eigenen Körper geht? Läuft doch. Keine Symptome, kein Arzt. Die meisten Menschen leben nach dieser Maxime. Symptome erleichtern dem Arzt die Arbeit. Nicht nur bei der Diagnose, auch bei der Behandlung. Denn kaum ist das Symptom da, will, soll, *muss* der Arzt es auch schon wieder beseitigen. Ob Sie mit Ihrem Arzt zufrieden sind oder nicht, hängt häufig allein davon ab, ob Ihre Symptome auf die vorgeschlagene Behandlung ansprechen. Selbst »harmlose« Symptome können Ihnen das Leben zur Hölle machen. Symptome sind der Gradmesser von Krankheit, Wächter der Lebensqualität. Und deshalb sind Symptome gut.

Aber Vorsicht: Symptome sind auch schlecht. Symptome sind notorisch unzuverlässig. Mal tauchen sie gar nicht auf, mal mit Verspätung, dann wieder sind sie so beliebig, dass kein Arzt etwas mit ihnen anfangen kann. Manche Erkrankungen erzeugen überhaupt keine Symptome. Haben Sie schon mal jemanden »*ich glaube, ich hab' Blutdruck*« klagen gehört? Bei Lungenkrebs im frühen Stadium verspürt kaum ein Betroffener Symptome, kein Ziehen, keinen Schmerz, kein Unwohlsein, keinen Husten, nichts. Verrät sich ein Lungenkrebs durch Symptome, ist der Krebs fast immer weit fortgeschritten. Eine Heilung ist dann oft kaum noch möglich. Danke für nichts, liebe Symptome! Bei COPD gibt es das »Fifty-fifty«-Phänomen: Bei der Hälfte der Patienten ist zum Zeitpunkt der Erstdiagnose bereits die Hälfte der Lunge zerstört. Unwiederbringlich. Vorher nichts gemerkt? Nö. Niemals? Keine Beschwerden gehabt? Nicht mal ein bisschen? Weiß nicht. Keine Ahnung. Vielleicht. Kann sein. Oder auch nicht. Symptome? Fehlanzeige. Bei vielen Erkrankungen gilt daher: selber kümmern, nachschauen lassen, Vorsorge, Früherkennung, Symptome hin oder her. Objektive Tests, unabhängig von subjektiven Beschwerden sind wichtig.

Aber eine Universallösung sind sie nicht. Vor allem dann nicht, wenn sie unkritisch und unreflektiert angewendet werden. Dann droht das andere Extrem – eine permanente, angstgetriebene Selbstvermessung, die Unmengen von Daten und Testwerte generiert und doch nur Unsicherheit und Zweifel nährt. Wer kontrolliert das unüberschaubare Angebot an Vorsorgeuntersuchungen und den rasant wachsenden Markt der Gesundheits-Apps? Die Folgen von ungezielten medizinischen Tests »ins Blaue« hinein sind nicht zu unterschätzen. Was sagen einem all diese Daten? Dass man gesund ist? Oder nur nicht krank? Und beides auch nur wahrscheinlich. Auch Vorsorgeuntersuchungen haben Nebenwirkungen. Manchmal passieren Diagnosefehler. Nicht jede Abweichung von der Norm ist gleich eine Krankheit. Dann werden Menschen plötzlich ungewollt zu Patienten, mit allen Folgen. Vorsorge und Gesundheit dürfen weder Algorithmen noch Apps überlassen werden. Ich wage heute eine Prognose: In spätestens zehn Jahren werden nicht mehr Symptome der Hauptgrund für einen Arztbesuche sein, sondern »Push-Mitteilungen« und »Alerts« von irgendeiner App. Sind wir darauf vorbereitet? Wollen wir das?

Wo also liegt die gesunde Mitte? Die Antwort: Sie liegt in der ärztlichen Kunst, der richtigen Mischung aus Gespräch, Aufmerksamkeit, Neugier und Sensibilität, ergänzt durch objektive, zuverlässige Untersuchungsmethoden. Bei Lungenerkrankungen ist das die Lungenfunktionsprüfung: schnell, günstig, einfach, schmerzlos, genau. Innerhalb von 30 Sekunden können die wichtigsten Werte erhoben werden. Ist das Lungenvolumen normal groß oder atmen Sie auf Reserve? Fließt die Luft so schnell, wie Sie es wollen oder sind die Atemwege verengt? In Verbindung mit Fragen nach den drei Kernsymptomen der Lunge kann jeder Arzt sich ein gutes Bild vom Zustand der Lunge machen: Husten, das lästigste Symptom, Auswurf, sein kleiner Bruder. Und schließlich Luftnot, das bedrohlichste Symptom. Alle drei erzählen eine bestimmte Geschichte. Hören Sie zu. Auftritt Husten.

Gemeinsam einsam: Husten

Seit einigen Jahren streiten Mediziner und Psychologen darüber, ob »Misophonie« – der Hass auf Geräusche – eine ernst zu nehmende behandlungsbedürftige Erkrankung oder lediglich eine Übertreibung der eher schlichten Erkenntnis ist, dass manche Geräusche nerven. *Selective Sound Sensitivity Syndrome*, so ein Vorschlag zur Namensgebung – ist das echt oder Satire? Kann das harmlose Geräusch eines Mitmenschen uns tatsächlich zur völligen Raserei bringen oder in tiefe Depression stürzen? »Ein unterschätztes Problem, 20 Prozent Betroffene, hohe Dunkelziffer, ernste Folgen bis zur völligen Isolation«, sagen die einen. »Diagnosewahn, Medikalisierung, Pathologisierung, Psychiatrisierung, Verschwörung«, entgegnen die anderen.

Ob dieses Verhalten nun Überreaktion oder Erkrankung ist – nach ihren ärgsten Feinden befragt, geben betroffene »Misophone«

regelmäßig die gleiche Antwort: Nach Essgeräuschen wie »Schmatzen« ist »Husten« die klare Nummer zwei, noch vor Tippgeräuschen, Nägelkauen oder Beinwippen. Und der Rest – der »nicht misophone« Teil der Menschheit? Mag Husten auch nicht. Stöhnt leise oder rollt mit den Augen. Denn Husten nervt. Husten polarisiert. Husten trennt und isoliert. Husten quält den Huster genauso wie den Nichthuster. Und Husten ist ansteckend. Wenn in den 80er-Jahren in der Disco das Intro des Italo-Hits »Disco Band« gespielt wurde, fingen die Teenies auf der Tanzfläche an zu husten. *Wahre Geschichte.* Bei jedem Fachvortrag über Husten reicht schon die Präsentation der Titelfolie, um mindestens zwei Zuhörer unabhängig voneinander zum Hüsteln zu bringen. Husten ist in der klassischen Musik für mehr Konzertabbrüche verantwortlich als Drogen und Alkohol in Pop und Rock. Husten verdient im Grunde eine eigene »Kulturgeschichte«. Versuchen wir uns an einem Porträt.

Husten stört anders als die meisten sonstigen »fiesen« Geräusche. Husten hat das repetitive, monotone, sich zugleich unberechenbar wiederholende Element eines tropfenden Wasserhahns oder klickenden Kugelschreibers, den quälenden »Wann hört das endlich auf?«-Faktor. Wenn man glaubt, es ist vorbei und überstanden, folgt schon die nächste Attacke, die nächste Salve. Husten ist nicht wie Kreide auf der Tafel oder reibende Styroporscheiben, er erzeugt keine Gänsehaut. Aber er hat als zweites Element den »Ekelfaktor«, wie Brechgeräusche, Würgen, Schniefen oder »abgehende Winde«, vor allem der feuchte, produktive Husten. Na, kitzelt es schon in Ihrem Hals?

Husten ist ein demokratisches Symptom. Jeder kommt mal dran, zumindest vorübergehend. Nach Zahlen des deutschen Hausärzteverbandes ist Husten für 10 Prozent aller jährlichen Arztbesuche beim Allgemeinmediziner verantwortlich – und damit die Nummer eins. Auch wenn ein akuter Husten meistens trivial ist – Husten kostet: Zehn Millionen Fälle von akuten Atemwegsinfekten – der häufigsten Ursache des akuten Hustens – verursachen mehr als drei Milliarden Euro direkter Krankheitskosten und 20 Prozent aller Arbeitsunfähigkeitstage in Deutschland. Die gute Nachricht: Fast immer ist der Husten so schnell wieder verschwunden, wie er aufgetreten ist. Falls nein, wird zum Facharzt überwiesen: Dort macht der chronische Husten etwa ein Viertel aller Überweisungsgründe aus. Auch wenn er seltener ist: Eine Randerscheinung ist auch der chronische, also mindestens zwei bis drei Monate anhaltende Husten nicht. In Deutschland und dem restlichen Europa leidet etwa jeder zehnte Erwachsene an chronischem Husten. Zwei Drittel der Betroffenen gaben zudem an, dass der chronische Husten eine erhebliche Minderung der Lebensqualität bedeute. Niemand stirbt an »einfachem« Husten, das mag stimmen. Aber bei der Mehrzahl der Betroffenen entstehen Stress, Angst, Wut, Verzweiflung und oft auch eine Depression. Husten macht einsam.

Warum führt Husten dann in Medizinerkreisen immer noch ein Schattendasein? Ein europäisches Expertengremium zum Thema Husten war sich bereits 2014 einig, dass Ärzten die Relevanz der Beeinträchtigung durch chronischen Husten nicht ausreichend bewusst ist. Es ist verblüffend, wie wenig wir Ärzte uns manchmal für drängende Probleme unserer Patienten interessieren. Liegt das an fehlendem Wissen, an fehlender Ausbildung zum Thema »Husten«? Oder fördert das vermeintliche Fehlen wirksamer Behandlungen für chronischen Husten eine gewisse Gleichgültigkeit gegenüber dem Problem?

Und tatsächlich: Ein (mündlich überlieferter) Leitsatz von Lungenfachärzten lautet: »Gegen Husten hilft – nicht husten!« Ein – zugegeben – selten nutzloser Rat. Veranstalter klassischer Konzerte variieren das Thema in ihren Programmheften: »Bitte während des Konzerts nicht husten!« Sehr hilfreich. Muss man erst mal drauf kommen. Es lebe der deutsche Idealismus. Man muss nur ausreichend wollen! Schon Immanuel Kant versuchte sich zum Thema Husten als sehr ernsthafter Amateurarzt. Glauben Sie nicht? Hören Sie zu:

»Dieses Husten ... nun zu hemmen, bedurfte es einer ... unmittelbaren Gemütsoperation: nämlich die Aufmerksamkeit auf diesen Reiz dadurch ganz abzulenken, daß sie mit Anstrengung auf irgend ein Objekt gerichtet, und dadurch das Ausstoßen der Luft gehemmet wurde, welches mir, wie ich es deutlich fühlete, das Blut ins Gesicht trieb ... eine Gemütsoperation, zu der ein recht großer Grad des festen Vorsatzes erforderlich, der aber darum auch desto wohltätiger ist.«

Sehen Sie? Alles ganz einfach, zumindest beim guten Kant. Reißen Sie sich zusammen. Gegen Husten hilft nicht husten! Klappt nicht? Dachte ich mir. Husten ist, ob im klassischen Konzert oder in der Kirche, ein Schutzreflex und keineswegs ein »nervöser Tick«. Drei Phasen werden beim Husten unterschieden. Die Auslösung des Reflexes erfolgt unbewusst und löst die schnelle »Einatemphase« aus. Die Sektflasche wird kräftig geschüttelt. In der anschließenden »Kompressionsphase« wird die eingeatmete Luft unter hohem Kraftaufwand von Atemmuskulatur und Bauchpresse gegen die geschlossene Stimmlippe gedrückt. Der Korken wird jetzt gerade noch durch den Drahtbügel in der Flasche gehalten. Das Öffnen der Stimmlippen in der »Explosionsphase« treibt die komprimierte Luft mit Geschwindigkeiten von über 100 km/h aus den Atemwegen. Genau wie bei der knallenden Sektflasche wird durch die entweichende Luft beim Hustenakt Flüssigkeit mit nach aussen gerissen. Bis zu 3000 Flüssigkeitströpfchen, die bis zu sechs Meter weit fliegen können, schleudert ein normaler Hustenstoß in die Umwelt. Während der Einatemphase wird der Hustenreiz für einen kurzen Moment im Gehirn bewusst wahrnehmbar. In diesem

Zeitfenster kann der freier Wille – theoretisch – im Kant'schen Sinne eingreifen und den Hustenreiz unterdrücken. Doch angesichts der unglaublichen Kräfte, die beim Hustenstoß wirken, funktioniert das selten und ist auch nicht ungefährlich: Wird der Husten gewaltsam gegen die geschlossenen Stimmlippen zurückgehalten, sind die dabei entstehenden Drücke im Brustkorb so hoch, dass einem, siehe Kant, mindestens »das Blut ins Gesicht« getrieben wird. Oder man verliert kurzzeitig das Bewusstsein. Auch andere ernsthafte Komplikationen sind aktenkundig: platzende Blutgefäße, Rippenbrüche, Lungenrisse, unwillkürliche Blasenentleerung. Alles, um den Dirigenten vor dem Orchestergraben nicht zu ärgern? Dann lieber kräftig husten und den Konzertsaal verlassen, auch wenn hundert Blicke sie töten wollen.

Wo aber kommt der Husten nun her? Wie entsteht Husten? Der Schutzreflex ist eine direkte Folge der Alarmierung eines der drei »Türsteher« der unteren Atemwege: Nase, Kehlkopf oder Bronchien. Jedes dieser Organe allein kann den Hustenreflex auslösen. In der Nase durch Riech- und Schadstoffe. In der Stimmlippenregion durch mechanische (Fremdkörper) oder chemische (hochsteigende Magensäure) Reize. In den Atemwegen zusätzlich auch noch durch entzündliche Reize. Der Hustenreflex entsteht erst kurz nach der Geburt. Kinder im Mutterleib husten nicht, obwohl sie durch Zwerchfellbewegungen ab der 16. Schwangerschaftswoche Flüssigkeit aus der Gebärmutter ein- und aus-»atmen«. Erst ein bis zwei Monate nach der Geburt lässt sich bei Säuglingen der »Husten-Schrei« beobachten. Die Kinder husten vor Beginn des Schreiens, wahrscheinlich um die Atemwege vor der tiefen Einatmung zu Beginn des Schreiens von Flüssigkeit und eventuellen Fremdkörpern zu reinigen. Im Kindes- und Jugendalter tritt Husten dann entweder im Zusammenhang mit Virusinfekten der Atemwege oder als Symptom eines allergischen Asthmas auf – der häufigsten chronischen Erkrankung in diesem Alter. Auch Keuchhusten, der einen

typischen »bellenden« Geräuschcharakter hat und äußerst quä-
lend sein kann, tritt in diesem Lebensalter häufig auf. Im Erwachse-
nenalter hat neben den bekannten akuten Auslösern der chronische Husten eine große Bedeutung: Weltweit leiden etwa 10 Prozent
der Bevölkerung an dauerndem, länger als zwei bis drei Monate
anhaltendem Husten. Bei vielen Betroffenen sind die Ursachen für
chronischen Husten bekannt: Atemwegserkrankungen, bei denen
Husten ein häufiges Begleitsymptom der Entzündung oder vermehrter Schleimproduktion ist, und langjähriges Rauchen. Entfal-
len diese Faktoren, bleibt immer noch eine beträchtliche Gruppe
von Betroffenen mit »unerklärtem« Dauerhusten. Bei diesen Patienten muss man genauer nachforschen. Denn bei mehr als der
Hälfte dieser Patienten mit »unerklärlichem« Husten findet man
eine Ursache – und zwar fast immer bei einem der »großen Drei«:
Nase, Kehlkopf, Bronchien. Vor allem unentdeckte, unbehandelte
Entzündungen der Nasennebenhöhle spielen eine wichtige Rolle.
Nachts entleert sich bei diesen Patienten Sekret über Nase und Rachen, tropft auf den Kehlkopf und löst so einen dauerhaften Reiz
aus. Bei anderen sind Sodbrennen und Säurerückfluss aus dem Magen Ursache für gereizte Schleimhäute von Kehlkopf und Luftröhre. Auch eine Form von Asthma, bei der keine krampfhafte Verengung der Atemwege, sondern »nur« Husten auftritt, erklärt die
Beschwerden: das »Hustenvarianten-Asthma«. Für Patienten mit
chronischem Husten ist entscheidend, dass diese drei Hustenquel-
len konsequent und sorgfältig abgeklärt werden. Liegt hier der Auslöser, kann der Husten erfolgreich behandelt werden. Wirklich »un-
erklärbar« ist Dauerhusten dann nur noch bei weniger als
40 Prozent der Patienten mit chronischem Husten. Und diese Patienten stellen in der Praxis die größte Herausforderung dar.

Was läuft hier schief? Warum husten diese Patienten ständig
ohne erkennbaren Grund? So viel steht fest: Der Regelkreis ist gestört, die Messfühler sind verstellt. Beim unerklärten Husten oder

der *Husten-Überempfindlichkeits-Krankheit* (so eine neuere Bezeichnung) sind die Irritantienfühler der Bronchien überempfindlich und werden bereits durch Tätigkeiten aktiviert, die sonst unterschwellige Reize sind: Atmen, Sprechen, Gähnen, Schlucken. Diese eigenständige Husten-Erkrankung hat verblüffende Ähnlichkeit mit dem »chronischen Schmerzsyndrom«. Auch hier besteht der Schmerz ohne erkennbare Auslöser, ist Resultat einer erhöhten Empfindlichkeit von Schmerzfühlern der Haut und anderer Organe. Bislang ist (bei beiden Erkrankungen) unbekannt, wie es zu dieser veränderten, dauerhaften Überempfindlichkeit kommt. Bei manchen der Betroffenen scheint eine Virusinfektion der Atemwege die anfängliche Ursache zu sein. Es ist bekannt, dass Erkältungsviren auch lange nach überstandener Erkrankung einen hartnäckigen Reizhusten hinterlassen können. Hustensensoren der bronchialen Nerven werden durch die Entzündung der Bronchialschleimhaut gereizt und geschädigt, sodass eine langwierige Überempfindlichkeit dieser Messfühler die Folge ist. Bei den meisten Betroffenen verschwindet dieser hartnäckige Husten jedoch von alleine wieder, wenn auch häufig erst nach vielen Wochen. In diesem Heilungsprozess liegt womöglich der Schlüssel zu neuen Behandlungsansätzen für unerklärten Husten: Wenn es gelingt, den natürlichen Mechanismus zu entschlüsseln, der überempfindliche Nerven nach einem Infekt wieder beruhigt, kann dieser – so die Hoffnung – gezielt zur Behandlung von Husten angeregt werden. Unter unerklärtem Husten leiden vorwiegend Frauen. Es ist seit Langem bekannt, dass Frauen einen empfindlicheren Hustenreflex haben als Männer. Ob dabei Hormone im Spiel sind, ist unbekannt. Eine Rolle könnte der bei Frauen ebenfalls häufige Eisenmangel spielen. Wie Eisenvorräte und Husten ursächlich zusammenhängen, weiß man nicht. Aber in manchen Fällen bessert sich chronischer Husten nach einer Eisenbehandlung. Empfindsamkeit ist ja eigentlich eine weibliche Stärke. Wenn aber nur Dauerhusten dabei herumkommt, würden wohl die meisten Frauen gerne darauf verzichten.

Eine wichtige Frage bei Husten lautet: Wann sollte ein länger bestehender Husten ärztlich abgeklärt werden? Die Antwort: bei Rauchern immer, bei Nichtrauchern sind vier bis sechs Wochen Beschwerdedauer ein vernünftiger Richtwert. Aber auch hier gilt: Ist der Husten Folge eines überstandenen Atemwegsinfektes, muss Sie das nicht zwangsläufig beunruhigen und zum Arzt führen – hier ist Geduld gefragt.

In Einzelfällen kann Husten, wie jedes andere zwanghafte Verhalten, auch Ausdruck einer psychischen Erkrankung sein. Wenn alle anderen Hustenformen einschließlich des unerklärten Hustens ausgeschlossen wurden, sollte auch ein psychischer Husten in Erwägung gezogen werden. Bei diesen Patienten ist der Husten oft laut und bellend und verschwindet während des Schlafs. Hustenmedikamente sind bei dieser Hustenform wirkungslos. Häufig lindern aber verhaltenstherapeutische Maßnahmen die Beschwerden.

Bleibt noch die Frage: Warum husten Menschen zwangsläufig während eines klassischen Konzerts, aber – so will es die Legende – niemals im Fußballstadion oder bei einem Rockkonzert? Die Wissenschaft schweigt sich dazu aus. Jeder hat dazu seine eigene Theorie und Wahrheit. Wollen Sie meine hören?

Meine erste These: Das stimmt gar nicht. Vielmehr handelt es sich um einen klaren Fall von selektiver Wahrnehmung. Im Fußballstadion hustet niemand? Mit gefühlten 80 Prozent Rauchern im Publikum? Ich bitte Sie. Kein Huster? Haben Sie es gezählt? Hallo? Verstehen Sie mich? Nicht? Ist so laut hier. Es liegt vielleicht doch am Lärmpegel. Auch im Kino hört man die Huster nur, solange der Film noch nicht läuft. Danach nicht mehr. Dröhnt das THX-Soundsystem nach dem Vorspann erst mal, hören wohl alle von alleine auf. Seltsam.

Vielleicht ist aber doch etwas daran? Dann habe ich noch eine *zweite These*. Es stimmt wirklich! Klassikkonzerte reizen zum Husten, Fußballstadien nicht – oder viel weniger. Aus gutem Grund. Wissenschaftlich fundiert. Klassisches Konzert und Gottesdienst – die zweite Hustenhochburg – wirken auf viele Besucher nicht gerade tiefenentspannend. Es herrscht begrenzte Beinfreiheit, die Luft ist trocken und kühl, die Stimmen sind gedämpft, Flüstern ist angesagt und immer schön flach atmen. Vor lauter Aufregung meldet sich Ihr Sympathikus. Der Puls geht hoch, Hände werden feucht, der Mund wird trocken. Jetzt bloß nicht husten, wie peinlich. Stattdessen: mehr Stress, mehr Sympathikus, Adrenalin! Sie zittern förmlich vor Energie. Nur: wohin damit? *Fight and Flight?* Leicht gesagt, Sie sitzen ja auf Ihrem Stuhl und vorne läuft das Konzert schon. Mit wem wollen Sie sich denn prügeln und wohin fliehen? Der Fußballfan im Stadion? Der arbeitet seine Erregung brav durch Zappeln, Hüpfen, Gesänge, Jubelekstase, Fluchen, Schreien und Schimpfen ab. Aber der Besucher eines klassischen Konzerts? Der darf nicht mal einfach so zwischen zwei Sätzen aufstehen und applaudieren, geschweige denn herumlaufen. So kommt es, wie es kommen muss: Wird der Sympathikus-Pegel nicht abgebaut, dreht zum Ausgleich der Parasympathikus voll auf. Und macht alles erst richtig schlimm. Ein leichter Schwindel befällt Sie, allgemeines Unwohlsein. Wo kommt plötzlich der ganze Speichel her? Egal, runterschlucken, noch mal runterschlucken, wieder schlucken. Räuspern? Räuspern! Schlucken, räuspern, noch mal räuspern und plötzlich – Hustenreiz! Bitte nicht. Nicht jetzt. Heiliger Immanuel Kant, schick mir Willen, ganz viel Willen! Ich. Darf. Jetzt. Nicht. Husten! Ihr rechter Nachbar glotzt irritiert, der linke dreht sich weg. Panik. Nackte Panik. Noch mehr Sympathikus, noch mehr Parasympathikus. Flach atmen, Luft anhalten, pressen, pressen, dieses Kitzeln, dieses Kitzeln. Ihr Gesicht wird puterrot, dann blau. Kurz bevor der schwarze Vorhang fällt, schöpfen Sie Hoffnung. Geschafft? Geschafft! Gewonnen! Ge... Öch-Öch-Öch-Öch-ÖCH!!! Verloren. Raus aus dem Saal mit Ihnen! Biologie kann irritierend einfach sein. Leidenschaften muss man nachgehen, sympathischer Erregung auch. Freunde der ernsten Musik, seid stark: Ihr wollt hustenfreie Konzerte? Gestattet dem Publikum ein paar Fangesänge. Oder schafft Bewegungsraum, mit Stehplätzen, wie bei den »Proms« in der Londoner Royal Albert Hall. Dort hustet niemand, denn dort herrscht Jubelfreiheit!

Wechselt sein Gesicht wie die Ampel ihr Licht: Was Ihr Auswurf (nicht) verrät

Wenn Sie gerade einen Snack verdrücken oder dieses Buch bei einer Mahlzeit lesen, dürfen Sie jetzt gerne weiterblättern. Beim Thema »Auswurf« setzt bei den meisten Menschen ein intensives Kopfkino ein – und der Film, der läuft, ist nicht *Pretty Woman*. Es geht um Rotz. Schleim, Schmodder, Schmier, Glibber, Klitsch, Kleister. In allen Farben. Fast alle Farben: Rosa oder irgendwas sonstiges Gefälliges ist nicht dabei. Dafür aber Grün, reichlich Grün. Geht's schon los? Vorspann oder schon mitten drin? Ich habe Sie gewarnt. Husten kann entweder »trocken« oder »produktiv« sein – je nachdem, ob am Ende eines Hustenakts ein kleines Schleimgebilde »geboren« wird oder nicht. Klar: Nicht jeder »trockene« Husten ist wirklich trocken, das heißt ohne jegliche Sekretbildung in den Atemwegen. Manchmal ist die gebildete Menge zu gering (oder zu zäh), um sichtbar herausbefördert zu werden. Richtig trocken ist es in den Atemwegen sowieso nie. Ob ein Husten »trocken« oder »produktiv« ist, hängt deshalb eher vom »Wie viel?« ab. Womit wir bei den bronchialen Erkrankungen sind, bei denen zu viel Sekret und Auswurf zu den charakteristischen Symptomen gehören.

Auswurf ist der kleine Bruder des Hustens. Warum klein? Weil der Husten sehr wohl ohne Auswurf kann, umgekehrt der Auswurf aber nicht ohne Husten. Zu viel Sekret in den Atemwegen löst automatisch einen Hustenreflex aus. Auswurf und Husten gehen also immer Hand in Hand, außer bei einem gestörten Hustenreflex. Aber nicht immer kommt der Auswurf so dynamisch daher, wie der Name suggeriert. Manchmal sickert er auch nur oder kriecht im Schneckentempo Richtung Ausgang. Der medizinische Begriff »Sputum« ist auch nicht viel treffender: Das »Ausgespuckte« (vom lateinischen *sputare*) ist nämlich meistens – Spucke. Und die kommt ja gerade nicht aus den Atemwegen. Und »Expektorat«? Das ist zwar sprachlich nicht barrierefrei, kommt der Wahrheit aber deutlich näher: »das, was aus der Brust kommt«. Denn für den Pneumologen ist nicht wichtig, was am Ende rauskommt, sondern wo es herkommt!

Tatsächlich kann Auswurf oder »Sputum« wichtige Hinweise zur Diagnose einer Atemwegserkrankung liefern. Dabei zählt nicht nur die Menge, sondern vor allem auch die Farbe des Auswurfs. Letztere erlaubt Rückschlüsse auf die Zusammensetzung des Sputums und grenzt mögliche Ursachen ein. Sputum besteht im Normalfall aus den Sekreten der bronchialen Drüsen, also in erster Linie aus Wasser. Beim Transport des Sekretes durch die Atemwege reichert sich das Sputum mit Luftpartikeln, Erregern und Abfallprodukten des Zellstoffwechsels an. Bei bronchialen Entzündungen oder Infektionen finden sich vermehrt Abwehrzellen im Bronchialsekret – das Sputum ist dann nicht mehr klar und wässrig, sondern zähflüssig, trüb und gefärbt. Pneumologen haben ihre eigene »Farbenlehre« – die aber nicht ganz so »clean« daherkommt wie der Farbkreis aus dem Kunstunterricht der Mittelstufe. Leider. Auch von der Konsistenz her ist Sputum weder Wasser noch Öl – eher geronnene Eitempera. Immerhin: farblich wird einiges geboten: Sputum schillert in allen Farben des Regenbogens.

Rötlich, gelblich, grünlich, in der Summation weiß. Nur Blau fehlt. Blaues Sputum gibt es nicht. Oder vielleicht doch?

Die pneumologische Farbenlehre im Kurzporträt

- *Durchsichtig, klar*: Ist das überhaupt Auswurf? Sicher? Kein Speichel? Haben Sie das wirklich ausgehustet? Na gut. Lassen Sie es uns 14 Tage beobachten und dann einen neuen Termin ausmachen. Falls es dann noch da ist.

- *Weiß, zäh, glasig*: Anfangsstadium eines bronchialen Infekts, zum Beispiel bei einer Erkältungsbronchitis. Auch manche Asthmatiker husten weißes Sputum ab. Wird es mehr »ausgeräuspert« als ausgehustet? Der Kehlkopf könnte gereizt oder entzündet sein, zum Beispiel durch Überbeanspruchung der Stimmbänder oder Magensäurerückfluss bei Sodbrennen.

- *Gelb*: Indifferent. Kann sich nicht entscheiden, ob es harmlos oder beunruhigend erscheinen will. Koaliert im Spektrum mal mit unschuldigem Weiß, mal mit dem sinistren Grün. Klingt vertraut? Gelb halt. Bei einer akuten Bronchitis Zeichen des normalen Heilungsverlaufs. Die Farbe entsteht hier durch Reste abgestorbener Zellen. Bei Asthmatikern Hinweis auf bestimmte Entzündungszellen im Sputum , die »Eosinophilen« (siehe Kap. 1). Auch nasales Sekret, das nachts in die unteren Atemwege »drainiert« (zum Beispiel bei einer chronischen Nasennebenhöhlenentzündung), oder der Auswurf von Patienten mit COPD ist häufig gelblich. Eine bakterielle Besiedelung des Sputums ist bei gelber Farbe sehr unwahrscheinlich. Gelbes Sputum allein ist deshalb noch kein Grund für eine Antibiotikabehandlung. Aber: Gelb ist wankelmütig. Man muss es daher im Auge behalten.

- *Grün*: Grün! Hier gerät der Kenner ins Schwärmen. Grün! Vergessen Sie Christian Grey – ab ins Sputumlabor! Hier gibt es »fifty shades of green« zu entdecken. Das ganze Spektrum. Gelbgrün, hellgrün, sattes Wiesengrün, Tannengrün, Lindgrün, dezentes

Blaugrün, ein Hauch von Kupfer. Pneumologen sind geradezu besessen von der Farbe Grün, es gibt zur Bestimmung der »Grünheit« sogar normierte Farbskalen. Vor allem das »eitrige« Grün am Ende der Skala bedeutet nichts Gutes. Eitriges Grün ist schlecht, eitriges Grün ist böse. Je grüner und eitriger das Sputum, desto mehr Entzündungszellen und Keime finden sich darin. Grünes Sputum liebt Keime und ernährt sie. Fiese, boshafte, krank machende Mikroben. Grünes Sputum ist zäh, pappt an den Bronchien fest, verklebt und verstopft die Atemwege, fördert Infektionen und Zerstörung. Grün ist der Feind! Deshalb muss das Grün weg. Oder wenigsten im Farbspektrum wandern, ins Hellere, zum Gelb hin. Und weniger zäh sollte es auch sein. Grünes Sputum kommt, außer bei einer abheilenden akuten Bronchitis, nie aus gesunden Atemwegen. Die meisten Patienten mit grünem Sputum leiden an Bronchialerkrankungen wie chronischer Bronchitis, COPD, Bronchienmissbildungen mit krankhaften Aussackungen oder Mukoviszidose. Die Bekämpfung des Sputums ist bei diesen Patienten ein wichtiger Teil der Behandlung: durch kurz- oder längerfristige Antibiotikagabe, schleimlösende Medikamente und den unterstützenden Einsatz von Atem- und Physiotherapie zur besseren Mobilisierung des Sputums. Bei ansonsten Lungengesunden erfordert ein vorübergehend grünes Sputum nicht zwangsläufig eine intensivere Behandlung. Es ist normal, wenn während der Abheilung einer akuten, virusbedingten Bronchitis der Schleim einige Tage grün aussieht. Allerdings: Kommen zum grünen Auswurf noch andere Beschwerden wie Fieber oder Brustschmerz hinzu, liegt vielleicht doch eine bakterielle Infektion vor, die dann mit Antibiotika behandelt werden muss.

Rot/Rotbraun: Wie im Straßenverkehr – Rot signalisiert Gefahr. Eine rote oder rotbraune Verfärbung des Sputums deutet auf eine

Blutbeimengung hin, die Zeichen einer schwereren Lungenerkrankung sein kann. Grund zur Panik besteht jedoch nicht. Erst einmal muss geklärt werden, ob das blutige Sputum tatsächlich aus der Lunge stammt. Die meisten Fälle von »Bluthusten« entpuppen sich als Folge heftigen Zähneputzens oder sind das Resultat unterbewusster Grabungsarbeiten in der Nase. Bei der Morgentoilette liegt plötzlich ein blutiger Sprengsel im Waschbecken. Selbst wenn das blutige Sekret tatsächlich aus den unteren Atemwegen stammt – meistens ist auch das harmlos: Bei etwa der Hälfte aller Fälle von blutigem Auswurf findet sich keine Ursache. Unter den Fällen mit erkennbarer Ursache dominieren mit etwa zwei Dritteln akute Infekte der Atemwege als Auslöser. Und: Mehr als 90 Prozent aller Fälle von Bluthusten verschwinden in kurzer Zeit von allein. Aber da sich hinter einem Bluthusten auch schwere Erkrankungen wie Tuberkulose oder Lungenkrebs verbergen können, sollte ein Bluthusten immer ärztlich abgeklärt werden. Das gilt insbesondere für das Abhusten größerer Blutmengen (mehr als ein Teelöffel). Hier sollte schnell gehandelt werden. Stellt es sich als falscher Alarm heraus, umso besser.

Bleiben aus den Farben des Regenbogens nur noch die Blautöne. Blaues Sputum? Gibt es das? In sehr seltenen Ausnahmefällen. Manche Bakterien geben eitrigem Auswurf einen leichten Blaustich. Meistens steckt aber bloß übertriebene Eitelkeit hinter blauem Sputum.

Blaues Sputum – ein (halb-)fiktiver Dialog.
Userin (schminkmieze_99): Alexa!
Alexa: Guten Morgen.
Userin: Alexa, ich habe ein Problem.
Alexa: Das tut mir leid. Wie kann ich dir helfen?
Userin: Alexa – suche bitte »blauer Auswurf« für mich!

Alexa: Ich habe dich leider nicht verstanden.

Userin: Suche »blauer Auswurf«!

Alexa: Ich habe – 650 000 Ergebnisse – für – »blauer Ausflug«. Möchtest du einen Bollerwagen für den Vatertag kaufen?

Userin: Nein, ich meinte »blauer Aus-WURF«!

Alexa: Ich habe – 1 300 000 – Ergebnisse für »aus Wurf«. Bester Treffer: »Welpen aus Wurf an Tierfreunde abzugeben.«

Userin: Uff ...

Alexa: Ich habe dich leider nicht verstanden.

Userin: Okay. Versuchen wir »blaues Sputum«. Alexa, suche »blaues Spu-tum«.

Alexa: Ich habe die Bluetooth-Funktion aktiviert.

Userin: SPU-TUM, nicht Blue-tooth!!!

Alexa: Ich habe 3 290 Ergebnisse für »blaues Sputum« gefunden.

Userin: Aha! Hoffentlich nichts Ernstes. Lies den ersten Treffer vor.

Alexa: Ich rufe »Leitfaden der Intensivmedizin« auf.

Userin (besorgt): Intensivmedizin?

Alexa: Ich lese aus dem Leitfaden die Textstelle vor: »Blaues oder blaugrünes Sputum wird durch eine Infektion mit Pseudomonas pyocyanaeus verursacht.« Soll ich weiterlesen?

Userin: Pseudo-was?

Alexa: Soll ich weiterlesen?

Userin: Langsam. Lies mir den Wikipedia-Eintrag zu pyo ... pyo ... ich such's selbst, geht schneller.

Alexa: Pseudomonas pyocyanaeus

Userin: Ja doch.

Alexa: Ich habe dich leider nicht verstanden.

Userin: Shut up! Gefunden. Mal sehen. »Pseudomonas ... eitrige Infektionen ... Krankenhauskeim ... Lungenentzündung ... besonders schwerwiegend ... lebensbedrohlich ...« – OMG, Alexa – ich werde sterben!!!

Alexa: Soll ich einen Notdienst verständigen?

Userin: Blaues Sputum. Ich werde sterben! Definitiv!

Alexa: Soll ich ein Bestattungsunternehmen suchen? Ich habe – drei – Bestatter in deinem Umkreis gefunden.

Mutter (aus dem Hintergrund): Hast du meine Lidschattenpalette gesehen?

Alexa: Guten Morgen! Kann ich dir helfen? Ich habe – 438 000 – Ergebnisse zu »Lidschatten« für dich gefunden. Möchtest du mit einem Kosmetik-Onlineshop verbunden werden?

Mutter: Später, Alexa. Töchterchen, rück's raus – hast du schon wieder meinen Lidschatten benutzt?

Userin: Ja, hab ich. Ich hab gestern das neueste Tutorial für meinen YouTube-Kanal aufgenommen. Aber das ist doch jetzt völlig egal.

Mutter: Die ganze Palette? Alles? Das Ding ist komplett leer. Was machst du mit dem ganzen Lidschatten?

Alexa: Ich habe – 35 Produkte – zu »Lidschatten« und »Palette« gefunden.

Userin: Ich hab halt ein paar *Takes* gebraucht und musste viel schneiden. Mama, jetzt krieg dich bitte ein mit deinem Lidschatten – Ich hab grad andere Probleme. Ich hab BLAUES SPUTUM! Hörst du? Ich hab »pyocyanaeus«! Du hörst mir gar nicht zu!

Mutter: Ach ja? Und ob ich dir zuhöre. Du hast gleich ein ganz anderes Problem als BLAUES SPUTUM, wenn ich nicht gleich meinen LIDSCHATTEN ersetzt bekomme.

Alexa: Ich habe – 327 – Ergebnisse zu »blaues Sputum durch Lidschatten« gefunden. Möchtest du die Seiten aufrufen?

Lebendig begraben: Atemnot

Haben Sie schon mal an Atemnot gelitten? Wahrscheinlich. Etwa die Hälfte der Bevölkerung gibt in Umfragen an, schon einmal unter Atemnot gelitten zu haben. Atemnot bei 50 Prozent aller Deutschen? Kann das sein? Die meisten dieser Befragten sind doch kerngesund. Liegt hier nicht eine Verwechselung vor? Meinten sie vielleicht »atemlos«? Hat ihnen etwas den Atem »geraubt«? Vielleicht waren sie auch »kurzatmig« oder »außer Atem«? Womit sich die Frage stellt, was das eigentlich ist, Atemnot? Gibt es zwischen der Atemnot eines Lungenkranken und der Kurzatmigkeit eines Spitzenathleten bei Höchstleistung einen Unterschied? Sicher. Nur kann man das auch beweisen? Und da wird die Sache kompliziert. Atemnot (medizinisch: *Dyspnoe*, griechisch; schlechte oder schwere Atmung) ist eine Empfindung, ein rein subjektives Gefühl, für das es kein objektives Messinstrument gibt. Wann und wie stark jemand Atemnot empfindet, entscheidet er selber. Punkt. Es gibt Untrainierte, die bei geringster körperlicher Belastung starke Atemnot empfinden, obwohl sie nach objektiven Maßstäben völlig gesund sind. Umgekehrt können sich Lungenkranke an ein bestimmtes Maß an Atemnot gewöhnen, sodass ihr Alltag kaum beeinträchtigt ist. Atemnot ist wie Schmerz: Kein Dritter kann sie fühlen.

Auch wenn die Stärke von Atemnot objektiv nicht messbar ist – wir kennen heute einige der Mechanismen, die Atemnot erzeugen. Diese Mechanismen sind eng mit der Regulierung der Atmung im Gehirn verknüpft. Das liegt auf der Hand: Der biologische Sinn von Atemhunger und Atemnot besteht darin, die Atemtätigkeit dem körperlichen Bedarf anzupassen. Doch nicht jede Bedarfssteigerung löst automatisch das Gefühl von Atemnot aus. Das passiert erst, wenn der zusätzliche Bedarf durch vermehrte Atmung nicht gedeckt werden kann. Dann löst dieses Missverhältnis in den

Gefühlszentren des Gehirns eine emotionale Reaktion aus und aus dem Atemhunger wird Atemnot. Sie kennen das vom Ausdauersport. Solange das aus dem Energiestoffwechsel des Muskels anfallende Kohlendioxid durch beschleunigte Atmung über die Lunge entfernt werden kann, spüren Sie keine echte Atemnot. Erst bei Erreichen der Belastbarkeitsgrenze ändert sich das: Wenn die Atmung nicht mehr gesteigert werden kann, staut sich das Kohlendioxid im Blut, das Blut wird sauer. Die Schaltzentrale im Gehirn kennt nur eine Antwort auf übersäuerndes Blut: noch mehr, noch tiefer atmen! Das geht aber nicht mehr, die Atempumpe ist am Limit. Für das Gehirn ist das wie Majestätsbeleidigung. Habe ich mich nicht klar ausgedrückt? Hört mir da unten überhaupt jemand zu? Warum wird mein Befehl: »Mehr!« nicht ausgeführt? Allerdings wird das Gehirn nicht cholerisch und brüllt seine Angestellten zusammen, sondern erzeugt miese Stimmung: Das negative Gefühl der Atemnot setzt dem körperlichen Treiben schließlich ein Ende. Atemnot ist also nichts anderes als die emotionale Antwort auf eine gefühlte Befehlsverweigerung. Hirn und Atemmuskeln sind entkoppelt. Auch bei Lungenkranken ist dieser Mechanismus für die Entstehung von Atemnot verantwortlich – auf einem viel niedrigeren Niveau. Wenn das Lungengewebe geschädigt ist, kann die Atempumpe selbst unter Ruhebedingungen die Anweisungen des Gehirns manchmal nicht korrekt ausführen. Das bleibt nicht unbemerkt: Die Dehnungsfühler im Lungengewebe melden jede Verfehlung an das Gehirn. Zug für Zug. Wenn das Atemzentrum im Gehirn »tief«, »flach«, »kräftig«, »langsam« oder »schnell« sagt, melden die Dehnungsfühler zurück, ob das von Atemmuskulatur und Lunge auch so umgesetzt wurde. Wollte das Gehirn »tief«, bekommt aber nur »flach«, weil die Lunge zum Beispiel vernarbt ist und sich nicht ordentlich mitdehnen kann, gibt es Ärger: Atemnot. Auch die Atemnot bei starkem Übergewicht erklärt sich so: Bauchfett drückt auf das Zwerchfell und behindert die Entfaltung der Lunge während der Einatmung. Anforderung des Gehirns und tatsächliche Dehnung der Lunge passen nicht zusammen. Es ist wie beim Weitwurf bei den Bundesjugendspielen in der Grundschule: große Ambitionen, theatralischer Anlauf – vermurkste Ausführung. Aus geplanten dreißig Metern werden reale drei. Umzingelt von Idioten, denkt das Hirn. Beim Ballwurf heult es, bei der Atmung bekommt es Panik. Aus gutem Grund. Denn statt einer »Teilnehmerurkunde« beim Ballwurf droht bei einer behinderten Atmung vielleicht Lebensgefahr. Wenn Sie wissen möchten, wie man sich bei schwerem Asthma oder COPD fühlt, machen Sie ein einfaches Experiment: Halten Sie sich die Nase zu und atmen für eine Weile mit dem Mund durch einen dünnen Plastikstrohhalm. Ein fieses Gefühl, nicht wahr? Gehirn und Atemmuskeln ziehen verzweifelt Luft durch den Halm, die erreichte Atemtiefe und die Lungendehnung sind trotzdem minimal. Es dauert nicht lange, bis sie panisch werden. Sie können den Versuch jederzeit beenden. Ein echter Patient kann das nicht. Der muss das länger aushalten. Manchmal sogar damit leben. Kann man das? Man muss. Allerdings hilft dabei ein wenig die Gewöhnung.

Die psychisch-emotionale Ebene des Symptoms »Atemnot« ist sehr individuell. Hier werden kalte chemische oder mechanische Informationen und Messdaten in ein Gefühl übersetzt. Diese Übersetzung findet im Gefühlszentrum des Gehirns statt, dem »limbischen System«. Das limbische System übersetzt diese Signale aber nicht nur, sondern interpretiert und bewertet sie auch. Wie bedrohlich ist die Information und welche Antwort ist die richtige? Das kann von völliger Ignoranz über leichtes Unwohlsein bis zur nackten Panik reichen. Wie stark eine Atemnot also subjektiv erlebt wird, entscheidet sich im Kopf und weniger in der Lunge. Vor allem bei länger andauernder Atemnot entwickelt das Gehirn auch emotionale Verarbeitungs- und Bewältigungsstrategien: das wichtige »Coping«. Hier fließt die gesamte Persönlichkeitsebene mit allen Erfahrungen und Erinnerungen ein. Der gleiche Sauerstoffmangel kann bei einer Person minimale Atemnot, bei einer anderen aber eine starke Panikreaktion auslösen. Darüber entscheidet allein das limbische System. So erklärt sich der Effekt von »positivem Denken« auf die empfundene Stärke von Atemnot. Auch eine negative Verstärkung ist möglich: COPD-Patienten, die an einer Depression leiden, empfinden ihre Atemnot wesentlich stärker als COPD-Patienten ohne Depression – sogar wenn ihre objektive Lungenfunktion besser ist. Bei chronischer Atemnot tritt häufig ein Gewöhnungseffekt ein – die Luftnot wird mit der Zeit weniger stark empfunden, sodass sich kein Daueralarmzustand einstellt. Auch Vermeidungsverhalten ist eine typische Folge von Atemnot. Tätigkeiten, die eine unangenehme Atemnot auslösen oder verstärken, werden unbewusst vermieden. So erklärt sich das Paradox, dass manche Patienten mit schwersten Lungenerkrankungen kaum Atemnot empfinden: Sie verharren aus Angst vor Atemnot in völliger Bewegungslosigkeit – und geraten so in eine gefährliche Komfortzone.

Atemnot bei geringster körperlicher Belastung setzt eine fatale Abwärtsspirale in Gang, an deren Ende körperlicher Verfall, Isolation, Depression, Invalidität und Pflegebedürftigkeit stehen. Von allen Symptomen hat Atemnot den stärksten Einfluss auf die Lebensqualität. Wie man sie lindert, aber auch wie man mit ihr umgeht, ist für Betroffene lebenswichtig. Vermeidungsverhalten mag nachvollziehbar sein – ist aber kontraproduktiv. Gerade Patienten mit Atemnot müssen aktiv bleiben, um ein besseres und längeres Leben zu führen. Aktivsein wird allerdings nur dann positiv angenommen, wenn die damit verbundene Atemnot gerade noch erträglich ist. Das erfordert ein sensibles Annähern an die individuellen Grenzen, ohne Patienten und Angehörige dabei zu überfordern. An erster Stelle steht eine bestmögliche Behandlung der Atemnot.

Wo es machbar ist, sollten Mangelzustände verbessert werden. Ein Sauerstoffmangel kann durch Sauerstofftherapie ausgeglichen werden. Atemnot aufgrund von verengten Atemwegen, wie bei Asthma oder COPD, kann durch bronchialerweiternde Therapien gelindert werden. Auch eine Gewichtsreduktion erleichtert vielen übergewichtigen Patienten das Atmen. Atemtherapie reduziert bronchiale Sekrete, welche die Atmung erschweren. Gezielte Atemübungen kräftigen Zwerchfell und Atemhilfsmuskeln und steigern so die Effektivität der Atempumpe. Bei schwerstkranken Patienten kann ein Beatmungsgerät die Atemmuskulatur entlasten. Aber auch diese Maßnahmen stoßen bei einigen Patienten irgendwann an ihre Grenzen. Was macht man dann? Wenn die Funktionsstörung, die die Atemnot auslöst, nicht mehr therapierbar ist? Dann übertüncht man. Wenn sich die Biologie nicht mehr beeinflussen lässt, kann der Arzt immerhin noch das Symptom verhüllen. Dabei helfen Beruhigungsmittel und Schmerztherapien, in schweren Fällen auch Morphium. Manchmal bewirkt eine leichte Beruhigung Erstaunliches. Denn auch körperlicher Stress durch Angst kostet Energie und Sauerstoff. Dieser Zusatzbedarf fällt dann weg. Medikamente, die das Gefühl von Atemnot im Gehirn dämpfen, verringern allerdings auch den Atemantrieb. Dann ist Fingerspitzengefühl gefragt, um genau den Punkt zu treffen, an dem Atemnot ausreichend gelindert, Atemantrieb und Bewusstsein aber nicht zu stark gedämpft werden. Wie viel Atemnot gerade noch auszuhalten ist, sollte dabei immer der Patient entscheiden. Vor nichts haben Schwerkranke mehr Angst als vor Schmerz und Atemnot.

Glücklicherweise ist Atemnot für die meisten Betroffenen ein einmaliges oder vorübergehendes Erlebnis. Beunruhigend ist es allemal. Wann ist Atemnot krankhaft, und wann ist man nur »außer Atem«? Wann ist Kurzluftigkeit unter Belastung normal? Sind Sie trainiert oder ein Sportmuffel? Bei welcher Belastung? Nach zwei Treppenstufen oder am Ende einer »Zumba«-Einheit? Wann muss man sich Sorgen machen? Ein paar Faustregeln gibt es. Eine akute, plötzlich auftretende Atemnot, vor allem wenn sie in Ruhe spürbar ist, sollte immer ärztlich abgeklärt werden, um eine ernste Erkrankung auszuschließen. Das kann zum Beispiel – abhängig von Lebensalter und Risikofaktoren – ein erstmaliges Asthma, eine Störung der Lungendurchblutung durch ein Blutgerinnsel (Lungenembolie) oder eine Herzerkrankung (Rhythmus- oder Durchblutungsstörung) sein. Oft entwickelt sich eine Atemnot aber langsam, über Monate oder Jahre, und tritt vor allem belastungsabhängig auf – ist das immer krankhaft? Sicher nicht. Oft steckt einfach ein Trainingsmangel dahinter. Auch hier sind Alter und Risikoprofil wichtig. Als Faustregel gilt: Einfache Tätigkeiten des Alltags, wie Waschen, Anziehen, aber auch leichtes Treppensteigen oder zügiges Spazieren auf ebener Erde, sollten in keinem Lebensalter Atemnot auslösen. Wenn Sie sich unsicher sind, ob Ihre Atemnot eine »normale« Folge des Alters oder ein Krankheitssymptom ist, suchen Sie einen Arzt auf. Er kann oft schon mit einer einfachen Lungenfunktionsprüfung für Klarheit sorgen. Wenn das nicht weiterhilft, kann ein Lungenfacharzt mit einem Belastungstest feststellen, ob eine gefühlte Atemnot Trainingsmangel oder tatsächliches Symptom einer Lungen- oder Herzerkrankung ist. Angenehmer Nebeneffekt: Für Bewegungsmuffel ist diese Untersuchung oft heilsam. Mit der eigenen, objektiven (Nicht-)Leistung konfrontiert, fangen viele danach wieder mit einfachem Training an. Für den Lungengesunden bekommt die Kurzluftigkeit unter Belastung eine ganz andere, positive Dimension: die Erfahrung der eigenen Körperlichkeit. Oder im FDP-Sprech: Freude an der Leistung. Das ist keine Selbstverständlichkeit. Andere haben weniger Glück. Für Lungenkranke wird die Atemnot zur lebenslangen Nemesis.

4. Menschliches, allzu Menschliches:
Wichtige Erkrankungen der Atemwege und Lunge (und was man dagegen tun kann)

Hausbesitzer kennen das. Zehn Jahre nach Einzug, der Kredit ist gerade mal zur Hälfte getilgt, beginnt das Heim in sich zusammenzufallen. Reparaturen, Renovierung, Ausbesserungen, Verfall – in welche Ecke man auch schaut. Manche Fehler waren schon im Neubau angelegt, hat nur keiner gemerkt. Manche Mängel sind trivial, manche erträglich, manche gravierend. Manchmal muss abgerissen werden. Manchmal folgt das Ganze dem bloßen Zufall, manchmal steckt System dahinter. Gebäudeversicherung vergessen? Sturm- und Blitzschäden sind ausgenommen? Zusatzpolice für Glas nicht bedacht? Das kann teuer werden. Was bedeutet das für Ihre Lungengesundheit? Natürlich gibt es keine Versicherung gegen Lungenerkrankungen und keinen absoluten Schutz. Viele Erkrankungen sind schicksalhaft. Manche aber kann man vermeiden. Bei diesen können Sie sich wegducken und klein machen, wenn sie verteilt werden. Und nicht laut »hier« rufen. Und wenn es Sie trotzdem trifft? Dann sollten Sie zumindest die richtigen Handwerker kennen. Mit Meisterbrief. Ein paar eigene Heimwerker-Grundkenntnisse schaden auch nicht.

Alle Jahre wieder: Atemwegsinfekte

Alle 11 Minuten verliebt sich ein Single auf »Parship«? Na und? Alle 11 Zehntelsekunden fängt sich in Deutschland jemand einen

Atemwegsinfekt ein. Ob Single oder nicht. Sie kennen kein noch so idiotisches Thema, das nicht schon in einer »Ranking-Show« abgearbeitet wurde? Und ob – hier meine Vorschläge:

»Die 10 erfolgreichsten Krankheiten weltweit«
(ARD/ZDF Gemeinschaftsproduktion)– Nr. 1: Atemwegsinfekte.
»Die 10 nervigsten Krankheiten weltweit« (RTL) –
Nr. 1: Atemwegsinfekte.
»Die 10 häufigsten Promi-Erkrankungen weltweit« (Vox) –
Nr.1: Atemwegsinfekte.
»Die 10 gesundheitsökonomisch bedeutendsten Erkrankungen«
(Phoenix) – Nr. 1: Atemwegsinfekte.
»Die 10 interkulturellsten Erkrankungen im Diskurs« (Arte) –
Nr.1: Atemwegsinfekte.
Lediglich bei RTL2 (»Die 10 mörderischsten Erkrankungen der
Welt«) – kommen Atemwegsinfekte unter »ferner liefen«.

Akute Atemwegsinfekte – »Erkältungen« – sind die absolute Nummer eins unter den Erkrankungen. Keine Erkrankung verbreitet sich erfolgreicher und schlägt so oft zu: Jeder Erwachsene in Deutschland erkrankt im Schnitt zwei- bis dreimal jährlich, bei Kindern sind bis zu acht jährliche Infekte normal. Zählt man Husten, Schnupfen, Halsweh und Heiserkeit zusammen, summiert sich das auf mehr als 200 Millionen Krankheitsfälle pro Jahr – nur in Deutschland. Darunter sind mehr als zehn Millionen Fälle von Infekten der unteren Atemwege, der akuten Bronchitis. Fast immer sind Viren die Auslöser. Die wichtigste Gruppe der Erkältungsviren, die Rhinoviren, sind allein für über 50 Prozent der Erkrankungen verantwortlich.

Viren sind spezielle Wesen. Weil sie keinen eigenen Stoffwechsel haben, zählen sie, streng genommen, nicht mal zu den Lebewesen. Allerdings können sie sich vermehren. Leider. Denn dazu benötigen sie den Kopierapparat fremder Zellen. Ihrer Zellen. Erkältungsviren suchen Epithelzellen der Atemwege, in Nase, Bronchien und Rachen. Sie infizieren diese Zellen und nutzen die dort für die Zellteilung vorgesehenen Systeme: den Kopierapparat der Erbinformation. Dieser Kopierapparat Ihrer Epithelzellen wird von den Viren zweckentfremdet: Er produziert nun massenhaft Kopien der Viruserbinformation, baut am Ende des Kopiervorgangs auch noch die Virushüllen aus Eiweißstücken zusammen und entlässt den fertigen Virennachwuchs galant in die Freiheit. Bitte schön, gern geschehen! Allerdings sagt der Gast nicht danke, sondern verschwindet, ohne aufzuräumen oder zu bezahlen und infiziert gleich die nächsten Zellen in der Nachbarschaft. Darüber ärgert sich Ihre Wirtszelle so sehr, dass sie die Polizei verständigt – die Killerzellen des Immunsystems. Die Killerzellen interpretieren den Satz »Dein Freund und Helfer« aber sehr eigenwillig und beseitigen auf der Jagd nach Viren den infizierten Wirt samt Lokal gleich mit. Und sämtliche Wirtszellen in der unmittelbaren Nachbarschaft auch, auf bloßen Verdacht hin. Durch diese drastische Maßnahme wird die Fortpflanzungskette der Erkältungsviren unterbrochen, die Viruslast nimmt ab und die Folgen der Erkältung können anschließend beseitigt werden.

Doch für Erkältungsviren ist diese vermeintliche Niederlage in Wahrheit ein Sieg. Denn sie haben sich längst ausreichend vermehrt und sind über Nasen- oder Atemwegssekrete auf Gegenstände und andere Menschen übertragen worden. Nicht zuletzt deshalb sind Erkältungsviren so erfolgreich. Sie bringen ihren Wirt nicht um (wo käme man dann beim nächsten Mal unter?), sondern missbrauchen ihn nur kurzzeitig als Kopierpraktikanten. Der Verlauf der Erkrankung ist so harmlos, dass Ihr Immunsystem nicht auf die Idee kommt, einen lang anhaltenden Schutz aufzubauen – es lohnt schlichtweg nicht. Die fehlende Langzeitimmunität und die extreme Wandlungsfähigkeit der Erkältungsviren sind der Grund dafür. dass wir uns immer wieder infizieren und krank werden – manchmal sogar kurz nacheinander, alle Jahre wieder. Schon Blaise Pascal (1623–1662) wusste: »Alles Unglück der Welt rührt daher, dass die Menschen nicht in ihren Wohnungen bleiben.« Wie wahr.

Komplikationen bei einer Erkältung sind glücklicherweise selten. Nasennebenhöhlenentzündung und Bronchitis sind hier zu nennen, da sie den Heilungsverlauf einer Erkältung beträchtlich verzögern können. »Drei Tage kommt sie, drei Tage bleibt sie, drei Tage geht sie« – greift die Erkältung auf Nasennebenhöhlen oder Bronchien über, geht diese Rechnung nicht mehr auf. Bis zur Heilung einer Nasennebenhöhlenentzündung vergehen im Schnitt 10 bis 14 Tage, bei der akuten Bronchitis dauert es sogar 14 bis 21 Tage. Auch ein Übergang von der akuten zur chronischen Erkrankung ist möglich, vor allem im Zusammenwirken mit Luftschadstoffen. Die akute Infektion heilt dann nicht mehr vollständig aus und verursacht dauerhaft Beschwerden. Wie oft eine solche »Chronifizierung« vorkommt, ist unbekannt, sie dürfte aber insgesamt sehr selten auftreten. Etwa die Hälfte aller Nichtraucher mit chronischer Bronchitis gibt jedoch an, dass ihre Beschwerden durch eine akute Virus-Bronchitis ausgelöst wurden. Das klingt zunächst viel – absolut gesehen, stellt diese Gruppe aber nur eine sehr kleine Minderheit aller Patienten mit chronischer Bronchitis (weniger als 10 % der Betroffenen). Kleinkinder leiden häufiger an schwereren Verläufen einer akuten Bronchitis. Ihre Atemwege sind sehr klein, sodass bereits eine geringe Schwellung der Bronchialschleimhaut zu pfeifenden Atemgeräuschen und Atemnot führen kann. Diese Kinder benötigen dann eine vorübergehende Behandlung mit abschwellenden oder bronchienerweiternden Medikamenten.

Auch wenn Erkältungen häufig als »grippale Infekte« bezeichnet werden – eine Erkältung ist keine »Grippe«. Die »echte« Grippe wird durch Influenzaviren ausgelöst. Typisch für die Grippe sind ein akuter Beginn mit hohem Fieber (über 38,5 Grad), schwerem Krankheitsgefühl und Kopf- und Muskelschmerzen. Auch trockener Husten, Durchfall und Erbrechen kommen bei der Grippe vor. Der typische Erkältungsschnupfen fehlt dagegen häufig. Bei den meisten Menschen verläuft die »echte« Grippe mild und heilt nach einigen Tagen aus – bei Risikogruppen werden jedes Jahr allerdings immer wieder schwere Verläufe und Todesfälle gemeldet.

Eine gefürchtete Komplikation der »echten« Grippe ist die Lungenentzündung. Fast alle grippebedingten Todesfälle gehen auf sie zurück. Kleine Kinder, über 60-Jährige und Patienten mit chronischen Vorerkrankungen sind besonders gefährdet. Für die Influenza steht mit dem Beginn der Grippesaison (Oktober bis März) jedes Jahr ein neuer Impfstoff zur Verfügung. Der Impfstoff muss jährlich neu hergestellt werden, da das Influenzavirus wandelbar ist und Grippewellen durch unterschiedliche Virustypen ausgelöst werden können. Gesundheitsbehörden sammeln weltweit Informationen über die jeweils dominierenden Virustypen und versuchen so eine Prognose für die nächste Saison zu treffen. Die Abstimmung des jährlichen Impfstoffes ist also immer auch ein gewisses Glücksspiel.

In Deutschland decken Impfstoffe die drei oder vier wichtigsten Influenzatypen ab. Damit lässt sich in den meisten Jahren eine Schutzwirkung von etwa 50 Prozent erreichen, in Jahren mit einer sehr treffgenauen Virusvorhersage auch bis zu 80 Prozent. Patienten müssen aber wissen, dass die Impfung keinen 100-prozentigen Schutz bietet – genauso sollten sie darüber aufgeklärt werden, dass eine Grippeschutzimpfung nicht vor Erkältungen schützt. Spricht man das bereits bei der Impfung an, lässt sich viel Enttäuschung vermeiden. Die Grippeimpfung ist eine Lebensversicherung für den Katastrophenfall, kein Rundum-sorglos-Paket gegen harmlosen Schnupfen!

Harmlos? Stimmt das eigentlich? »An einer Erkältung stirbt man nicht« – ist das wirklich so? Ja und nein. Natürlich sind erkältungsbedingte Todesfälle eine absolute Rarität und meistens eine Folge unglücklicher Verkettungen. Bestimmte Patienten leiden unter Erkältungsviren jedoch besonders heftig: Bei Asthmatikern und COPD-Patienten schlagen diese Viren sehr schnell auf die Bronchien und lösen dort eine heftige Entzündungsreaktion aus. Die Krampfneigung der Bronchien dieser Patienten verstärkt sich, akute Atemnotsanfälle (sogenannte Exazerbationen) sind die Folge. Die Auswirkungen solcher »banalen« Infekte sind bei diesen Patienten nicht zu unterschätzen: Mehr als drei Viertel aller schweren Asthmaattacken werden durch Erkältungsviren ausgelöst; dieselben Viren sind für ein Viertel aller Krankenhauseinweisungen von COPD-Patienten verantwortlich. Jeder zehnte dieser hospitalisierten COPD-Patienten stirbt an den Folgen der Attacke. »Schnupfen« kann also sehr wohl tödlich sein.

Umso erstaunlicher ist angesichts dieser Zahlen, dass in der Bekämpfung von Erkältungsviren kaum Fortschritte gemacht werden. »Mit Arzt eine Woche, ohne sieben Tage« – soll diese Faustregel bis in alle Ewigkeit gelten? Selbst wenn man nur die große Mehrzahl der lungengesunden Erkältungsopfer betrachtet, wäre allein der volkswirtschaftliche Gewinn einer wirksamen Vorbeugung enorm: Mit etwa 13 Millionen jährlichen Krankheitstagen in Deutschland ist der Produktivitätsausfall durch Erkältungen doppelt so hoch wie der aller Krebserkrankungen zusammen. Ein fehlender ökonomischer Anreiz wird also nicht die Ursache für die mangelnden Fortschritte sein.

Was also kann man tun gegen Erkältungskrankheiten? Zweimal im Jahr, mit schöner Regelmäßigkeit füllt dieses Thema unzählige Gesundheitsseiten, hübsch verpackt, irgendwo zwischen Prinzessin Marys jüngster Shopping-Tour (»Luxus-Mary«), Hansi -»Da-wo-die-Herzen-schlagen« – Hinterseer und dem neuesten

Diätenwahnsinn. Erkältungen, den Eindruck gewinnt man leicht, gehören selber mittlerweile eher in die Rubrik »Klatsch und Tratsch« – ein nerviger B-Promi, der doch irgendwie zum Leben dazugehört, im Index zwischen *Engelke, Anke* und *Ermakova, Angela*. Was gibt's Neues? Hast du gehört? Och, nein wirklich? Was tun? Wie kann ich mich schützen? Was hilft *wirklich*? Sagt wer? Ein Experte! Viele Experten. »Nichts ist erwiesen!«, schallt es aus einer Ecke. »Stimmt nicht!« – aus der anderen. Ja – was denn nun? Helfen manche Dinge nun *wirklich* oder nicht?

Eines vorweg: Ich bin ein überzeugter Anhänger der »evidenz-basierten«, also auf eindeutigen Belegen beruhenden Heilkunde. Aber ein guter Teil der medizinischen Praxis, Lehrbuchwissen inklusive, basiert nicht auf »Evidenz«, jedenfalls nicht nach heutigen Maßstäben. Vieles ist Erfahrung, manches sogar nur Meinung. Vieles ist niemals systematisch untersucht worden – und wird es auch nie werden. Das betrifft auch viele Fragen rund um Erkältungsinfekte. Wer würde denn heute ernsthaft eine Erkältungsstudie zur Wirkung von Hühnersuppe machen? Nach wissenschaftlichen Standards, mit Hunderten von Patienten? Hersteller wie Maggi, Erasco oder Sonnen-Bassermann? Für manche der üblichen Erkältungstipps gibt es eben Evidenz, für manche nicht. Manchmal existiert auch schlechte Evidenz, im positiven wie im negativen Sinne. Ganz klar: Arzneien und apothekenpflichtige Wirkstoffe, ob pflanzlich oder chemisch, müssen wissenschaftlich geprüft werden. Werden sie auch. Bei anderen »Geheimtipps« für Erkältungen bin ich pragmatisch: Ob ich eine Vorbeugungsmaßnahme oder Behandlung für sinnvoll halte oder nicht, mache ich an drei Grundsätzen fest:

1. Ist die angenommene Wirkung medizinisch plausibel?
2. Ist sie verträglich und nebenwirkungsarm?
3. Stehen Kosten und Aufwand in einem angemessenen Verhältnis zur erwarteten Wirkung?

Was hilft also wirklich, wirklich, wirklich? Hier meine ultimative, subjektive, evidenzunabhängige Liste der fünf besten Tipps aller Zeiten zur Infektvorbeugung, ganz ohne Nebenwirkungen:

1. *Regelmäßiges Händewaschen!* Das sollte sich mittlerweile herumgesprochen haben. Nicht die Rotz-und-Wasser-Huster im ÖPNV sind die Quelle der Übertragung, sondern Möbeloberflächen und Türgriffe. Mehr als die Hälfte aller Erkältungen wird durch Berühren von infizierten Oberflächen übertragen. Evidenz? Gibt es. Offen ist aber: Wie häufig waschen und womit? Wie lange? Katzenwäsche oder volles Chirurgenprogramm? Weiß man nicht. Und Vorsicht: Gelegentliches Waschen zeugt von Zivilisiertheit, übermäßiges sieht nach Zwangserkrankung aus.

2. *Regelmäßige Saunagänge.* Saunagänger haben in einigen (Mini-) Studien eine geringere Infektanfälligkeit als Nichtsaunierer. Kaltbäder und Wechselduschen sollen auch helfen. Liegt's am fehlenden Schamgefühl? Oder dem Sliwowitz-Aufguss? Oder sind es die Hiebe mit dem Birkenrutenbündel? Egal. Ich liebe das Saunieren – das muss reichen. Evidenz hin oder her.

3. *Bewegung und Sport.* Der Klassiker. Immer mit dem Zusatz »in Maßen« – man will ja niemanden verschrecken. Außerdem: Zu viel Sport dämpft das Immunsystem. Extremausdauersport kann sogar schädlich sein. Die wenigsten Normalsterblichen erreichen aber einen solchen Intensitätsbereich. Und für die gilt: Hintern hoch! Schon ab 15 Minuten täglich erhöht Bewegung tatsächlich die individuelle Lebenserwartung. Evidenz? Ja, die gibt es. Pech für alle Couch-Potatoes.

4. *Ernährung* (im weitesten Sinne). Die Kurzfassung: Vitamin C hilft wahrscheinlich nicht. Vitamin D? Nicht generell, bei Asthmatikern ist es aber empfehlenswert. Zink hilft, in hohen Dosen, ist aber nicht frei von Nebenwirkungen. Was gehört auf den

Esstisch? Die üblichen Verdächtigen: Obst und Gemüse – vor allem Brokkoli, Spinat, Ingwer und mein persönlicher Favorit: Kurkuma. Nahrungsmittel, die reich an sogenannten Antioxidantien sind (s. Kapitel 2), wirken sich positiv auf die Gesundheit Ihrer Lunge aus. Daher: Daumen hoch für eine »ausgewogene« Ernährung. Klingt doch auch so schön!

5. *Positives Denken und Gelassenheit.* Wer positiv denkt, ist weniger anfällig für Atemwegsinfekte. Evidenz? Die gibt es wirklich. Amerikanische Wissenschaftler infizierten 354 Probanden vorsätzlich mit Rhinoviren. Nur jeder fünfte Teilnehmer mit hohen Testwerten für positive Emotionalität bekam eine Erkältung, aus der Gruppe mit niedriger positiver Emotionalität erkrankte jeder Dritte. Daher: Daumen steil nach oben für positives Denken!

Natürlich klingt das sehr nach Kalenderblattweisheiten. Aber genau darin liegt vielleicht das Geheimnis. Vielleicht sind »gutes Leben« und Erkältungsprävention das Gleiche? Weil Erkältungen tatsächlich seltener sind, sich besser ertragen lassen oder nicht so negativ auffallen, wenn man es sich sonst gut gehen lässt? Weil man zumindest das gute Gefühl hat, »alles getan« zu haben – und den Rest als Schicksal hinnimmt? Wahrscheinlich.

Während Sie diesen Satz lesen, infizieren sich etwa 30 Menschen in Deutschland mit einer Erkältung. Bleiben sie also gesund! Und wenn es Sie trotzdem erwischt – nicht traurig sein, Sie kennen ja die Statistik. Dann gilt vor allem das Prinzip: Gönnen Sie sich Ruhe und bleiben Sie zu Hause. Der Mythos von der Unabkömmlichkeit richtet größeren Schaden an als der gelbe Urlaubsschein. Kurieren Sie sich aus. Was immer Sie tun: Hadern Sie nicht! Es hat sich in der Vergangenheit bei vielen Erwachsenen die Unsitte verbreitet, nach einem »Schuldigen« für die eigene Erkältung zu suchen – als ob es so etwas wie einen »Patienten Zero« gäbe. »Bestimmt hat mich

Frau X angesteckt, die lief schon wieder mit einer Rotzfahne durchs Büro.« »Die Tochter von Frau Y war wieder mit Schniefnase in der Kita, jetzt hat es unsere Kleine bestimmt auch.« Reine Energieverschwendung. Erstens: Die größte Ansteckungsgefahr besteht in den Tagen unmittelbar *vor* Ausbruch von Erkältungssymptomen. Die meisten Übertragungen erfolgen also unbewusst. Keiner werfe den ersten Stein! Zweitens: Auch der mutmaßliche »Überträger« hat den Infekt ja irgendwo her. Und so weiter. Die Erde dreht sich weiter. Mit Erkältungen. Ob Sie Ihren Schuldigen finden oder nicht, schneller gesund werden Sie dadurch nicht. Also: Langmut ist angesagt. In jeder Phase der Erkrankung.

Was kann man noch tun, wenn es einen erwischt hat? Die einen erdulden Erkältungsbeschwerden stoisch und lassen der Natur ihren Lauf, andere möchten sich mit Hausmitteln oder Selbstmedikation Linderung verschaffen. Die kurzzeitige Einnahme von fiebersenkenden Mitteln und abschwellenden Schnupfenmedikamenten ist unbedenklich und wird von Patienten vor allem nachts als angenehm empfunden. Bei einer Nasennebenhöhlenentzündung oder Bronchitis können pflanzliche oder chemische Sekretlöser Begleiterscheinungen wie festsitzenden Schleim, Verstopfungsgefühl oder Husten lindern und den Krankheitsverlauf positiv beeinflussen. Auch für Honig sind positive Effekte auf nächtlichen Husten belegt – Honig darf aber Kindern unter einem Jahr nicht gegeben werden.

Vorsicht mit Antibiotika. Die helfen nämlich bei Viruserkrankungen nicht, haben Nebenwirkungen und fördern durch zu großzügige Anwendung die Entstehung von antibiotikaresistenten Bakterienstämmen. Das ist schlecht. Sehr schlecht sogar. Nicht unmittelbar für Sie, aber für andere, wenn diese Keime sich ausbreiten. Resistente Bakterien können bei chronisch Kranken oder Hospitalpatienten Infektionen verursachen, die nur schwer oder gar nicht mehr behandelbar sind. Antibiotika sind für die wenigen

Fälle einer akuten Bronchitis vorgesehen, bei denen eine bakterielle Ursache vorliegt: bei eitrigem Auswurf, Fieber oder erhöhten Entzündungswerten im Blut. Berauben wir uns dieser lebenswichtigen Waffe, weil wir sie unkritisch, unreflektiert, aus reiner Bequemlichkeit oder falschem Sicherheitsdenken einsetzen, fehlt sie uns an anderer Stelle. Dort wird sie bitter benötigt. Bei der Lungenentzündung geht es buchstäblich um Leben oder Tod.

Ausweitung der Kampfzone: Lungenentzündung

Am Morgen des 16. März 1832 ließ der Dichterfürst nach seinem Leibarzt Dr. Carl Vogel rufen. Er habe sich, so die späteren Aufzeichnungen des Arztes, während der Rückkehr von einer »in sehr windigem, kalten Wetter unternommenen Spazierfahrt« unbehaglich gefühlt und nachts unter »trocknem, kurzen Husten, mit Frösteln abwechselnder Hitze, und unter Schmerzen in den äussern Theilen der Brust« gelitten. Nichts Schlimmes, so schien es, kein Grund zur Besorgnis. Sechs Tage später, am 22. März 1832, war die Nr. 7 der »größten Deutschen« (ZDF *Unsere Besten*, 2003), der Geheime Rat Johann Wolfgang von Goethe tot. Allem »Arnica, Pfeffermünzkraut, Baldrianäther und Spanisch-Fliegen-Pflaster« zum Trotz – dahingerafft von einer akuten Lungenentzündung, oder, wie es die offizielle Todesanzeige verlauten ließ: von einem »nervös gewordenen Katarrhalfieber«. Dabei sah es zunächst gar nicht so bedrohlich aus. Nach einem heftigen Erkrankungsbeginn mit Schüttelfost, Auswurf und Brustschmerz zeigte Goethe an den folgenden Tagen durchaus Zeichen der Besserung, hatte sogar wieder Appetit auf den »geliebten Madeira«. Am sechsten Tag aber nahm der Krankheitsverlauf eine dramatische Wende. Innerhalb weniger Stunden trübte sich das Bewusstsein des Patienten, Lethargie und Verwirrtheit wechselten einander ab, bevor Goethe schließlich friedlich verschied – nicht ohne der Welt noch sein obskures »Mehr Licht«-Zitat zu hinterlassen. Sechzig Jahre nach Goethes Tod beschrieb der kanadische Arzt Sir William Osler (1849–1919) in seiner Abhandlung *The Principles and Practice of Medicine* detailliert die schicksalhafte Bedeutung des sechsten Erkrankungstages bei der Lungenentzündung: In der Ära vor Entdeckung der Antibiotika entschied der sechste Tag – die »crisis« – darüber, ob ein Patient überlebte oder nicht. Sank an diesem ominösen Tag das Fieber, standen die Chancen gut. Wenn nicht, betrug die Sterblichkeit nahezu 100 Prozent.

Die Mediziner des 19. Jahrhunderts waren meisterhaft in der Beobachtung, Systematisierung und Beschreibung – eine Kunst, die heute weitgehend verloren gegangen ist. Viel tun konnten sie allerdings nicht – wirksame Therapien gab es keine. Allerdings war eine Lungenentzündung in jener Zeit nicht automatisch ein Todesurteil. Auch ohne wirksame Antibiotika überlebte etwas mehr als die Hälfte der Patienten, unter den Jüngeren lag der Anteil sogar deutlich höher. Schon damals galten über 60-Jährige als besonders gefährdet. Bei Goethe, dem 82-Jährigen, schlug das Pendel in die falsche Richtung. Der »Captain of the Men of Death« (Osler über die Lungenentzündung) hatte ein weiteres Opfer geholt. Und Goethe, der Klassiker, starb, wie es sich für ihn geziemte: exakt nach Lehrbuch!

Steht die akute, infektiöse Bronchitis für einen gutartigen, meistens komplikationsarmen Verlauf ohne Langzeitfolgen, dann ist die Lungenentzündung der böse Zwilling. Sie ist mit etwa 800 000 jährlichen Krankheitsfällen in Deutschland zwar insgesamt seltener, dafür aber viel gefährlicher. Ein Drittel aller Lungenentzündungen muss im Krankenhaus behandelt werden, jeder zehnte Krankenhauspatient stirbt daran. Zwischen 20 000 und 25 000 Opfer fordert die Lungenentzündung in Deutschland jährlich – nur unwesentlich weniger als der akute Herzinfarkt. Weltweit sieht die

Bilanz noch verheerender aus: Im Jahr 2015 starben 2,74 Millionen Menschen an einer Lungenentzündung, die damit die fünfthäufigste Todesursache war. Überdurchschnittlich stark betroffen sind Kinder. Etwa eine Million Kinder unter fünf Jahren sterben jährlich daran, und 99 Prozent dieser Kinder stammen aus Schwellen- oder Entwicklungsländern. In dieser Altersgruppe ist die Lungenentzündung die weltweite Todesursache Nummer eins.

Bronchitis und Lungenentzündung – beides sind Infekte der unteren Atemwege. Warum also ist der eine harmlos, der andere immer potenziell lebensbedrohlich? Der Satz aus Patientenmund: »Herr Doktor, hab ich es jetzt eigentlich an den Bronchien oder *schon* an der Lunge?«, trifft einen zentralen Punkt. Versteht man die Lunge nicht als das große Ganze, sondern nur als den Teilbereich des Lungengewebes, der für Gasaustausch und Durchblutung wichtig ist – die Alveolen –, dann ist die Unterscheidung zwischen »an den Bronchien« und »an der Lunge« durchaus sinnvoll. Es ist ein sich bei vielen Lungenerkrankungen wiederholendes Muster: Atemwegserkrankungen, die nur die luftleitenden Bronchien betreffen, sind ungefährlicher als Erkrankungen der Alveolen. Die Lungenentzündung (»Pneumonie«) ist ein gutes Beispiel dafür.

Das hat zwei Gründe. Zum einen hat die akute Bronchitis, selbst wenn sie heftige Symptome verursacht, beim Lungengesunden kaum messbare funktionelle Auswirkungen. Der Atemfluss durch die großen Bronchien, Hauptangriffsziel der akuten Bronchitis, bleibt normal, weil das Knorpelgerüst der Bronchien eine spürbare Verengung der Atemwege verhindert. Eine Ausnahme bilden, wie im vorherigen Unterkapitel dargestellt, sehr kleine Kinder unter zwei Jahren. Die Sauerstoffaufnahme ins Blut ist bei der akuten Bronchitis überhaupt nicht beeinträchtigt. Anders bei einer Lungenentzündung. Hier sind große Teile der Lungenbläschen entzündet und angeschwollen, wodurch der Sauerstofftransport durch die Alveolarwände massiv eingeschränkt wird. Die funktionellen Auswirkungen einer Lungenentzündung sind also ungleich größer, die Symptome entsprechend schwerer. Meistens bestehen hohes Fieber, Atemnot, Brustschmerz, Husten und ein schweres Krankheitsgefühl. Ihr Arzt kann mit einer Röntgenaufnahme der Lunge zwischen Bronchitis und Lungenentzündung unterscheiden: Die akute Bronchitis verursacht keine Verschattungen, bei der Lungenentzündung werden typische Verdichtungen des Lungengewebes im Röntgenbild sichtbar.

Die andere, eigentliche Gefahr durch Lungenentzündungen geht jedoch von der »Grenzüberschreitung« aus – dem massenhaften Eindringen von Erregern über die Alveolarwände ins Blut. Dann droht eine Blutvergiftung mit Befall anderer lebenswichtiger Organe: Herz, Nieren, Leber, Gehirn. Bei einer Bronchitis werden die Erreger in den Bronchien neutralisiert und erreichen die tieferen Abschnitte der Lunge nicht – Blutvergiftungen sieht man daher nicht. Ist es zur Blutvergiftung gekommen, ist die Sterblichkeit an dieser Komplikation auch heute noch, trotz aller modernen Medizin, extrem hoch: bis zu 25 Prozent der Betroffenen überleben die Folgen einer komplizierten Lungenentzündung mit Blutvergiftung nicht.

Kann denn eine Lungenentzündung aus einer »verschleppten« Bronchitis entstehen? Oder anderes gefragt: Wann wird aus einer Bronchitis eine Pneumonie? Antwort: im Prinzip nie. Bronchitis und Lungenentzündung sind zwei verschiedene Erkrankungen. Aus dem Twingo vor Ihrer Haustür wird über Nacht auch kein Ferrari. Die Bronchitis wird fast immer durch Viren verursacht, die Mehrzahl der Lungenentzündungen durch Bakterien. Manchmal wird der schleichende Beginn einer Lungenentzündung zunächst auch einfach als Bronchitis fehlinterpretiert. Richtig ist aber auch: In einigen Fällen geht der Lungenentzündung eine akute Bronchitis voraus. Die Bronchitis kann eine spätere Lungenentzündung

»bahnen«, ihr den Boden bereiten. Die erste Welle der Bronchitis-Viren schädigt die Abwehrfunktion der Epithelzellen in den Atemwegen und hemmt den mukoziliären Reinigungsapparat. Auf diese Gelegenheit warten Bakterien, die zur normalen Flora von Nase und Rachen gehören. Vor allem die sogenannten Pneumokokken können jetzt leicht in die unteren Atemwege gelangen und dort eine lebensbedrohliche Lungenentzündung auslösen.

Pneumokokken sind für etwa ein Drittel aller Lungenentzündungen bei Erwachsenen verantwortlich. Sie kommen in zahlreichen Varianten vor, von denen einige mehr, einige weniger aggressiv sind. Bis zu 40 Prozent aller Menschen tragen eine oder mehrere Varianten dieser Erreger als Teil ihrer körpereigenen Bakterienflora in Nase oder Rachen. Unter normalen Umständen werden Pneumokokken dort von der Immunabwehr der Schleimhäute unter Kontrolle gehalten. Bei Kindern sind Pneumokokken häufige Auslöser einer Mittelohrentzündung, in die Lunge geraten sie aber nur selten. Falls doch, werden sie von den Flimmerhärchen direkt wieder hinauskomplimentiert. Ist die mukoziliäre Reinigung jedoch durch Zigarettenrauch oder Luftschadstoffe beeinträchtigt, fördert das die Ausbreitung der Erreger. Vor allem eine bösartige, aggressive Gruppe der Pneumokokken löst Lungenentzündungen, Blutvergiftung oder Hirnhautentzündungen aus. Sie nutzen Schwächen der Immunabwehr, um in die unteren Atemwege einzudringen und sich dort zu vermehren. Kleinkinder, ältere Patienten über 60 Jahren und chronisch Kranke sind durch aggressive Pneumokokken besonders gefährdet.

Die gute Nachricht: Pneumokokken sind Bakterien, die mit Antibiotika bekämpft werden können. Meistens erfolgt die Behandlung im Krankenhaus, in leichten Fällen auch zu Hause. Gegen Pneumokokken können Sie sich auch impfen lassen. Die verfügbaren Impfstoffe decken die häufigsten, aber nicht alle aggressiven Pneumokokken-Varianten ab. Ein vollständiger Schutz vor

Pneumokokken-Infektionen besteht daher nicht. Insbesondere bei Kindern erreicht die Impfung aber einen etwa 90-prozentigen Schutz vor gefährlichen Formen der Pneumokokken-Infektion, einschließlich der Hirnhautentzündung. Bei Erwachsenen geht man immerhin noch von einem etwa 50-prozentigen Schutz vor einer Lungenentzündung durch Pneumokokken aus. Die Impfung wird in Deutschland für Kinder unter zwei Jahren, Erwachsene über 60 Jahren und Patienten mit chronischen Erkrankungen, darunter auch Asthma oder COPD, empfohlen. Die Zusammensetzung des Impfstoffes orientiert sich stark an den in Europa und den USA vorkommenden Pneumokokken-Varianten. Gut für uns, schlecht für den Rest der Welt. Gerade die Länder mit der höchsten Sterberate profitieren von der Impfung nicht im gleichen Maß. Der Impfstoff ist zudem teuer. Die Weltgesundheitsorganisation WHO und private Stiftungen, wie etwa die Bill & Melinda Gates Foundation, unterstützen daher zurzeit energisch die Entwicklung kostengünstiger Impfstoffe, die auf Erregertypen von Ländern mit hoher Kindersterblichkeit abgestimmt sind. Die Zeit drängt. Jede Stunde sterben mehr als 100 Kinder an einer Pneumonie – 40 Prozent davon durch Pneumokokken.

Wie ansteckend sind Pneumokokken? Angehörige oder Eltern von Patienten mit Lungenentzündung interessiert vor allem diese Frage. Wenn der Erreger der häufigsten Form von Lungenentzündung ein Untermieter ist, der im Haus lediglich seinen Standort wechselt – ist die Lungenentzündung durch Pneumokokken dann überhaupt ansteckend? Ja und Nein. Die Erreger der Lungenentzündung stammen zwar aus der eigenen Bakterienflora, häufig geht einer Lungenentzündung aber die Neuansiedlung einer aggressiven Variante in Nase oder Rachen voraus. Die Neuansiedlung wiederum erfolgt durch eine Tröpfcheninfektion von Mensch zu Mensch. Will man also den »Erwerb« einer aggressiven Pneumokokken-Variante verhindern, hält man sich mit engem

Körperkontakt zu einem Angehörigen mit Lungenentzündung zurück – zumindest in den ersten 24 Stunden nach Behandlungsbeginn. Danach ist mit einer Ansteckung nicht mehr zu rechnen. Vor der Entdeckung der Antibiotika waren ansteckende Pneumokokken-Erkrankungen häufig. Auch heute kommen immer wieder begrenzte Ausbrüche vor, meistens in Gemeinschaftseinrichtungen wie Gefängnissen, Heimen, oder Kasernen. Das Ansteckungspotenzial der Pneumokokken ist daher nicht zu unterschätzen.

Pneumokokken sind die wichtigsten Erreger der Lungenentzündung, aber nicht die einzigen. Lungenentzündungen werden durch viele Bakterien, Viren und sogar Pilze verursacht. Immer wieder sorgen sie für Schlagzeilen oder schreiben sogar Geschichte!

In den Jahren 1918 und 1919 wütete die Spanische Grippe in Europa und weiten Teilen der restlichen Welt. Die erste Welle begann im März 1918 in den USA. Die Anzahl der Erkrankungen war hoch, aber die Sterberate nicht ungewöhnlich. Die zweite Welle rollte ab dem Herbst 1918 über das vom Ersten Weltkrieg verwüstete Europa und schlug umso unbarmherziger zu: 500 Millionen Erkrankte weltweit, mindestens 50 Millionen Tote – die »Mutter aller Epidemien« zog über den Kontinent und verschwand nach wenigen Monaten so schnell, wie sie gekommen war. Fast alle Opfer der Spanischen Grippe erlagen einer Lungenentzündung.

Auch heute noch ist die Lungenentzündung eine gefürchtete Komplikation der Influenza, der echten Grippe. Sie wird entweder durch das Influenzavirus selbst verursacht oder ist Folge einer aufgepfropften bakteriellen Zweitinfektion. Die Grippewellen der jüngeren Vergangenheit hatten bei Weitem nicht die Zerstörungskraft der Spanischen Grippe von 1918/19 – im Schnitt endete die Erkrankung »nur« bei etwa jedem 100. Betroffenen tödlich. Aber auch heute noch sind die meisten Grippetoten Opfer einer Lungenentzündung. Vergessen Sie daher Ihre jährliche Impfung nicht!

Am 21. Juli 1976 trafen sich im Bellevue-Stratford-Hotel in Philadelphia mehr als 2000 Teilnehmer einer Konferenz der Kriegsveteranenvereinigung American Legion. Die Konferenz der »Legionäre« endete am 24. Juli – wenige Tage später lagen 130 Teilnehmer der Konferenz im Krankenhaus, 25 weitere waren verstorben. Was war geschehen? Zunächst lag der Verdacht nahe, einer der Teilnehmer habe eine ansteckende Krankheit eingeschleppt. Die naheliegende Vermutung war – aufgrund der hohen Zahl an Erkrankten – eine Grippe. Dieser Verdacht erhärtete sich jedoch durch weitere Untersuchungen nicht. Der Auslöser der »Legionärskrankheit« blieb unbekannt. Erst im Januar 1977 wurde aus der Klimaanlage des Hotels ein Erreger isoliert, der kurze Zeit später auch bei einem weiteren Ausbruch ähnlicher Erkrankungen in einem Studentenwohnheim in Indiana entdeckt wurde. Nun war der Zusammenhang eindeutig. Die Entdecker benannten den Keim nach der »Legionärskrankheit« *Legionella*. Legionellen-Erkrankungen verlaufen meistens nur mit leichten Symptomen. Bei älteren oder kranken Menschen können Sie jedoch lebensgefährliche Lungenentzündungen auslösen. Für Mikrobenforscher sind sie ein Rätsel. Sie können zwar in Wassertröpfchen oder -dampf über große Entfernungen Ansteckungen auslösen, werden aber niemals von Mensch zu Mensch übertragen. Die häufigsten Keimquellen bei Krankheitsausbrüchen sind Klimaanlagen, Wasserleitungen, Duschbrausen oder Whirlpools.

In der Dezemberausgabe des *New England Journal of Medicine* von 1981 berichteten zwei unabhängige Ärzteteams von der medizinischen Fakultät der University of California, Los Angeles, und dem Mount Sinai Medical Center in New York über eine Serie ungewöhnlicher Lungenentzündungen bei acht vormals gesunden, homosexuellen jungen Männern. Die Lungenentzündungen waren durch einen seltenen Pilz mit dem Namen *Pneumocystis carinii* ausgelöst worden – ein Erreger, der zuvor nur bei Patienten mit schwerer Immunschwäche beschrieben worden war. Alle Patienten hatten neben der Lungenentzündung weitere Infektionen: Die Schleimhäute des Magen-Darm-Traktes waren von Pilzen übersät, in Blut und Lunge fanden sich massenhaft Viren, die auf den schönen Namen »Zytomegalie« hörten. Egal, welches Organsystem die Ärzte auch untersuchten , es herrschte blankes Chaos – Wunden, die nicht abheilten, seltene Hautgeschwulste. Es schien, als befände sich die Immunabwehr der Patienten in völligem Zusammenbruch: »Allerweltskeime« breiteten sich unkontrolliert aus. Fünf der Männer starben kurz nach der Diagnose an der Lungenentzündung. Wenig später ging der Name einer »neuen Seuche« um die Welt und veränderte das Lebensgefühl einer ganzen Generation: Aids – die »erworbene Immunschwäche«. Es sollte noch drei weitere Jahre dauern, bis die Ursache dieser »Seuche« entdeckt wurde: das »Humane Immunschwäche-Virus«, HIV. Es war kein Zufall, dass die ersten Betroffenen an Infektionen der Atemwege verstarben. Patienten mit Abwehrschwäche haben ein extrem hohes Risiko für Lungenentzündungen. Ohne eine funktionsfähige Immunabwehr ist die Lunge Keimen wehrlos ausgeliefert. Es ist wie bei Plünderungen nach Naturkatastrophen – bricht die öffentliche Ordnung zusammen, verbreiten sich Chaos und Anarchie. Jeder darf mal zulangen. In der Lunge von immungeschwächten Patienten heißt das: Neben den üblichen Infekt-Erregern nutzen nun auch »Trittbrettfahrer« die Gelegenheit, sich in der Lunge einzunisten und sich zu vermehren: Pilze, Parasiten, Herpesviren oder Windpockenerreger. Unter normalen Umständen ist keiner dieser Erreger dazu in der Lage, eine Lungenentzündung auszulösen. Nicht so bei einer Immunschwäche. Hier können sich diese Keime ungehindert ausbreiten. Infektionen durch »Trittbrettfahrer« haben oft fatale Folgen. Selbst wenn wirksame Medikamente zur Verfügung stehen, ist zur Ausheilung einer solchen Infektion ein Minimum an Unterstützung der körpereigenen Abwehr erforderlich. Fehlt sie, sind die Aussichten schlecht. Bei abwehrschwachen Patienten ist die Sterblichkeit an Lungenentzündung sehr hoch. Jeder zehnte Organtransplantierte stirbt an einer Lungenentzündung durch Trittbrettkeime. Pilzinfektionen der Lunge bei Blutkrebspatienten führen bei mehr als der Hälfte der Betroffenen zum Tod. Die Angst vor Pilzinfektionen ist der Grund, warum Besucher in Krankenhäusern oft keine Blumen oder Topfpflanzen mitbringen dürfen – sie tragen den für immunschwache Patienten todbringenden Pilz *Aspergillus* in sich. Auch kleine Kinder sind hier als Besucher nicht zugelassen. Manche »Kinderkrankheiten«, wie zum Beispiel Windpocken, lösen bei diesen Patienten eine lebensgefährliche Lungenentzündung aus.

Sie denken, das könne Ihnen zum Glück nicht passieren, weil Ihr Immunsystem bei bester Gesundheit ist? Herzlichen Glückwunsch – schlafen Sie trotzdem nicht zu ruhig. Am Horizont zieht eine neue Bedrohung für Ihre Lunge auf. Schlimmer, tödlicher als alle bislang bekannten Gefahren. Eine Gefahr, vor der seit Jahren gewarnt wird. Die niemals Wirklichkeit werden sollte, so die Hoffnung. Leider blieb es bei der Hoffnung. Der Tag ist gekommen: die »Superbugs« fordern ihre ersten Opfer. *Superbugs?* Das sind – leider – nicht die jüngsten Sprösslinge des »Marvel«-Superheldenuniversums, sondern todbringende Bakterien, die ihren fragwürdigen Super-Status der Tatsache verdanken, dass sie gegen alle verfügbaren Antibiotika resistent sind. Am 29. August 2017 berichteten Danxia Gu und ihre Kollegen von der Universitätsklinik Hangzhou in China in der Fachzeitschrift *Lancet* über fünf Todesfälle durch eine Lungenentzündung mit einem besonders bösartigen Keim. Der Erreger, *Klebsiella pneumoniae*, war gegen alle in der Volksrepublik China verfügbaren Medikamente resistent. Und er war ansteckender und aggressiver als alle seiner früheren Artgenossen. Die

Patienten hatten keine Überlebenschance. Ein Albtraum für das Team der behandelnden Ärzte und Pfleger – welches Antibiotikum sie auch ausprobierten, der Keim wütete weiter.

Ein Einzelfall? Eine tragische, aber begrenzte Serie auf der anderen Seite des Erdballs? Vielleicht. Aber die Einschläge werden häufiger, und sie kommen näher. Bereits im Januar 2017 erlag eine US-Bürgerin in Reno, Nevada, einer Wundinfektion durch Darmbakterien – der Superkeim war gegen alle getesteten 26 Antibiotika resistent. Auch in Europa nimmt die Zahl unempfindlicher Keime seit Jahren dramatisch zu. In Manchester starben zwischen 2009 und 2014 16 Patienten an einer Infektion mit resistenten *Klebsiella*-Bakterien. Erst im Mai 2017 mussten Teile der Intensivstation der Uniklinik Frankfurt geschlossen werden – die gleichen *Klebsiella*-Bakterien waren bei drei verstorbenen Patienten gefunden worden. Seuchenexperten warnen seit einiger Zeit vor einer »Post-Antibiotika-Apokalypse«. Das mag pessimistisch klingen, aber es ist höchste Zeit zu handeln. Das Problem der Resistenz von Bakterien gegen Antibiotika ist so alt wie die Anwendung dieser Medikamente selbst. Sogar noch viel älter, wie Untersuchungen des Erbmaterials prähistorischer Bakterienstämme zeigten. Sir Alexander Fleming, der Entdecker des Penicillins, warnte bereits 1945 in seiner Nobelpreisrede davor, dass Bakterien sehr leicht gegen Penicillin resistent würden und dass dieses Phänomen bald auch beim Menschen die Behandlung erschweren könnte. Er sollte recht behalten. Schon 1946, nur drei Jahre nachdem Penicillin erstmals in großem Umfang bei verwundeten alliierten Soldaten eingesetzt worden war, waren 14 Prozent aller Erreger von Wundinfektionen gegen Penicillin resistent, zwei Jahre später lag der Anteil bei knapp 60 Prozent. Seitdem gleicht der Kampf zwischen pharmazeutischer Forschung und Bakterien einem Marathonlauf ohne Sieger – jeder Neuentwicklung eines Antibiotikums folgt kurze Zeit später das Auftreten von resistenten Bakterien.

Immerhin: Bislang war die medizinische Forschung stets einen Schritt voraus. Das könnte sich jetzt ändern. Die Gründe sind vielfältig: fehlende Neuentwicklungen von Antibiotika, massenhafter Einsatz von Antibiotika in Tier- und Fischzucht, die Übertherapie von Erkältungsinfekten mit frei verkäuflichen, kostengünstigen Antibiotika in manchen Ländern, die Einleitung von Rückständen aus der Antibiotikaherstellung in Gewässer. Bakterien nehmen diese Herausforderung sportlich: Je stärker und häufiger sie unterschiedlichen Antibiotika ausgesetzt sind, umso wahrscheinlicher findet sich ein einzelner Keim, der unempfindlich ist. Dieser überlebt nicht nur, sondern kann seine Resistenz sogar direkt auf andere Bakterien übertragen. Mit freundlichen Grüßen. Nur noch sehr wenige ältere Menschen erinnern sich an die Welt vor 1928, dem Jahr von Flemings Entdeckung. Jede Bagatellverletzung, jedes Fieber, jede Lungenentzündung konnte den Tod bedeuten. Es ist an der Zeit zu erkennen, dass eine solche Welt in naher Zukunft wieder möglich ist. Wie wahrscheinlich das ist, liegt in unseren Händen.

Sir William Osler ahnte vom Problem der Antibiotikaresistenz nichts, als er 1892 die Lungenentzündung als »Captain of the Men of Death« bezeichnete. Aber schon damals diente die dramatische Zuspitzung als Warnung an ärztliche Kollegen und Studenten, die Bedeutung der Lungenentzündung nicht zu unterschätzen. Osler kannte Erkrankungszahlen und Todesfälle durch Lungenentzündung im Zuge der Russischen Grippe von 1889/90. Mehr als zwei Jahrzehnte vor der Katastrophe der Spanischen Grippe von 1918 stand für ihn daher fest: Die Lungenentzündung hatte den früheren »Captain« des 19. Jahrhunderts still entthront. König Tuberkulose dankte ab.

Unter dem Vulkan: Tuberkulose

Tuberkulose? Och nö. Bitte nicht die ollen Kamellen. Tuberkulose – einmal kräftig gepustet, schon rieselt der zentimeterdicke Staub des 19. Jahrhunderts herab. Depressive Russen, romantische Engländerinnen, Dickens, Chopin, Kafka, Novalis, Zauberberg, Kameliendame, La Traviata. John Keats Gedichte, Aubrey Beardsleys nervöse Zeichnungen, Jane Austen, früher Tod, ewiger Ruhm. Tuberkulose ist *so oldschool*. Der Eindruck ist richtig – und doch wieder falsch. In deutschen Krankenhäusern finden Sie die Tuberkulose heute unter ferner liefen – zum Glück. Aber mausetot ist sie noch lange nicht. Im Gegenteil. Bestand Ende der 1970er-Jahre die berechtigte Hoffnung auf eine tuberkulosefreie Welt, so sind wir heute davon weit entfernt. Der König ist tot, lang lebe der König! Die Tuberkulose wütet in anderen Teilen der Welt – dort, wo wir es nicht sehen oder es uns nicht interessiert. Kein Zorro, keine Schleifchen, keine Volksläufe oder Spendengala. Keiner, der darüber Opern und Gedichte schreibt. Nur nackter Horror, egal ob der Betroffene ein Genie ist oder nicht. Genau wie hierzulande vor nicht mal 150 Jahren. Nur gab es damals keine wirksamen Therapien gegen Tuberkulose. Heute schon. Trotzdem sterben jedes Jahr weltweit mehr als 1,5 Millionen Menschen an Tuberkulose, darunter mehr als 200 000 Kinder. Wie das sein kann? Das ist kompliziert.

Tuberkulose wird durch Bakterien hervorgerufen. Fast alle Erkrankungen werden heute durch eine Tröpfcheninfektion (über Atemwegssekrete oder Speichel) der Lunge mit *Mycobacterium tuberculosis* verursacht. Vor Einführung der Milch-Pasteurisierung war auch die Darmtuberkulose nach Ansteckung mit *Mycobacterium bovis* über infizierte Kuhmilch häufig. Anders als sonstige Seuchenerreger sind Mykobakterien keine aggressiven Killer. Für sie ist der menschliche Wirtskörper eher ein lebenslanges Eigenheim:

solide, langfristig, planbar. Das erklärt, warum etwa ein Drittel der Menschheit mit Tuberkulosebakterien infiziert ist, die Krankheit aber höchstens bei jedem zehnten Infizierten ausbricht. Ein gesundes Immunsystem hält den Erreger sofort in Schach. Tuberkulosebakterien können aber im Körper verbleiben und später im Leben, ähnlich wie Windpockenviren (bei der »Gürtelrose«), wieder aktiv werden. Tatsächlich sind die meisten Tuberkuloseerkrankungen keine Neuinfektionen, sondern Aktivierungen solcher schlafenden Erreger.

Auch der Krankheitsverlauf ist bei vielen Betroffenen seuchenuntypisch langsam und symptomarm. Selbst Experten konnten sich bis Ende des 19. Jahrhunderts nicht vorstellen, dass die Tuberkulose eine »echte« Infektionskrankheit ist. Die Symptome sind, falls vorhanden, unspektakulär und wenig typisch: Husten, Schwäche, Gewichtsverlust, manchmal Auswurf, nächtliches Schwitzen. Eine Diagnose wird häufig erst nach Wochen oder Monaten gestellt – gut für den Erreger, der sich in dieser Zeit ungehindert ausbreiten kann. Vor allem bei der »offenen« Form der Tuberkulose, bei der Keime im Auswurf vorhanden sind, ist die Ansteckungsrate hoch. Das Immunsystem der Lunge versucht im Verlauf der Infektion, den Tuberkuloseerreger einzudämmen. Fresszellen – die *Makrophagen* – bemühen sich, die Bakterien abzutöten. Vergeblich – Mykobakterien sind zähe Burschen! Stattdessen mauern die *Makrophagen* die Keime ein, so entstehen im Lungengewebe kleine Gewebeknötchen, die der Erkrankung ihren Namen gaben: *Tuberkel*. Je besser das Immunsystem, desto erfolgreicher können die Erreger an der Ausbreitung gehindert werden.

Die Tuberkulose ist vor allem eine Krankheit der Schwachen: Mangelernährung, fehlende Hygiene, beengte Wohnverhältnisse – alles Faktoren, welche die Tuberkulose liebt. Unbehandelt frisst sich die »Schwindsucht« langsam, über Monate und Jahre, durch die Lunge und zehrt ihre Opfer aus. Die typischen »Kavernen«, große Löcher im Lungengewebe, entstehen, Blutungen aus Lungengefäßen und Atemversagen führen schließlich zum Tod: Der »finale Blutsturz« ist ein häufiges Motiv in der Kunst und Literatur des 19. Jahrhunderts. Seit dem Ende des Zweiten Weltkriegs kann Tuberkulose mit Medikamenten zuverlässig geheilt werden. Aber die Behandlung ist aufwendig, langwierig und hat Nebenwirkungen. Betroffene müssen über Monate hinweg mehrmals täglich bis zu 15 Tabletten einnehmen und sich regelmäßig ärztlich kontrollieren lassen, eine Mammutaufgabe, selbst in hochentwickelten Gesundheitssystemen.

Genau hier fangen die Probleme an. Die meisten Menschen mit Tuberkulose leben heute in unterentwickelten Ländern der sogenannten Dritten Welt: 86 Prozent aller Tuberkulosetoten stammen aus Afrika. Hier fehlt es an vielem: finanziellen Mitteln, Infrastruktur, Zugang zu medizinischer Versorgung, Nachsorge, staatlicher Unterstützung, Meldewesen und Überwachung, Information und Aufklärung. Damit nicht genug. Mehr als 10 Prozent aller weltweit an Tuberkulose Erkrankten sind zusätzlich mit HIV infiziert. Jeder dritte HIV-Tote stirbt an Tuberkulose. Ohne eine Behandlung der HIV-Immunschwäche kann Tuberkulose aber nicht geheilt werden. Für den Einzelnen heißt das: noch mehr Medikamente, noch mehr Nebenwirkungen, noch kompliziertere Behandlungsnachsorge, von den Kosten für die Gesundheitssysteme gar nicht zu sprechen. In der Praxis stellt sich dann der unvermeidliche *Worst Case* ein: keine, oder – schlimmer noch – unzureichende Behandlung. Wird eine Behandlung halbherzig durchgeführt oder vorzeitig abgebrochen, entwickeln auch Tuberkulosebakterien Resistenzen. Sie sprechen auf die Medikamente nicht mehr an. Im schlimmsten Fall sind sie resistent gegen mehrere (oder alle) verfügbaren Mittel.

Multiresistente Tuberkulosekeime sind eine tödliche Bedrohung: Auch behandelt sterben über 15 Prozent der Patienten. Zum

Vergleich: Bei empfindlichen Keimen liegt der Anteil deutlich unter 5 Prozent. In Deutschland liegt der Anteil multiresistenter Keime zum Glück noch sehr niedrig. Weniger als 5 Prozent der Erkrankungen werden durch diese »Problemkeime« verursacht. Die Zahlen in anderen Ländern sind besorgniserregend: In Staaten der ehemaligen Sowjetunion ist fast jeder dritte Tuberkulosekeim multiresistent.

Was muss getan werden? Die WHO hat bereits 2006 das »End-Tb«-Programm ausgerufen. Ambitioniertes Ziel: Im Jahr 2035 soll die weltweite Tuberkulosesterblichkeit praktisch bei null liegen. Um das zu erreichen, sind auf allen Ebenen Fortschritte nötig: einfachere Tests zur Diagnosestellung, Zugang aller Betroffenen zu wirksamer Behandlung, Entwicklung besserer Impfstoffe und neuer, nebenwirkungsärmerer Antibiotika, einfachere, kürzere Behandlungskonzepte. Bis dahin ist es allerdings noch ein weiter Weg. Erste Trends geben Anlass zur Hoffnung: Zwischen 2000 und 2015 konnte die Zahl der weltweiten Tuberkulosetoten um 22 Prozent gesenkt werden, das entspricht 53 Millionen geretteter Leben. Es braucht dafür nicht viel. Damit jeder Betroffene weltweit behandelt werden kann, fehlen jährlich nur etwa 2,3 Milliarden US-Dollar. Das ist weniger als das Zehnfache der Ablösesumme, die Paris St. Germain für den brasilianischen Fußballer Neymar hingeblättert hat. Vielleicht sind unsere Maßstäbe doch ein wenig verrutscht?

Die Geschichte der Lungenheilkunde ist eng mit der Tuberkulose verbunden. Die »Pneumologie« verdankt ihre Existenz als eigenständiges Fach in Deutschland tatsächlich der Tuberkulose. Die Deutsche Gesellschaft für Pneumologie (DGP) trägt diesen Namen erst seit 1990, sie ist aus der 1910 gegründeten Vereinigung der Lungenheilanstaltsärzte hervorgegangen. Für die Entwicklung der Pneumologie war die Tuberkulose zunächst ein Segen, später ein Fluch. Die Bezeichnungen »Lungenarzt« und »Tuberkulosearzt«

waren lange Zeit austauschbar. Noch um 1900 ist die Tuberkulose in Deutschland die zweithäufigste Todesursache, jeder siebte Erwachsene stirbt daran. Die Zahlen sind hoch, aber immerhin etwas erfreulicher als noch einige Jahrzehnte zuvor. Die ab Mitte des 19. Jahrhunderts eröffneten speziellen »Lungenheilstätten« heilen zwar niemanden, verbesserte Pflege, Ernährung und Ruhe können den Verlauf der tödlichen Erkrankung aber um einige Zeit hinauszögern. Die Entdeckung des Tuberkuloseerregers im Jahr 1882 durch Robert Koch (1843–1910) leitet ein neues Zeitalter der Tuberkulosebekämpfung ein. Auch wenn bis zur Entwicklung wirksamer Therapien noch über ein halbes Jahrhundert vergeht: Der Beweis, dass die Tuberkulose sich durch Ansteckung, nicht durch Erblichkeit oder »Konstitution« verbreitet, eröffnet zumindest die Möglichkeit der Eindämmung durch hygienische Maßnahmen. Koch experimentiert schon früh mit einem Impfstoff, dem Tuberkulin, der sich jedoch als wirkungslos erweist. Erst die Arbeiten der Franzosen Albert Calmette (1863–1933) und seines Assistenten Camille Guérin (1872–1961) führen in den 1920er-Jahren zur Entwicklung eines wirksamen Impfstoffes auf Basis abgeschwächter Rindertuberkuloseerreger. Vor allem schwere Tuberkuloseverläufe bei Kindern werden durch den Impfstoff um mehr als die Hälfte verringert. In Deutschland verhindert eine Katastrophe für lange Zeit die Einführung des nach ihren Entwicklern »BCG« (Bacille Calmette-Guérin) genannten Impfstoffes. Im Frühjahr 1930 werden in Lübeck 251 Säuglinge gegen Tuberkulose geimpft – vermeintlich mit Erregern einer aus Frankreich bereitgestellten BCG-Kultur. Im Lübecker Labor kommt es bei der Impfstoffherstellung jedoch zu einer folgenschweren Verwechslung: Statt der BCG-Keime werden infektiöse Tuberkulosestämme aus dem Labor zur Herstellung benutzt. Über 200 der geimpften Kinder erkranken an Tuberkulose, 77 sterben. Obwohl zweifelsfrei bewiesen wird, dass die Erkrankungen nicht durch den BCG-Stamm ausgelöst wurden, grassieren schnell nationalistische Verschwörungstheorien. Der »Lübecker Totentanz« verzögert die Einführung der wirksamen französischen BCG-Impfung in Deutschland bis 1947. Zu dieser Zeit steht bereits ein erstes Antibiotikum gegen Tuberkulose zur Verfügung: Der russisch-amerikanische Biochemiker Selman Waksman (1888–1973) entdeckt 1944 das Streptomycin, das bereits 1946 zum klinischen Einsatz kommt und selbst hoffnungslose Fälle von Tuberkulose heilt. Waksman erhält dafür 1952 den Nobelpreis für Medizin. Das Streptomycin teilt jedoch schnell das Schicksal des Penicillins – die Euphorie um anfängliche »Wunderheilungen« wird sehr bald durch resistente Bakterienstämme getrübt. In den Nachkriegsjahren des Wirtschaftswunders werden weitere Antibiotika entwickelt, die Kombination verschiedener Wirkstoffe wird medizinischer Standard. Thomas Manns bereits 1939 formulierte Vorhersage, die »Mehrzahl der schweizerischen Hochgebirgssanatorien« werde bald zu »Sporthotels« umfunktioniert werden, scheint einzutreffen. Die rasante Abnahme von Tuberkuloseerkrankungen in der Nachkriegszeit trifft die deutsche Pneumologie unvorbereitet. Gibt es 1950 noch über 120 000 neuer Tuberkulosefälle, sinkt diese Zahl in den 1990er-Jahren erstmals unter 10 000. Obwohl 1972 das Fach »Lungenheilkunde« neben der Kardiologie und Gastroenterologie als Spezialdisziplin der Inneren Medizin in die deutsche Weiterbildungsordnung aufgenommen wird, geht die Entwicklung an Universitäten und Lehrstühlen vorbei. Nur zögerlich werden neue Schwerpunkte gesetzt. Schlafmedizin, Beatmung und Intensivmedizin, Allergie und Entzündung müssen die ehemaligen Tuberkuloseärzte erst noch lernen. Auch die Krebstherapie ist Neuland. Eine Zeit lang scheint es, als ob die Lungenheilkunde gemeinsam mit der Tuberkulose verschwinden sollte. Ein medizinischer Dinosaurier, ein Relikt aus einer anderen Zeit. Noch in den Neunzigerjahren, als schlipstragende Hightech-Kardiologen bereits jeden Passanten, der nicht bei drei auf einen Baum flüchten konnte, mit einem

Herzkatheter beglücken, während gleichzeitig Blut- und Krebsspezialisten in so atemberaubenden Tempo die Ära der molekularen Medizin einleiten, dass sie ihr täglich wechselndes Neusprech selber nicht mehr verstehen, schlurft die Pneumologie noch behäbig mit dem Vokabular von Kaverne, Verkäsung, Spitzenherd und Heilstätte über die immer kleiner werdenden Krankenstationen.

Aber sie hat Glück. Heute steht die Pneumologie wieder besser da. Als der alte König Tuberkulose in Deutschland das Rentenalter erreichte, zogen bereits zwei andere »Volksseuchen« herauf, die die Bedeutung der Lungenheilkunde für Jahrzehnte sicherten: die Allergie- und Asthma-Epidemie und der krisenhafte Anstieg der Rauchererkrankungen COPD und Lungenkrebs.

Eine enge Kiste: Asthma

Asthma kennt jeder. Irgendjemand in der Familie hat es. Oder eine Freundin, ein Bekannter. Jedes zehnte Kind leidet in Deutschland an Asthma. Jeder fünfzehnte Erwachsene. Insgesamt sind das etwa sechs Millionen Betroffene, weltweit sogar knapp 300 Millionen. Damit liegt Deutschland im internationalen Vergleich nicht mal in der oberen Hälfte der Asthmatabelle. In Australien, Neuseeland oder Großbritannien ist beinahe jedes dritte Kind asthmatisch. Asthma ist eine »Volkskrankheit«. Das war nicht immer so. Der Aufstieg begann erst Anfang der 1960er-Jahre. Davor war Asthma eine zwar bekannte, aber relativ unbedeutende Atemwegserkrankung. Bis Mitte des 20. Jahrhunderts war die Mehrzahl der Asthmaexperten sich sogar einig, dass man an Asthma eigentlich nicht sterben könne. Sie irrten sich.

Was ist Asthma? Asthma ist eine Erkrankung der Atemwege, bei der sich die Bronchien kurzzeitig, manchmal anfallartig verengen.

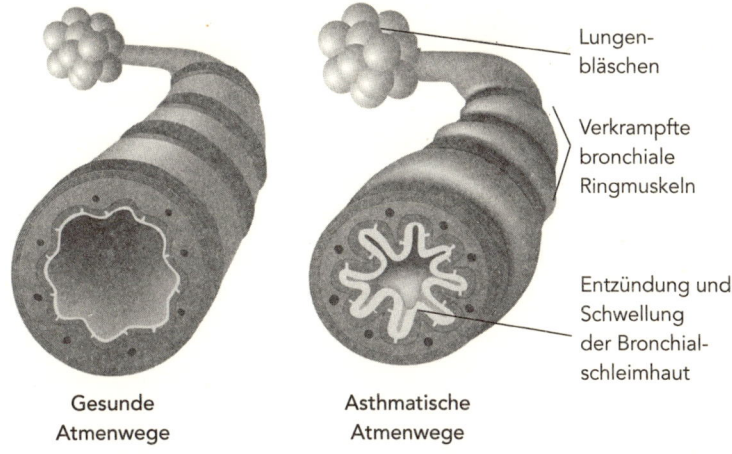

Lungen-
bläschen

Verkrampfte
bronchiale
Ringmuskeln

Entzündung und
Schwellung
der Bronchial-
schleimhaut

Gesunde
Atmenwege

Asthmatische
Atmenwege

Abb. 6: *Asthma bronchiale. Die Bronchialschleimhaut ist anders als bei Gesunden entzündet und geschwollen. Während einer Asthmaattacke ziehen sich die bronchialen Ringmuskeln krampfartig zusammen. So entstehen Atemnot und das charakteristische asthmatische »Pfeifen«.*

Die Verengung kommt durch zwei Faktoren zustande: bronchiale Entzündung und bronchiale Überempfindlichkeit. Die chronische, meist durch Allergien bedingte Entzündung führt zum Anschwellen der Bronchialschleimhaut, die Überempfindlichkeit äußert sich in einer starken Krampfneigung der Bronchialmuskeln von Asthmatikern gegenüber äußeren Reizen.

Das können Luftschadstoffe, Allergene oder Virusinfekte der Atemwege sein. Auch Anstrengung und die vermehrte Parasympathikusaktivität in der Nacht verursachen Beschwerden. Die Verengung der Bronchien kann im Extremfall so stark sein, dass das Luftleitungssystem der Atemwege »verstopft« wird und ein Sauerstoffmangel eintritt. So weit kommt es aber nur selten. Typische Asthmabeschwerden sind pfeifende Atemgeräusche, Atemnot, ein Engegefühl in der Brust und manchmal auch trockener Reizhusten. Die Behandlung von Asthma zielt heute auf die zwei wichtigsten Merkmale – Linderung der Entzündung und Hemmung der bronchialen Krampfneigung. Mit Erfolg: Acht von zehn Asthmatikern können heute mit einfachen Inhalatoren ein normales Leben mit minimalen Einschränkungen führen. Der Weg dahin war allerdings nicht immer geradlinig.

Schon im Altertum kannte man Asthma. Der griechische Arzt Hippokrates (460–370 v. Chr.) war der Erste, der den Begriff verwendete: Asthma kommt vom griechischen *aazein*, was in etwa »schwer atmen« bedeutet. Hippokrates war der Meinung, Asthma entstünde durch zähen Schleim, der aus dem Gehirn in die Atemwege laufe – eine durchaus interessante Ansicht! Bis ins 19. Jahrhundert gab es keine allgemein akzeptierte Theorie über die Entstehung von Asthma. Wie es der Zeitgeist wollte, musste es wohl im weitesten Sinne »mit den Nerven« zu tun haben – Beweise hatte man dafür allerdings keine. Dann entdeckte der deutschen Arzt Franz Daniel Reisseissen (1773–1828) die Bronchialmuskeln, und der Schotte Charles Williams (1805–1889) bewies wenig später, dass diese Bronchialmuskeln auf elektrische Nervenreize mit einem »Spasmus« (Verkrampfung) reagieren. Die Fachwelt war zufrieden. Man hatte es ja schon immer vermutet: Asthma war ein »nervöses Leiden«, Ausdruck einer hypersensiblen Konstitution, wie die »Hysterie« bei Frauen oder die »allgemeine Neurasthenie« (Nervenschwäche).

Das änderte sich auch nicht, als Anfang des 20. Jahrhunderts die »Allergie« und ihre enge Beziehung zu damals schon verbreiteten Erkrankungen wie »Heufieber« und eben Asthma entdeckt wurde. Die Patienten galten nun erst recht als »idiosynkratisch« – *eigentümlich*. Die allergische Überreaktion war in dieser Sichtweise genauso Ausdruck einer gesteigerten Nervosität wie die zwanghafte Neigung zu »Bronchialspasmen«. Auch wenn sich das später als Irrtum herausstellte – die Wissenschaftler etablierten damals bereits das Konzept der »bronchialen Überempfindlichkeit«, noch heute ein zentraler Bestandteil der Asthmaerkrankung. Bis in die 1970er-Jahre hinein hielt sich die Vorstellung von Asthma als reiner Bronchialmuskelerkrankung. Die Verkrampfung behandelte man mit Adrenalin-ähnlichen Wirkstoffen – den Sympathomimetika oder chemischen Verwandten des Tollkirschgifts, den Anticholinergika (siehe Kap. 2 »Der stille Don«).

Das Stresshormon Adrenalin wurde um 1900 entdeckt und bereits kurze Zeit später zur bronchialerweiternden Behandlung von Asthma eingesetzt, erst als Spritze, später über Inhalationsapparate. Nach dem Zweiten Weltkrieg kamen die ersten tragbaren Tascheninhalatoren mit synthetischen Sympathomimetika auf den Markt, die »Asthma-Sprays«. Für Asthmatiker waren diese Medikamente Segen und Fluch zugleich. Einerseits waren sie so schnell und stark wirksam, dass Asthmabeschwerden innerhalb von Minuten gelindert wurden, andererseits verleiteten sie auch zu Sorglosigkeit und häufigem Gebrauch. Man hatte ja ständig »seinen« Inhalator dabei, der so wunderbar half. Manche Patienten wendeten die Sprays beinahe stündlich an, was zu einem gefährlichen Gewöhnungseffekt führte: Um den gleichen »Kick« zu bekommen, mussten die Patienten immer mehr, immer häufiger inhalieren. Mit der unkontrollierten Anwendung stellten sich Nebenwirkungen ein, vor allem an Herz und Kreislauf. Plötzlich häuften sich Todesfälle unter Asthmatikern. Die verkrampften Bronchien reagierten nicht mehr auf den Inhalator, Patienten erstickten oder fielen während der häuslichen Inhalation tot um. Die Therapie befand sich in einer Sackgasse. War Asthma am Ende doch mehr als nur »spastische« Bronchien?

Bereits seit 1950 wurden akute Asthmaattacken auch mit dem entzündungshemmenden Kortison behandelt. Allerdings glaubten Ärzte, eine Entzündung trete nur während einer Attacke auf und sei daher eine *Folge* der bronchialen Verkrampfung, nicht deren *Ursache*. Außerdem fürchteten sie die Nebenwirkungen des

»Wundermittels« Kortison, die schon kurz nach Einführung des Medikamentes bei Rheumapatienten erkennbar wurden: Fettsucht, Knochenschwund, Diabetes, Starerkrankungen des Auges, Wassereinlagerungen im Gewebe. Aber Asthma bot ja, anders als die Rheumabehandlung, die Möglichkeit der Inhalationstherapie – viel weniger Wirkstoff konnte so gezielt am Ort des Krankheitsgeschehens aufgetragen werden. Ließen sich damit die gefürchteten Nebenwirkungen des Kortisons vermeiden? Anfang der 1970er-Jahre kam das erste inhalierbare Kortison in den Handel, eine Revolution, möchte man aus heutiger Perspektive meinen. Doch die Revolution blieb aus. Die Ärzte waren skeptisch: Patienten spürten mit diesem neuen Medikament – ganz anders als nach Anwendung der Sympathomimetika – keine sofort wahrnehmbare Besserung. Das Medikament musste regelmäßig und dauerhaft eingenommen werden, unabhängig von Beschwerden. Vor allem aber war das Konzept der Entzündung bei Asthma zu dieser Zeit weder populär noch verbreitet, Vorbehalte gegen Kortison, auch in der inhalierbaren Form, waren dagegen umso häufiger anzutreffen, bei Ärzten wie Patienten. Immerhin befeuerte die Verfügbarkeit dieses neuen Wirkstoffs bei Grundlagenforschern ein großes Interesse an der Entschlüsselung der Asthma-Entzündung. Und die Forschung lieferte Ergebnisse. Die Bedeutung der Entzündung wurde immer offensichtlicher: Verengung der Atemwege, Hustensymptome, Asthmaattacken, Todesfälle – alles ließ sich auf die Entzündung der Atemwege zurückführen.

Dennoch musste in den 1980er-Jahren erst noch eine weitere Welle von Asthmatoten durch übermäßigen Sympathomimetikakonsum über die USA, Australien und Neuseeland hinwegrollen, ehe die Asthmabehandlung fundamental neu gedacht wurde. Die Entzündung stand jetzt im Mittelpunkt. Sie galt es in der Dauerbehandlung in Schach zu halten, bronchienerweiternde Medikamente sollten nur noch im Bedarfsfall, nicht mehr regelmäßig angewendet werden. Dieses Prinzip gilt auch heute noch. Der Erfolg der entzündungshemmenden Dauertherapie war bei Erwachsenen und Kindern gleichermaßen beeindruckend: In Kanada etwa sank mit jeder verschriebenen Packung eines inhalierbaren Kortisons das Risiko, an Asthma zu sterben, um 21 Prozent. Wichtig für die Patienten, die oft Kinder und Jugendliche waren: Die typischen, gefürchteten Kortisonnebenwirkungen traten bei der inhalierbaren Form (aufgrund der vielfach niedrigeren Kortisonmenge) auch nach jahrelanger Anwendung praktisch nicht auf.

In Europa ist die Anzahl der asthmabedingten Todesfälle seit den 1970er-Jahren um mehr als 50 Prozent zurückgegangen – im Jahr 2015 starben europaweit nur noch 40 Kinder und 380 Erwachsene unter 45 Jahren an Asthma. Auch wenn das immer noch 420 Fälle zu viel sind – das Umdenken in der Asthmabehandlung hat Früchte getragen. Die positive Entwicklung der Statistik ist vor allem auch deshalb bemerkenswert, weil die Asthmahäufigkeit seit 1960 weltweit dramatisch gestiegen ist und sich in manchen Ländern verdoppelt, verdreifacht oder gar vervierfacht hat. Trotzdem hat der Anteil an Asthmapatienten mit schweren Komplikationen stetig abgenommen.

Heute richtet sich das Augenmerk vor allem auf die besonders schweren Asthmatiker, die trotz der verfügbaren Standardbehandlung durchs Raster fallen: Patienten, die häufig Notfallbehandlungen mit Kortisontabletten benötigen; die – heute eigentlich eine Rarität – wegen Asthma ins Krankenhaus aufgenommen werden müssen; die ständig heftige Beschwerden und eine stark eingeschränkte Lebensqualität haben. Diese Betroffenen, die zum Glück nur etwa 5 bis 10 Prozent der Asthmatiker ausmachen, haben auch heute noch ein nicht zu unterschätzendes Risiko, an Asthma zu sterben. Aber auch in dieser Gruppe gibt es seit einigen Jahren erstaunliche Fortschritte in der Behandlung.

Durch die intensive Erforschung der Entzündungsvorgänge bei Asthma konnten in den letzten 20 Jahren wichtige Schlüsselfaktoren identifiziert werden, Moleküle, die bei der Nachrichtenübermittlung von Abwehr- und Entzündungszellen von Asthmatikern wichtig sind – die »Tweets« aus dem ersten Kapitel zum Immunsystem. Neue Verfahren aus der Biotechnologie erlauben es heute, gezielt solche Signalstoffe zu blockieren. So entstanden wirksame, auf die individuelle Entzündung eines Patienten abgestimmte neue Behandlungen für schwere Asthmatiker. Im Jahr 2005 etwa kam erstmals ein Wirkstoff zum Einsatz, der ein Signalmolekül der Allergie abschaltet. Die Erfolgsaussichten der Behandlung lagen höher, wenn bei Patienten dieser Signalstoff im Blut nachweisbar war. In der Asthmabehandlung begann damit das Zeitalter der maßgeschneiderten, »personalisierten« Medizin.

Es war kein Zufall, dass die erste »intelligente« Therapie von schwerem Asthma in den allergischen Entzündungsprozess eingriff. Warum? Weil die Allergie der wichtigste Faktor für die Entstehung von Asthma ist. Fast 90 Prozent aller Asthmakinder sind allergisch und bis zu 70 Prozent der Erwachsenen. Was passiert bei der Allergie? Die Allergie ist eine Fehlfunktion unseres Immunsystems: Umweltstoffe, meistens harmlose pflanzliche oder tierische Eiweiße, die weder krank machen noch für unseren Körper eine Gefahr bedeuten, werden vom Immunsystem bekämpft, vor allem durch die Produktion von bestimmten Eiweißstoffen, den Antikörpern (siehe Kap. 1). Krank wird der Allergiker also nicht durch den Auslöser, sondern durch die Immunreaktion seines Körpers. Kommen Allergene wie Pollen oder Hausstaubmilben mit den Antikörpern in Kontakt, löst das in den Schleimhäuten von Nase und Bronchien eine Entzündungsreaktion aus: Die Schleimhäute schwellen an, jucken, Sekret wird produziert, Bronchialmuskeln ziehen sich krampfartig zusammen.

Genau wie Asthma nehmen Allergien seit den 1960er-Jahren in vielen Ländern dramatisch zu, mit einem bemerkenswerten Gefälle in der Häufigkeit: In den meisten asiatischen Ländern ist die Zahl der Betroffenen niedrig (2–4 % der Bevölkerung), in den meisten »westlichen« Ländern dagegen hoch (mehr als 15 % der Bevölkerung). Woran liegt das? Die Antwort darauf ist komplex. Es gilt heute jedoch als gesichert, dass neben der erblichen Komponente Umweltfaktoren und äußere Umstände des westlichen Lebensstils hinter der Umpolung des Immunsystems stecken: Veränderungen im Mikrobiom, verbesserte, manchmal »übertriebene« Hygiene, die Abnahme von Infektionskrankheiten, neue Ernährungsgewohnheiten (faserarme Kost, geringe Omega-Fettsäuren in der Nahrung), Vitamin-D-Mangel (durch Aufenthalt in Räumen), Luftschadstoffe (Dieselpartikel), Rauchen, Übergewicht und Bewegungsmangel, Zunahme von Kaiserschnittgeburten und kurze Stilldauer – die Liste der »Verdächtigen« ist endlos. Aber keiner dieser Faktoren löst für sich alleine eine Allergie aus, und umgekehrt bietet deren Ausschaltung keinen sicheren Schutz vor Allergien. Ein »Handlungsleitfaden« zur Verhinderung von Asthma und Allergien ist diese Liste daher nicht. Wo sich einzelne Punkte umsetzen lassen, etwa in der Ernährung, bei der Geburts- und Stillzeitplanung, durch Aktivität und Gewichtskontrolle oder durch Nichtrauchen, sind sie zweifellos sinnvoll. In jedem Fall sind sie Teile eines großen Puzzles, dessen Gesamtbild sich immer klarer abzeichnet. Ist es komplett, steht die Tür für eine wirksame Vorbeugung gegen Asthma und Allergien weit offen. Bis dahin müssen wir mit dem vorliebnehmen, was wir zur Verfügung haben. Und das ist nicht wenig. Was also gilt es zu beachten, wenn Sie oder Ihr Kind Asthma haben? Hier die wichtigsten Tipps. Wobei der Leitsatz gilt: Sie kontrollieren Ihr Asthma, nicht das Asthma Sie!

1. *Ruhe bewahren.* Asthma ist kein Stigma, keine Katastrophe. Mit Asthma kann man normal und lange leben. Und viele andere haben das gleiche Problem. Tauschen Sie sich aus. Wenn Ihr kleines Kind nur während eines Infektes pfeift, muss das noch kein Asthma sein. Mit der Zeit hören diese »pfeifenden Infekte« auf, weil die kleinen Bronchien wachsen und nicht mehr so schnell anschwellen.

2. *Kompetenz einholen.* Suchen Sie sich einen Arzt, der Erfahrung mit Asthma hat. Das muss kein Pneumologe sein. Aber jemand, der die Erkrankung kennt, ihre Tücken, Drehungen und Wendungen durchschaut. Der Sie durch die Behandlung begleitet, freundlich, zugewandt, bestimmt. Der Asthma ernst nimmt, ohne davor zu erschauern. Es aber auch nicht bagatellisiert. Die Hälfte aller Asthmatoten in Großbritannien hatte nach der vorherigen Einschätzung ihrer Hausärzte ein »leichtes Asthma«. Ein vielleicht vermeidbarer Irrtum.

3. *Lassen Sie sich nicht einschränken.* Sie oder Ihr Kind dürfen, sollen Sport machen. Nehmen Sie am normalen Leben teil. Wenn Sie sich bei irgendeiner Sache nicht sicher sind, fragen Sie vorher Ihren Arzt.

4. *Schlampen Sie nicht.* Nehmen Sie Ihre Medikamente regelmäßig ein und brechen Sie die Behandlung niemals einfach ab, auch nicht, wenn es Ihnen gut geht. Geht es denn nicht ohne Kortisonspray? Ja, vielleicht. Aber das muss man behutsam ausprobieren. Über Wochen, manchmal Monate. Und Ihr Arzt muss kontrollieren, ob alles im Lot bleibt. Keine Alleingänge. Denken Sie daran: Ihr Asthma ist unberechenbar, eine kleine Diva wie ein schlecht gelaunter Klaus Kinski im Interview. Eben noch sanftmütig und still, dann: die falsche Frage, ein falscher Blick, ein kalter Luftzug und – peng!

   Lassen sie es nicht dazu kommen. Genau dafür sind Ihre Medikamente da.

5. *Suchen Sie nach Auslösern von Asthmabeschwerden.* Im Umfeld, in der Wohnung, aber auch bei sich selbst. Ein Allergietest hilft dabei, vor allem aber: eigene Beobachtung. Verschlimmern Haustiere, Mahlzeiten, bestimmte Tätigkeiten Ihr Asthma? Bei Frauen sind es manchmal Regelbeschwerden, die ein Asthma verschlimmern. Psychischer Stress – auch durch soziale Medien – und ständige Erreichbarkeit wirken sich negativ auf Asthma aus. Seien Sie bei Erkältungsinfekten wachsam, sie sind die häufigsten Auslöser akuter Asthmabeschwerden und erfordern oft eine intensivere Asthmabehandlung. Selbst wenn Sie nicht alle Auslöser beseitigen können, können Sie sie besser einschätzen und kontrollieren.

6. *Geben Sie dem Affen keinen Zucker.* Stellen Sie sich die Frage: Wie lebe ich heute mit meinem Asthma? Und wie möchte ich in Zukunft mit meinem Asthma leben? Denken Sie vorausschauend. Rauchen Sie nicht: Es ist immer dumm – mit Asthma ist es strohdumm. Seien Sie ehrlich: Sind Sie wirklich gegen alle Katzen allergisch, nur nicht gegen Ihre eigene? Kann die Familie dann nicht wenigstens einen Hund, Hamster, ein Kaninchen oder Pferd anschaffen? Lieber nicht. Auch wenn die Kinder noch so betteln. Es ist Ihr Asthma, Ihr Leben. Wen liebt Ihre Familie mehr? Sie oder den Hamster? Den Hamster? Das tut mir leid.

Wie war noch gleich Ihr Name?
COPD, die unbekannte Volkskrankheit

Das Leben ist nicht immer gerecht. Manchmal erlangt derjenige die meiste Aufmerksamkeit, der am lautesten schreit. Und wer nicht mit klappert, geht unter. Manchmal hilft auch ein schillernder Name, um die eigene Attraktivität zu steigern. Genau an diesem Punkt hat die COPD ein Problem. Am 27.10.2017 versechsfachte sich der Börsenwert der britischen Firma On-Line Plc von knapp 15 auf 80 Pence pro Aktie – innerhalb eines einzigen Tages. Kennen Sie nicht? Keine Sorge. Kennt auch sonst niemand. Die Firma erzielte im vergangenen Jahr gerade mal 18 000 Pfund Gewinn – bei mickrigen 98 000 Pfund Umsatz. Ein ähnliches Phänomen vollzog sich am 20.12.2017 mit der Aktie der eher unbekannten US-amerikanischen Long Island Iced Tea Corp – hier verdreifachte sich der Kurs in wenigen Stunden. Was also haben Sie verpasst? Ein neues Amazon, ein zweites Google? Und was haben Onlinedienste mit Eistee zu tun? Und wie passt das zu einer Lungenerkrankung? Die Antwort ist simpel. Beide Unternehmen hatten kurz zuvor angekündigt, ihren Unternehmensnamen ändern zu wollen: in On-Line Blockchain Plc und Long Blockchain Corp. Im Zuge der allgemeinen Hysterie um die neuen Kryptowährungen wie den »Bitcoin« genügte die bloße Ankündigung der Umfirmierung in »irgendwas mit Blockchain«, um die smarten Broker reihenweise zu verzücken – auch wenn die Geschäftsberichte der Firmen wesentlich bescheidener daherkamen. Eine clevere Strategie. Ein positives Image mag nicht alles sein, schadet aber nicht. Diese Lektion muss die Lungenheilkunde noch lernen – eine der wichtigsten Erkrankungen aus diesem Fach hat nämlich ein »Imageproblem«: die COPD.

Anders als bei den heutigen »Blockchain«- oder den »Dotcom«-Raketen der 2000er-Jahre steht hinter der COPD keineswegs nur heiße Luft. Im Gegenteil – Fakten und Zahlen sind beeindruckend, wenn auch im negativen Sinne. Die Anzahl der Betroffenen beträgt in Deutschland zurzeit sieben Millionen, weltweit sind es mehr als 300 Millionen, Tendenz steigend. Die Erkrankung liegt weltweit auf Platz vier bei den häufigsten Todesursachen, die Tendenz geht nach oben. 25 000 Todesfälle in Deutschland, mehr als drei

Millionen weltweit. Allein zwischen 1965 und 1998 hat die Sterblichkeit durch COPD in den USA um 163 Prozent zugenommen. Zum Vergleich: Die Zahl der Todesfälle durch Herzinfarkt und Schlaganfall sank im selben Zeitraum um mehr als 50 Prozent. COPD belegt Platz zwei in der Rangliste krankheitsbedingter Behinderung und Einschränkung der Lebensqualität, knapp hinter der koronaren Herzerkrankung. COPD verursacht jährlich 200 000 Krankenhauseinweisungen in Deutschland und mehr als zehn Milliarden Euro Krankheitskosten in der EU.

COPD scheint ein echter Superstar unter den Volkskrankheiten zu sein. Aber ein ARD-*Brennpunkt* zum Thema? Fehlanzeige. COPD – wen interessiert das? Will das jemand wissen? Nicht wirklich. Warum ist das so? Weil die Krankheit vor allem ältere Menschen betrifft? Das gilt auch für Diabetes und Bluthochdruck. Weil meistens Raucher betroffen sind? Das ist bei Herzinfarkt und Schlaganfall nicht anders. Woran liegt es dann? Ganz klar: am Namen. Menschen interessieren sich nicht für Akronyme und Buchstabenfolgen. Menschen haben Mitgefühl, wenn jemanden »der Schlag trifft«. Sie leiden bei einer »Herzattacke«, sogar noch bei dem relativ technischen »Infarkt«. Sie betrauern Opfer von »Magersucht« und »Krebs« und trösten Menschen mit »Depression«. Aber COPD – vier Großbuchstaben? Was soll das ein? Der einzige Fall einer umgangssprachlich erfolgreichen medizinischen Abkürzung ist AIDS *(Acquired Immune Deficiency Syndrome)*. Aber Aids kann man wie ein Wort aussprechen, im Englischen entspricht es sogar dem Plural von *aid* (Hilfe). Doch wie spricht man COPD aus? Schon mal versucht? Koppt? Zum Wohlsein.

Just zu dem Zeitpunkt, als erstmals das volle Ausmaß der globalen COPD-Epidemie zu erkennen war, als man in bestem Glauben und mit den allerbesten Vorsätzen um Aufmerksamkeit und Unterstützung für diese Krankheit werben wollte, da einigte sich ein internationales Expertengremium auf den schlimmsten aller möglichen Namen: COPD, die Kurzform des Wortungetüms *Chronic Obstructive Pulmonary Disease* (Chronisch obstruktive Lungenerkrankung).

Doch warum überhaupt dieses zungenbrecherische Akronym? Ein englisches Akronym noch dazu. Gab es denn keinen Widerstand gegen den Begriff? Doch, den gab es. Die frankofonen Fachgesellschaften wollten den Begriff nicht übernehmen – weshalb sie das Ganze zum landessprachlichen »BPCO« verschlimmbesserten. Grauenhaft. In erster Linie ging es um die begriffliche Trennung von Asthma. Diese Trennung war für Ärzte lange Zeit irrelevant, da die große Mehrzahl der Patienten mit verengten Atemwegen Asthma hatte – COPD war bis in die Nachkriegszeit nur eine Randerscheinung. Außerdem war die Behandlung die gleiche: bronchialerweiternde Sprays. Dann aber erkrankten immer mehr Menschen infolge der Verbreitung des Rauchens an einer eigenständigen Atemwegserkrankung, und dieser Typ war ganz anders als Asthma. Man musste dem Kind also einen Namen geben. Wo lagen die wesentlichen Unterschiede? Asthma trat schon bei Kindern auf, die wichtigste Ursache waren Allergien, Schleim und Auswurf waren selten. Die Raucher mit Atemwegsverengung dagegen waren älter, die Erkrankung begann schleichend, über Jahre, Allergien spielten keine Rolle, Rauchen und Infekte dafür umso mehr. Husten und Auswurf waren bei vielen Patienten neben Luftnot die Hauptbeschwerden. Untersuchte man das Lungengewebe von Betroffenen unter dem Mikroskop, traten noch deutlichere Unterschiede zutage. Rauchende Atemwegspatienten litten an einer chronischen Bronchitis, und häufig waren die feinen Lungenbläschen zerstört oder überdehnt.

Dieses Phänomen hatte 1679 bereits der Genfer Arzt und Pathologe Théophile Bonet (1620–1689) bei Autopsien Verstorbener beschrieben und Emphysem genannt (nach dem griechischen Wort für hineinblasen). Er glaubte, die Veränderung des Lungengewebes sei

Folge eines zu starken Lufteinstroms in die Alveolen – mit dem Resultat einer Überdehnung. Die entzündungsbedingte »Selbstverdauung« der Lungenbläschen durch Zigarettenrauch, die eigentliche Ursache des Emphysems, konnte er noch nicht erkennen. Dem französischen Arzt René Laënnec (1781–1826), Erfinder des Stethoskops, fiel schon Anfang des 19. Jahrhunderts der Zusammenhang zwischen Bronchitis und Emphysem auf. Er hielt diese Erkrankung allerdings für eine seltene Sonderform von Asthma. Es dauerte noch bis in die Nachkriegszeit der 1950er- und 1960er-Jahre, bis sich unter Lungenärzten allmählich die Begriffe »chronische Bronchitis«, »Lungenemphysem« oder »Bronchitis mit Emphysem« für die Rauchervariante verengter Atemwege etablierten.

Dabei hätte es bleiben können. »Bronchitis« kennt ohnehin jeder, und der Begriff »Emphysem« geht trotz seiner griechischen Herkunft leicht über die Lippen. Einige Experten wollten es aber ganz genau wissen. Sie argumentierten, nicht jeder Patient habe zu gleichen Teilen Emphysem und Bronchitis. Ein »Oberbegriff« musste her, der Emphysem und chronische Bronchitis vereinte: COPD. Aus unerklärlichen Gründen setzte sich der Begriff in der Fachsprache durch. Leider hatte man die Rechnung ohne diejenigen gemacht, die COPD am meisten betrifft: die Patienten. Von denen kennt kaum die Hälfte den Fachterminus. Sie sagen stattdessen immer noch »Emphysembronchitis«. Ich mag den Begriff. Er geht direkt ans Herz. Pardon, die Lunge.

COPD oder Emphysembronchitis – eine Krankheit für Männer über 60, starke Raucher, den Marlboro-Mann eben. Dieses Klischee war lange richtig und ist auch heute nicht völlig falsch. Aber das Gesicht der COPD wandelt sich. Im Jahr 1972 entdeckten Jäger auf einer Insel vor Alaska die im Eis gefrorene Mumie einer Eskimofrau. Altersbestimmungen ergaben, dass die Frau etwa 1500 Jahre vor ihrem Auffinden gelebt haben musste (200–500 n.

Chr.). Ein Team aus Archäologen und Ärzten untersuchte die zum Zeitpunkt ihres Todes etwa 53-Jährige. Die Frau war erstickt. In der von Rußpartikeln schwarz gefärbten Lunge fanden die Experten ein ausgeprägtes Lungenemphysem. Welche Ironie: Der älteste jemals dokumentierte Tote durch COPD war weiblich, unter 60 Jahre alt – und Nichtraucher. Heute lachen wir darüber nicht mehr. Immer mehr Patienten mit COPD entsprechen nicht mehr dem gängigen Klischee. Zwar sind in Deutschland neun von zehn COPD-Patienten Raucher oder ehemalige Raucher, und bis vor wenigen Jahren waren zwei Drittel der Betroffenen männlich. Das gilt auch für die meisten westlichen Industrienationen.

Aber wie sieht es im Rest der Welt aus? Da tragen Frauen die Last. Obwohl sie nicht rauchen oder gar nicht rauchen dürfen. Aber sie sind für Haushalt und Versorgung zuständig – und hier liegt das Problem. In vielen Ländern wird auch heute noch in Innenräumen, unter beengten Verhältnissen, mit offenem Feuer oder Brennöfen, die zum Teil mit Benzin gefeuert werden, geheizt und gekocht. Das Ausmaß der Schadstoffbelastung für die Atemwege von Frauen und Kindern ist unvorstellbar. Und auch abseits der Kochstellen gibt es wenig Erholung. Wo das Verfeuern fossiler Brennstoffe in Wohnungen üblich ist, dort herrscht auch im Außenbereich eine hohe Luftverschmutzung durch Feinstaub und Stickoxide – Indien und China sind die prominentesten Beispiele.

Die Folgen dieser doppelten Belastung sind bereits heute erkennbar: Die Schutzlosen, Empfindlichen – Kinder und Alte – sterben an Atemwegsinfektionen, die sich in schadstoffgeschädigten Lungen leicht ausbreiten. Die Erwachsenen entwickeln chronische Bronchitis und später COPD. Die Folgen der chronischen Erkrankungen werden erst in Jahren spürbar sein, aber sie werden dramatisch ausfallen. Hinzu kommt, dass etwa in China zwei Drittel der Männer rauchen. In Indien, dem Land mit der zweitgrößten Bevölkerung der Welt, ist es ein knappes Drittel – mehr als 120 Millionen.

In diesen Ländern braut sich im Hinblick auf die zukünftige COPD-Belastung im wahrsten Sinne des Wortes ein »perfekter Sturm« zusammen.

Aber auch in Deutschland sind immer mehr Jüngere und Frauen von der COPD betroffen: Etwa jeder fünfte Erkrankte ist unter 50 Jahre alt. Die Zunahme des Rauchens unter Frauen während der Emanzipationswelle der 1960er- und 1970er-Jahre fordert hier ihren Tribut. Der steigende Frauenanteil erklärt sich auch dadurch, dass bei Männern die Anzahl der Raucher seit den 1970er-Jahren abnimmt. Mit dem positiven Effekt, dass bei Männern die Sterblichkeit durch COPD in der jüngsten Vergangenheit stagniert oder sogar leicht zurückgeht, während Frauen weiter aufholen. Besonders ins Gewicht fällt hier, dass Frauen für die schädlichen Auswirkungen des Rauchens in der Lunge anfälliger sind als Männer – aus einem einfachen Grund: Die Lungen von Frauen sind im Schnitt etwa 10 Prozent kleiner. Das bedeutet: Rauchen Männer und Frauen die gleiche Zigarette, ist die Schadstoffmenge bezogen auf die Lungengröße bei Frauen relativ höher. Bei gleichem Rauchverhalten sind die Folgen bei Frauen also gravierender, oder, anders gesagt, geringere Mengen Zigaretten lösen bei Frauen die gleichen Schäden aus wie größere Mengen beim Mann.

Neben der geringeren Lungengröße gibt es aber auch noch andere Gründe für die stärkere COPD-Anfälligkeit bei Frauen. Schon im Jahr 1894 – noch vor Entdeckung der Hormone – beschrieb der britische Arzt und Sexualforscher Henry Havelock Ellis (1859–1939) den Einfluss von Geschlecht und Menstruationszyklus auf Lungenstruktur und -funktion. Er ging sogar so weit, die Lunge als »sekundäres Geschlechtsmerkmal« zu bezeichnen. Heute sind viele seiner präzisen Beobachtungen an Frauen durch wissenschaftliche Studien bestätigt. Atemantrieb, Bronchiendurchmesser, Hustenreflex und bronchiale Empfindlichkeit reagieren jeweils auf verschiedenen Zyklusphasen und die dominierenden Hormone. Progesteron zum Beispiel, das in der zweiten Zyklushälfte (Gelbkörperphase) dominiert, steigert den Atemantrieb und erweitert die Bronchialmuskeln. Der Progesteronabfall vor der Menstruation wird daher für die Auslösung menstrueller Asthmabeschwerden verantwortlich gemacht. In der ersten Zyklushälfte sind die Bronchien von Frauen dagegen empfindlicher und enger. Für die Entstehung der COPD ist relevant, dass hohe Östrogenspiegel die Entgiftung von Bestandteilen des Zigarettenrauchs behindern – die Folge ist mehr oxidativer Stress, der bei COPD eine entscheidende Mitursache ist. Auch wenn die genauen Mechanismen der erhöhten Anfälligkeit von Frauen für COPD zum Teil noch im Dunkeln liegen – Tatsache ist: Der Frauenanteil an COPD beträgt heute in Deutschland knapp 50 Prozent, eine Quote, auf die man ansonsten stolz wäre. Emanzipation ist nicht immer eine gute Sache.

Was passiert bei COPD, und warum ist die Erkrankung so viel gefährlicher als Asthma? Erste Symptome von COPD-Patienten sind meistens Husten und Auswurf. Beides ist Folge einer Abwehrreaktion der Atemwege gegen die eingeatmeten Luftschadstoffe. Weil Zigarettenrauch und Abgase die Flimmerhärchen lähmen, versucht die Bronchialschleimhaut das mit einer vermehrten Schleimproduktion auszugleichen. Mit der Zeit nimmt die Anzahl der Schleimdrüsen in den Atemwegen so weit zu, dass Husten und Auswurf sich verselbstständigen können: Die Patienten haben nun eine »chronische Bronchitis«. Hält die Einwirkung schädlicher Substanzen an, finden sich in den Atemwegen bald erste Zeichen eines Vernarbungsprozesses. Das funktioniert im Prinzip genauso wie die Narbenbildung auf der Haut nach einer Verletzung. Wenn man die Wunde nicht in Ruhe lässt, sondern ständig an ihr kratzt oder reibt, verzögert sich die Heilung und zurück bleibt eine hässliche Narbe aus minderwertigem Hautgewebe. In den Bronchien

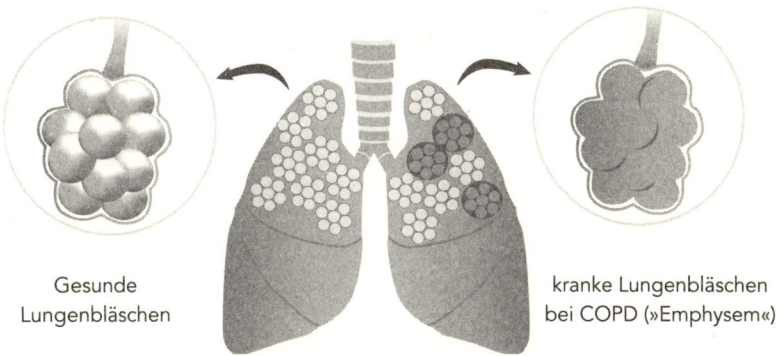

Gesunde
Lungenbläschen

kranke Lungenbläschen
bei COPD (»Emphysem«)

Abb. 7: Umbau der Lungenbläschen bei COPD (Emphysem). Die feinen trauben-förmigen Außenwände der Lungenbläschen werden durch entzündliche Prozesse zerstört und sackförmig ausgeweitet.

heißt das, dass in den Schichten unter dem Epithel Bindegewebe eingelagert wird, die Bronchialmuskeln verdicken und verkrampfen sich – aus der einfachen chronischen Bronchitis ist jetzt eine »obstruktive« (mit verengten Atemwegen) geworden. Anders als bei Asthma ist die Verengung der Atemwege bei COPD nicht sporadisch, anfallartig oder vorübergehend, sondern dauerhaft. Selbst bronchialerweiternde Medikamente können die Verengung nicht vollständig beheben, die Vernarbung verhindert das. COPD-Patienten haben deshalb auch ständig eine gewisse Luftnot (vor allem bei Belastung), Asthmatiker nur im akuten Anfall.

Der entscheidende Unterschied zwischen COPD und Asthma ist jedoch ein anderer: Asthma bleibt auf die luftleitenden Atemwege beschränkt, die COPD befällt auch die Lungenbläschen und zerstört ihre feine traubenförmige Struktur. Statt vieler kleiner Alveolen sind jetzt große, ausgeleierte Blasen zu erkennen – das Lungenemphysem (Abbildung 7).

Die Auswirkungen der COPD sind so in doppelter Hinsicht negativ: Sie hemmt den Luftstrom aufgrund verengter Bronchien und behindert zugleich durch die Zerstörung der Alveolen den

Sauerstoffaustausch. Je ausgeprägter das Emphysem, desto mehr nutzlose Luft fängt sich in diesen Blasen, daher kommt auch die Bezeichnung »Blählunge« für das Emphysem. Viele COPD-Patienten leiden wegen des Emphysems an einem chronischen Sauerstoffmangel im Blut – ein Phänomen, das bei Asthmatikern allenfalls im Rahmen von schwersten, lebensbedrohlichen Anfällen zu beobachten ist.

Welche Behandlungsmöglichskeiten gibt es bei COPD? »Ein Herz kann man nicht reparieren«, singt Udo Lindenberg. Ein Emphysem auch nicht. Leider. Was kaputt ist, bleibt auch kaputt. Die Behandlung der COPD kann nur die Symptome lindern – vor allem Luftnot, Husten und Auswurf. Dafür setzt man bronchienerweiternde Medikamente mit langer Wirkdauer ein, häufig Sympathomimetika und Anticholinergika gemeinsam, um die größte Wirkung zu erzielen. Diese inhalierbaren Wirkstoffe halten die Bronchien offen, so gut es geht, stabilisieren sie und erleichtern das Atmen. Leider wirkt das inhalierbare Kortison, das bei Asthma so wichtig ist, bei COPD kaum. Die Entzündung ist eine andere. Und für diese Entzündung gibt es bislang keine wirksamen Medikamente. Deshalb ist COPD nicht Asthma.

Trotzdem verschafft die Inhalatortherapie den meisten Patienten eine gute Linderung der Beschwerden und verbessert die Lebensqualität. Sie bietet auch einen gewissen Schutz vor den gefährlichen COPD-Attacken, den Exazerbationen. Diese Attacken werden meistens durch Atemwegsinfekte oder Schadstoffbelastungen ausgelöst. Sind die Attacken so schwer, dass die Patienten ins Krankenhaus eingeliefert werden müssen, sind sie genauso gefährlich wie der Infarkt eines Herzpatienten: Zwischen 5 und 10 Prozent der Krankenhauspatienten überleben eine solche Attacke nicht. Da die Attacken mehrheitlich durch Infekte ausgelöst werden, bieten auch die Schutzimpfungen gegen Pneumokokken und Influenza bei COPD-Patienten einen gewissen Schutz.

Vollständig vermeiden lassen sie sich aber nicht. Es ist daher wichtig, dass Betroffene früh ihren Arzt aufsuchen, sobald sie Zeichen einer Verschlechterung spüren.

Was kann man als Betroffener noch tun? Hier meine fünf Tipps für COPD-Patienten (oder solche, die es nicht werden wollen):

1. *Keine Panik.* Die Diagnose COPD ist ernst, aber kein Todesurteil. COPD kann man nicht heilen oder wie Asthma »normalisieren«. Das muss man als Betroffener erst mal verarbeiten. Aber trotz der besorgniserregenden weltweiten Zahlen führt die Mehrzahl der COPD-Patienten ein relativ normales Leben mit wenigen Einschränkungen. Allerdings gilt es ein paar Dinge zu beachten.

2. *Ganz wichtig: nicht mehr rauchen.* Auch wenn das Kind bereits im Brunnen ist – es kann immer noch tiefer abgleiten. Wenn Sie weiter rauchen, wird Ihre COPD mit der Zeit noch schlimmer. Viel schlimmer. Ganz sicher. Wenn Sie aufhören, können Sie das Fortschreiten der COPD aufhalten. Das klingt nicht berauschend, kann aber viele Jahre in guter Lebensqualität bedeuten. Sie sind Raucher und haben noch keine COPD? Dann gilt dasselbe. Vielleicht haben Sie auch schon COPD und wissen es nicht. Deshalb: Lassen Sie Ihre Lungenfunktion messen. Entweder macht das Ihr Hausarzt oder der Facharzt. Oder ein »Lungenmobil« im Rahmen des jährlichen Lungentags in Ihrer Nähe. Manche Ärzte bieten auch einen Lungen-Checkup an. Den müssen Sie zwar selber bezahlen, aber das kostet kaum mehr als fünf Schachteln Zigaretten. Sie können nur gewinnen: Ist alles in Ordnung, ist das ein schöner Anlass, mit dem Rauchen aufzuhören. Noch mal – was COPD betrifft – davongekommen! Stimmt etwas nicht, ist das erst recht ein Grund aufzuhören – und die COPD frühzeitig zu behandeln.

3. *Bewegung.* Bewegung? Wie soll ich das schaffen mit meiner Lunge? Das ist eine häufige Reaktion von COPD-Patienten. Aber Sie

können das. Sie müssen sogar. Ihr Arzt und Ihre Familie helfen Ihnen dabei. Körperliche Aktivität verlängert Ihr Leben. Erst recht bei COPD. Sie müssen keinen Marathon laufen, 10 bis 15 Minuten spazierengehen täglich reichen aus. Je mehr, desto besser. Suchen Sie sich eine Selbsthilfe- oder eine Lungensportgruppe. Fragen Sie bei Ihrer Krankenkasse nach. Aktive COPD-Patienten müssen seltener ins Krankenhaus, haben weniger Attacken, eine bessere Lebensqualität, kosten weniger und leben länger. Auch Krafttraining ist wichtig, weil durch COPD häufig die Muskeln abbauen. Trainieren Sie. Nicht für den perfekten Body auf Instagram. Sondern, um Ihr Leben zu retten.

4. *Diät und Ernährung.* Die gute Nachricht: Nein, Sie sollen nicht hungern. Im Gegenteil: Bei COPD-Patienten ist ein leichtes Übergewicht sogar von Vorteil. Sie haben dann zum Beispiel während einer Attacke mehr Reserven. Ihr »Body-Mass-Index« sollte zwischen 21 und 28 liegen. Den können Sie mit einem Online-Tool (z.B. www.bmi-rechner.net) ganz einfach aus Größe und Gewicht berechnen. In keinem Fall sollte Ihr BMI unter 20 liegen. Das deutet auf einen verstärkten Abbau von Körpermasse durch COPD hin. Als COPD-Patient sollten Sie auch Ihre Muskelmasse kennen – die können Sie bei vielen Ärzten einfach bestimmen lassen. Achten Sie auf eine eiweißreiche Ernährung, um dem Muskelabbau entgegenzuwirken. Oxidativer Stress ist bei COPD ganz wichtig. Ihre Ernährung sollte daher reich an antioxidativen »Radikalenfängern« sein. Viele Radikalenfänger sind zum Beispiel in Brokkoli, Grünkohl, Avocado, aber auch in Zwiebeln, Karotten und Rotwein – in Maßen genossen – enthalten.

5. *Impfungen.* Eine Lungenentzündung durch Influenza oder Pneumokokken ist schlimm. Bei einem COPD-Patienten ist sie sehr schlimm. Im schlimmsten Fall tödlich. Auch wenn beide Impfungen keinen vollständigen Schutz bieten – sie schützen.

Man nimmt, was man kriegen kann. Fragen Sie Ihren Arzt daher nach diesen Impfungen.

Das wüste Land: Erkrankungen der Lungenbläschen

Ein Diamant ist unvergänglich. Eine Staublunge leider auch. Blutdiamanten verdanken ihren Namen nicht nur ihrer zweifelhaften Herkunft – auch der Schliff der Edelsteine kann tödlich sein. »Used« Jeans machen den absoluten »Killer Look«? Für manche sind sie tatsächlich ein »Killer«. Den »Kill« übernehmen die Sandstrahlmaschinen, mit denen das »Used« in Ihre Jeans kommt. Langsam. Und unblutig. Aber trotzdem sehr wirkungsvoll und hässlich. Natürlich nicht bei uns. Hier ist das streng verboten. Diese Tätigkeiten führen rechtlose Arbeiter in China, Indien oder Vietnam unter erbärmlichen Arbeitsbedingungen durch. Für 150 Euro Monatslohn, gerne auch weniger. In den Fabriken mangelt es an Atemmasken, Lüftungsanlagen, Ventilatoren und Absaugvorrichtungen. Die meisten Arbeiter ahnen nicht einmal, wie gefährlich ihre Arbeit ist. Bei manchen reichen wenige Monate Arbeit an Edelstein-Schleifmaschinen, Sandstrahlern oder in Steinbrüchen, um eine Staublunge zu entwickeln. Allein in China sind mehr als eine halbe Million Fälle von Staublunge gemeldet, 20 000 kommen jedes Jahr dazu. Und das ist nur die Spitze des Eisbergs. Die meisten Arbeiter in belasteten Industrien werden gar nicht untersucht, Verdachtsfälle nicht gemeldet – so entgeht der Arbeitgeber möglichen Entschädigungszahlungen. Genaue Zahlen zur Häufigkeit der Staublunge gibt es aufgrund der fehlenden Erfassung in vielen Ländern nicht. Einige Experten schätzen die Zahl der jährlichen Todesfälle durch Staublunge weltweit auf 30 000. Die tatsächlichen Zahlen dürften um ein Vielfaches höher liegen.

Staublungen sind aber nicht nur ein Problem aktueller oder ehemaliger »Schwellenländer«. Auch die USA erleben seit einigen Jahren eine beispiellose Welle von Staublungenerkrankungen bei Kohlebergarbeitern. Waren die Erkrankungen an Staublunge nach Einführung schärferer Arbeitsschutzgesetze Ende der 1960er-Jahre bis ins Jahr 2000 noch stark rückläufig, so ist seitdem wieder ein explosionsartiger Anstieg zu beobachten – um mehr als 900 Prozent! Warum? Weil Minenbetreiber aufgrund des steigenden Bedarfs an fossilen Brennstoffen dazu übergehen, auch ertragsärmere, dünne Kohleschichten durch Sprengung zu erschließen. Die so entstehenden Staubwolken sind für die Arbeiter viel gefährlicher als der reine Kohlenstaub: Sie enthalten zusätzlich einen hohen Quarzsteinanteil, Auslöser der gefährlichen »Silikose«.

Die Quarzstein-Komponente des Staubs ist es auch, die die Silikose der Edelsteinschleifer und Jeans-Arbeiter verursacht. Für viele der Betroffenen bedeutet eine Staublunge ein jahrelanges Martyrium. Eine Therapie der Staublunge existiert nicht, die Patienten husten und schnaufen so lange, bis sie nach einigen Jahren schließlich ersticken. Für viele ist das sogar eine Erlösung. So treiben die Arzt- und Behandlungskosten sie nicht völlig in den Ruin oder fressen die Ersparnisse der Familie auf. Entschädigungen sind selten, die Verfahren langwierig. Rechtsstreitigkeiten, die sich über Jahre hinziehen, überleben viele der Betroffenen nicht. Es sind Zustände und Schicksale wie aus einer vermeintlich längst vergangenen Epoche, die jedoch an anderen Orten immer noch fortlebt. 135 Jahre nach dem Erscheinen von Emile Zolas Bergarbeiter-Roman *Germinal* scheint die Produktionswelt nicht klüger, nicht besser geworden zu sein. Gier frisst Lunge.

Staublungen durch Kohle- oder Steinstaub sind Erkrankungen der Lungenbläschen und weltweit insgesamt die häufigste Ursache dieser Art von Lungenkrankheit. Sie sind deshalb so gefährlich, weil sie das Atmungssystem an einer zentralen Stelle treffen: beim

Austausch von Sauerstoff und Kohlendioxid im Bereich der Alveolen. Bei der Staublunge setzt die Ablagerung feinster Staubpartikel in den Alveolen den Krankheitsprozess in Gang. Da die Alveolen keine Flimmerhärchen haben, können diese Feinstpartikel nicht durch den mukoziliären Apparat entfernt werden. Fresszellen versuchen zwar, die Partikel zu entfernen, allerdings erfolglos. So sehr sie sich auch bemühen, es gelingt ihnen nicht, die winzigen mineralischen Staubkörner zu verdauen. Am Ende ziehen sie sich matt und erschöpft mit den Steinen im Magen in das Lungengewebe zurück. In den Alveolen häufen sich die Partikel mit der Zeit an und lösen eine Entzündungsreaktion aus. Die Alveolarwände, die beim Gesunden hauchzart sind, schwellen an. Da die auslösenden Fremdpartikel nicht entfernt werden können, heilt die Entzündung nicht ab – es kommt zu einer Narbenbildung mit dickem, unelastischen Bindegewebe, der »Fibrose«.

Chronische Alveolen-Erkrankungen befallen alle Lungenbläschen. Daher vernarbt in einem schleichenden Prozess allmählich die gesamte Lunge, bis aus dem ehemals weichen, elastischen, leberartigen Organ ein starrer, wachsartiger Gummiklumpen wird. Für die Betroffenen hat das schwerwiegende Folgen. Eine Fibroselunge dehnt sich beim Einatmen nicht mehr richtig aus, das Lungenvolumen der Patienten schrumpft. Die wenige Luft, die noch die Alveolen erreicht, kommt durch die verdickten, narbigen Alveolenwände nicht mehr ins Blut – Sauerstoffmangel und Atemnot sind die Folge.

Wenn es nicht gelingt, die fortschreitende Fibrose zu stoppen, sterben die Betroffenen früher oder später an einem Atemversagen. Das muss aber nicht so sein. Für Menschen mit beruflichem Staublungerisiko sind Früherkennung, strenge Überwachung und konsequente Meidung der Auslöser beim kleinsten Anzeichen einer Lungenerkrankung die wichtigsten, häufig lebensrettenden

Maßnahmen. Hier liegt zugleich das Hauptproblem: Viele Arbeiter, die belastende Tätigkeiten ausführen, haben weder eine berufliche Alternative noch Zugang zu sozialen Sicherungssystemen. Ein Jobverlust aus gesundheitlichen Gründen trifft sie genauso hart wie die Folgen der Erkrankung. Ersticken oder verhungern – das sind die brutalen Alternativen.

In Deutschland spielt die Staublunge heute aufgrund verbesserter Arbeitsschutzmaßnahmen und dem Rückgang des Kohlebergbaus kaum noch eine Rolle. Eine andere, ebenso rätselhafte wie bedrohliche Krankheit hält jetzt die Spitzenposition unter den Lungenbläschenerkrankungen: die »idiopathische Lungenfibrose« oder IPF (*Idiopathic Pulmonary Fibrosis*) – noch so ein Akronym. Kennen Sie nicht? Vielen Ärzten geht es genauso. Zugegeben, IPF ist, absolut gesehen, selten – nur etwa 15 000 Menschen leiden in Deutschland darunter –, aber die Folgen von IPF sind gravierend und die Überlebenschancen schlecht. Nach der Diagnose verbleiben den Patienten im Schnitt nur drei bis fünf Lebensjahre. Damit ist die Lebenserwartung deutlich kürzer als bei den meisten Krebserkrankungen mit Ausnahme des Lungenkrebses, der mit knapp 20 Prozent Überlebenschance noch trübere Aussichten bietet.

In Deutschland sterben jährlich knapp 4000 Patienten an IPF, genauso viele wie an »schwarzem Hautkrebs«. In England sterben mehr Menschen an IPF als an Leukämie. Hautkrebs und Leukämie kennt jeder – aber IPF? Ganze 600 000 Pfund investierte die britische Regierung 2013 in die Erforschung von IPF, im Vergleich zu 32 Millionen für Leukämie. Ein britischer Lungenarzt brachte es in einem Interview mit der BBC 2014 auf den Punkt: Seine IPF-Patienten wünschten, sie hätten lieber Krebs als IPF. Aus Patientensicht muss man diese drastische Formulierung unterschreiben. Bis vor einigen Jahren gab es nicht eine einzige geprüfte Behandlung für IPF, während sich die Überlebenschancen bei schwarzem

Hautkrebs und Leukämien seit den 1960er-Jahren aufgrund verbesserter Therapien vervierfacht haben.

Verstehen Sie mich nicht falsch – für jeden Krebspatienten ist diese Entwicklung ein Segen, ist jeder Cent richtig investiert. Trotzdem verdeutlichen diese Zahlen eindrucksvoll, dass die Verteilung von Forschungsgeldern nicht immer rationalen Kriterien folgt. Weiche Faktoren, wie etwa die öffentliche Wertschätzung einer Erkrankung oder Lobbyarbeit, sind offenbar ebenso wichtig. Auf diesem Gebiet kann und muss die Lungenheilkunde noch lernen. Ob es hilfreich ist, wichtige Erkrankungen mit Wortungetümen wie »idiopathische Lungenfibrose« zu versehen? Reicht nicht einfach Lungenfibrose? Natürlich ist der Begriff grundehrlich. »Idiopathisch« heißt es bei Ärzten immer dann, wenn man nicht die geringste Ahnung hat, was die Ursache einer Krankheit ist. So auch hier. Aber das trifft auf Hunderte anderer Erkrankungen ebenso zu, ohne dass Kollegen anderer Fachrichtungen das Eingeständnis der eigenen Unwissenheit gleich im Namen der Krankheit verewigen. Man sagt auch nicht »idiopathische« Multiple Sklerose, »idiopathische« Venenthrombose, Hypertonie, Leukämie, Epilepsie, Arthritis und so weiter – obwohl man deren Ursachen ebensowenig kennt. Der Begriff »idiopathisch« klingt altbacken, dem 19. Jahrhundert entliehen. Man denkt an alte Männer mit Bart, die sich – umringt von zahllosen, ausnahmslos männlichen Studenten – mit dem Hörrohr über einen Patienten beugen und bedeutungsschwanger die Augen zur Decke drehen. »Idiopathisch, Verehrtester, ganz ohne Zweifel. Ich empfehle mehrmaliges Einreiben mit vorzüglichstem Kölnisch Wasser bis zur vollständigen Rekonvaleszenz!« Geldgeber und Öffentlichkeit mobilisiert man mit solchen Adjektiven jedenfalls nicht.

Patienten mit IPF brauchen dringend wissenschaftlichen und medizinischen Fortschritt. Ihre Erkrankung wartet nicht, sie zögert nicht einmal. Immerhin: Seit wenigen Jahren besteht für die

Betroffenen erstmals Hoffnung. Nach jahrzehntelanger Entwicklung sind heute zwei neue Medikamente für IPF verfügbar, die das Fortschreiten der Erkrankung zumindest bremsen können. Beide Wirkstoffe greifen in den Prozess der Narbenbildung im Lungengewebe ein. Je früher sie gegeben werden, desto mehr funktionsfähiges Lungengewebe kann erhalten bleiben. Hier liegen zugleich Chance und Herausforderung: Bis zu zwei Jahre vergehen im Schnitt von den ersten Symptomen zur korrekten Diagnose einer IPF – Zeit, die für eine gezielte Behandlung verloren geht.

Wie aber erkennt man eine so seltene Erkrankung rasch und korrekt, wenn sie sich anfangs nur in einem »Allerweltssymptom« wie Luftnot äußert? Wenn die einzigen bekannten Risikofaktoren Rauchen, Luftschadstoffe und höheres Lebensalter sind? Würden Sie es Ihrem Hausarzt übel nehmen, wenn er bei einem 70-jährigen Ex-Raucher mit Luftnot nicht sofort an IPF denkt? Wenn jedoch alle Hausärzte und Allgemeininternisten Zugang zu einer einfachen Lungenfunktionsmessung hätten, dann würde man sofort erkennen, dass genau dieser Patient mit Luftnot keine verengten Atemwege wie bei der häufigen COPD hat, sondern eine andere Störung mit verkleinertem Lungenvolumen. Auch ohne je von IPF gehört zu haben, würde der Arzt zumindest stutzig werden und weitere Untersuchungen veranlassen. Auch deshalb brauchen wir Mittel für einen flächendeckenden Einsatz von Lungenfunktionsmessungen in der Hausarztpraxis. Lungenerkrankungen sind zu häufig und zu ernst, um sich bei der Diagnose allein auf Symptome und Risikoprofile zu verlassen.

Was können IPF-Patienten tun? Hier fünf wichtige persönliche Tipps:

1. *Lassen Sie sich durch die Statistik nicht entmutigen.* Die Zahlen mögen zwar düster aussehen, aber hinter den Durchschnittswerten stehen auch viele Patienten mit eher gutartigen

Verläufen über viele Jahre. Warum sollte das bei Ihnen nicht ebenso sein?

2. *Suchen Sie sich einen Spezialisten.* Lungenfibrose ist selten, schwerwiegend und komplex und gehört in die Hände erfahrener Lungenfachärzte. Oft haben Universitätskliniken auch Spezialambulanzen für Fibrose-Patienten. Informieren Sie sich oder fragen Sie Ihren Facharzt. Spezialzentren sind sowohl in der Behandlung als auch im Umgang mit Komplikationen der IPF erfahrener.

3. *Akzeptieren Sie kein »Nein« oder Gleichgültigkeit.* Bei manchen älteren Ärzten ist vielleicht noch das Vorurteil verankert, bei Lungenfibrose könne man »eh' nichts machen«. Das ist heute nicht mehr so, der langjährige »Nihilismus« ist unangebracht. Dazu passt, dass weniger als ein Viertel aller IPF-Patienten, die sich für eine Lungentransplantation eignen, jemals in einem Transplantationszentrum beraten wurden. Fragen Sie Ihren Arzt nach dieser Möglichkeit, vor allem, wenn Sie jünger als 65 Jahre sind.

4. *Impfungen.* Ich wiederhole mich. Eine Influenza- oder Pneumokokken-Infektion in einer IPF-Lunge ist eine lebensgefährliche Bedrohung. Tun Sie, was Sie können, um das zu verhindern.

5. *Informieren Sie Blutsverwandte über Ihre Lungenfibrose.* Es gibt eine sehr seltene erbliche Form der Lungenfibrose. Wenn in Ihrer engen Verwandtschaft Atemwegsbeschwerden auftreten, sollte dieses – extrem geringe – Risiko zumindest mitbedacht werden.

Sonnenfinsternis: Lungenkrebs

»Wer zum Teufel will denn Schauspieler sprechen hören?«, antwortete Harry Warner, Chef der Filmgesellschaft Warner Brothers, 1927 auf die Frage nach der Zukunft des gerade aufkommenden

Tonfilms. Und der IBM-Vorsitzende Thomas Watson wagte 1943 die Prognose: »Ich denke, dass es einen Weltmarkt für vielleicht fünf Computer gibt.« Jede Liste der größten Irrtümer der Menschheit enthält mindestens eines dieser Zitate. Die folgenden kennen Sie garantiert noch nicht: Im Jahr 1871 gelangte der Pathologe Eduard von Rindfleisch, Inhaber des Lehrstuhls für Pathologische Anatomie an der Universität Bonn, in seinem *Lehrbuch der pathologischen Gewebelehre* zu der Überzeugung: »Die Lunge ist zu primärer Geschwulstbildung ausserordentlich wenig geeignet.« Mit dieser Meinung stand er nicht allein. Die Londoner Ärzte Wilks und Moxon widmeten in ihren *Vorlesungen zur pathologischen Anatomie* von 1875 dem Lungenkrebs kaum eine ganze Seite (die Lungensyphilis erhielt doppelt so viel Raum) und begründete das so: »Krebs der Lunge ist so selten, dass wir nur ein einziges Probeexemplar zeigen können.« Und der amerikanische Chirurg Alton Ochsner, später Gründer des Ochsner Medical Centre in New Orleans, wurde 1910 als junger Student aufgeregt von seinem Professor in den Obduktionssaal zitiert: Auf dem Tisch lag ein Lungenkrebspatient! Dieses Ereignis, so der erfahrene Lehrmeister, solle er sich auf ewig einprägen – noch einmal würde Ochsner diese exotische Krankheit in seinem Leben nicht zu Gesicht bekommen. So kann man sich irren.

Heute erkranken allein in Deutschland jährlich etwa 55 000 Menschen an Lungenkrebs, 45 000 Betroffene sterben daran – ein Fünftel aller krebsbedingten Todesfälle. Weltweit erkranken jedes Jahr etwa zwei Millionen Menschen an Lungenkrebs, mit 1,5 Millionen Toten, Tendenz steigend. Alle 15 bis 20 Sekunden stirbt ein Mensch irgendwo an Lungenkrebs. Zwei Drittel der Patienten sind Männer. Bei deutschen Männern ist der Lungenkrebs die häufigste bösartige Erkrankung und nach der koronaren Herzerkrankung insgesamt die zweithäufigste Todesursache. Aber die Frauen holen auf. Während die Zahl der Neuerkrankungen bei Männern in

Deutschland seit 1990 leicht rückläufig ist, ist sie bei Frauen im selben Zeitraum um ein Drittel gestiegen. In diesem Jahr könnte der Lungenkrebs bei Frauen erstmals den Brustkrebs als Haupttodesursache ablösen. Kein Grund zum Feiern. Weniger als 150 Jahre nach der ersten gesicherten Fallbeschreibung eines Lungenkrebses durch den Marburger Pathologen Langhans 1871 ist dieser bösartige Tumor auf dem Gipfel seiner Macht angelangt. Wie konnte es dazu kommen?

Schon Anfang des 20. Jahrhunderts war klar, dass mit dem Krebs der Bronchien etwas nicht stimmte. Dieser Krebs verhielt sich nicht wie die bekannten Krebsarten. Unter allen Krebsfällen des Jahres 1878 an der Pathologie der Universität Dresden machte der Lungenkrebs gerade mal kümmerliche 1 Prozent aus. Magenkrebs, Brustkrebs, Blasenkrebs und Darmkrebs dominierten die Alltagsroutine. Keine 25 Jahre später stieg die Zahl der Lungenkrebsfälle in den Obduktionsstatistiken an allen großen Universitätskliniken um mehr als 10 Prozent an. Wo andere Krebsarten aufgrund der höheren Lebenserwartung langsam zunahmen, stieg der Lungenkrebs auch in den Folgejahren geradezu explosionsartig an. Wie war das zu erklären? Handelte es sich um die Folgen der Spanischen Grippe von 1918/19? Griffen die Viren die Bronchialschleimhaut an und lösten Vorstufen von Krebs aus? Oder war es der immer mehr ausufernde Einsatz von Straßenasphalt in Stadt und Land? Lag es an der zunehmenden Luftverschmutzung durch Automobile? Oder hatte man es mit den Spätfolgen von Giftgasangriffen während des Ersten Weltkriegs zu tun?

Es waren nur einzelne hellsichtige Ärzte, die die Ursache tatsächlich in einem »Giftgasangriff« auf die Soldaten in den Schützengräben sahen – nur war der Angriff nicht vom Feind ausgegangen, vielmehr hatten die Soldaten selber die Attacke gestartet. Freiwillig und mehrmals täglich. An der Front wurde geraucht, was das Zeug hielt. Das Leben war kurz, Angst und Nervosität waren ständig präsent. Die Umstellung der Zigarettenproduktion von Handarbeit auf maschinelle Fertigung durch American Tobacco Ende des 19. Jahrhunderts hatte aus dem ehemaligen Luxusgut ein Massenprodukt gemacht. Für die Soldaten war der Zigarettennachschub bald genauso wichtig wie der von Waffen und Munition. Sie ahnten nicht, dass viele der glücklichen Überlebenden der Materialschlachten des Ersten Weltkriegs nur wenige Jahre später von einem unsichtbaren Feind dahingerafft werden sollten.

Die wenigen Mahner unter den Ärzten blieben noch Jahrzehnte ungehört. Im Dritten Reich erschienen erste warnende Daten über den Zusammenhang von Rauchen und Lungenkrebs. Das NS-Regime unterstützte diese Forschung aus Sorge um die durch Tabak gefährdete »Volksgesundheit«. Aufgrund der Isoliertheit der deutschen Wissenschaft fanden diese Arbeiten aber erst in der Nachkriegszeit Beachtung. In der Zwischenzeit bewarb die immer mächtiger, immer profitabler werdende Tabakindustrie weiterhin hemmungslos die Segnungen des Rauchens – oft gemeinsam mit Ärzten, die die Unbedenklichkeit der Zigaretten nur zu gerne bestätigten. Mehr als die Hälfte der Mediziner in der Mitte des 20. Jahrhunderts waren selber starke Raucher.

Im Jahr 1950 ertönte dann ein Weckruf, der die bisher sorglose Einstellung der meisten Ärzte gegenüber dem Tabakrauchen dramatisch änderte. Am 30. September erschien im *British Medical Journal* ein Artikel der Statistiker Richard Doll und Bradford Hill zum Zusammenhang von Rauchen und Lungenkrebs. Die Ergebnisse waren alarmierend: Von 649 männlichen Lungenkrebspatienten in Londoner Krankenhäusern waren lediglich zwei Nichtraucher. Die Autoren wiesen eindeutig nach, dass das Lungenkrebsrisiko mit der Länge und Intensität des Rauchens stieg. In der Gruppe der über 45-Jährigen, die mindestens eine Schachtel täglich rauchten, war das Lungenkrebsrisiko mehr als 50-mal so hoch wie bei einem Nichtraucher.

Beruhten die vagen Erkenntnisse zum möglichen Zusammenhang von Rauchen und Lungenkrebs bis dahin auf Vermutungen, Einzelfallberichten und Verdachtsmomenten, so gab es mit dieser Studie erstmals harte, unwiderlegbare Fakten. Im Jahr 1953 bepinselten Forscher um Ernst Wynder in den USA die Haut von Mäusen mit Teerextrakten aus Zigaretten und erzeugten so bösartige Tumore. Das renommierte *Life Magazine* widmete ihren Experimenten eine mehrseitige Fotostory. Das Blatt hatte sich in kurzer Zeit gewendet, die Tabakindustrie befand sich in der Defensive. Im Jahr 1964 warnte der *Surgeon General's Report*, das Publikationsorgan des obersten amerikanischen Gesundheitsinspekteurs, erstmals eine breite Öffentlichkeit vor den Gefahren des Rauchens und forderte Raucher zugleich auf, ihren Konsum einzustellen. Auch die krebserregenden Stoffe des Tabakrauchs wurden bald identifiziert: Benzpyren, Nitrosamine, Schwermetalle, Benzol, Teerpartikel, Polonium, Formaldehyd.

Unter den mehr als 4000 Komponenten des Tabakrauchs sind mehr als 250 für den Menschen giftig und mindestens 40 krebserregend. Aktuelle Schätzungen gehen davon aus, dass 90 Prozent aller Lungenkrebsfälle auf das Rauchen zurückzuführen sind. Die übrigen 10 Prozent werden durch andere Umwelteinflüsse und erbliche Faktoren verursacht: Seit den 1930er-Jahren ist der Zusammenhang zwischen Asbestfaserinhalation und Lungenkrebs bekannt. Radon, ein gasförmiges Zerfallsprodukt von radioaktivem Uran, verursachte schon im Mittelalter bei Silberminenarbeitern im Erzgebirge die sogenannte »Bergsucht«. Nach heutigem Wissen handelte es sich dabei wahrscheinlich um Lungenkrebs. Etwa 15 Prozent der Lungenkrebs-Erkrankungen bei Nichtrauchern gehen auf Feinstaub und Dieselabgase in der Außenluft zurück, für weitere 10 Prozent ist das Passivrauchen verantwortlich. Wie bei anderen Krebsarten steigt auch die Häufigkeit von Lungenkrebs mit höherem Alter an – die meisten Patienten erkranken um das

70. Lebensjahr herum. Betrachtet man jedoch die Altersverteilung für Männer und Frauen getrennt, fällt auf: Nur jeder fünfte Mann ist bei Diagnosestellung unter 60 Jahre alt, aber jede dritte Frau. Frauen sind also im Mittel jünger, wenn sie an Lungenkrebs erkranken. Bei den Patienten unter 40 Jahren stellen Frauen sogar die Mehrheit der Erkrankten. Bislang galt das Zitat des englischen Epidemiologen Richard Peto: »Wenn Frauen rauchen wie Männer, sterben sie auch wie Männer.« Muss diese Ansicht nun überdacht werden?

Ist Lungenkrebs bei Frauen anders als bei Männern? Sind Frauen empfindlicher oder wächst der Krebs aggressiver? Diese Frage beschäftigt die Medizin seit einigen Jahren. Denn vergleichbar starke Raucherinnen erkranken nicht nur früher als Männer an Lungenkrebs, auch in der Gruppe der Nichtraucher oder Passivraucher mit Lungenkrebs ist die Geschlechterdiskrepanz auffällig. Hier stellen Frauen bis zu 80 Prozent der Betroffenen. Sogar einen speziell weiblichen »Lungenkrebstypen« scheint es zu geben: Bei Frauen ist unabhängig vom Rauchverhalten das Adenokarzinom der häufigste Lungenkrebstyp – bei Männern dominiert das Plattenepithelkarzinom. Das Adenokarzinom wächst aus den Drüsenzellen der kleinen und kleinsten Bronchien – also in den tiefen, peripheren Abschnitten der Lunge. Es verursacht kaum Symptome und wird daher oft erst spät entdeckt, meistens dann, wenn Tochtergeschwülste (Metastasen) in anderen Organen, wie etwa dem Gehirn, oder in Knochen Beschwerden auslösen. Dann ist es für eine Heilung aber bereits zu spät. Lange wurde gerätselt, warum gerade bei Frauen dieser Krebstyp dominiert. Heute weiß man darüber einiges, aber noch lange nicht alles.

Wie erklären sich also die Besonderheiten des weiblichen Lungenkrebses? Zum einen scheinen Frauen, ähnlich wie bei der Entstehung von COPD, gegenüber den krebserzeugenden Substanzen im Tabakrauch empfindlicher zu sein. Kleinere Lungen bedeuten eine höhere Dichte krebserregender Stoffe auf der Bronchial-schleimhaut. Auch weibliche Geschlechtshormone spielen eine Rolle. Hohe Östrogen- und Progesteronspiegel zum Beispiel stören die körpereigene Entgiftung von krebserregenden Stoffen. Progesteron wirkt zudem als Wachstumshormon und fördert die Entartung von Zellen mit bestimmten Veränderungen des Erbmaterials – sogenannte »Mutationen«. Diese Mutationen führen nicht automatisch zu Krebs, tragen aber ein hohes Risiko für eine Entartung. Einige dieser Mutationen kommen bei Frauen häufiger vor als bei Männern. Das Zusammenspiel zwischen Sexualhormonen und erblichen Faktoren scheint, ähnlich wie beim Brustkrebs, gerade bei jungen nichtrauchenden Frauen eine zentrale Rolle bei der Entstehung von Adenokarzinomen der Lunge zu spielen. Bei Adenokarzinomen findet man besonders häufig spezielle Mutationen im Erbgut der Krebszellen. Diese Mutationen machen den Krebs zwar besonders aggressiv, können aber auch für eine »zielgerichtete« Behandlung genutzt werden. Seit einigen Jahren gibt es Medikamente, die diese Mutationen gezielt bekämpfen und so selbst bei fortgeschrittenen Patientinnen noch eine lang anhaltende Stabilisierung bewirken können.

Eine zweite Erklärung für die Dominanz des Adenokarzinoms bei Raucherinnen liegt im weiblichen Rauchverhalten selbst. Frauen waren in den 1970er-Jahren die Ersten, die ausschließlich Filterzigaretten rauchten. Die Filterzigarette war in den 1960er-Jahren von Tabakkonzernen speziell für die Bedürfnisse von Frauen entwickelt worden. Die weibliche Zielgruppe galt als besonders attraktiv, weil nur wenige Frauen bis dahin rauchten und die Verkaufszahlen bei Männern stagnierten. Eine »Frauenzigarette« musste also her. Die Kombination aus Filter und schlanker Form (unter der Bezeichnung »slims«) erwies sich als besonders erfolgreich. Der Filter vertrug sich besser als die filterlosen Zigaretten mit dem Lippenstift, suggerierte »sauberen« Rauch, und die Form bediente das Klischee von der Zigarette als Schlankmacher. Die Frauen waren – leider – begeistert.

Mit dem Filter änderte sich auch die Zusammensetzung der inhalierten Schadstoffwolke – große Rauchpartikel blieben nun im Filter hängen, feinere Schwebepartikel konnten aber zugleich viel tiefer in die unteren Abschnitte der Lunge geraten und in den dortigen Drüsenzellen Krebs auslösen. Die Auswirkungen wurden etwa 20 Jahre später am hohen Anteil der Adenokarzinome bei Frauen sichtbar. Zu dieser Erklärung passt, dass seit etwa 1990 auch bei männlichen Rauchern der Anteil an Adenokarzinomen zunimmt. Mit einer gewissen Verspätung löste die Filterzigarette auch bei Männern in der Beliebtheit das filterlose »Kraut« der 1960er- und 1970er-Jahre ab.

Lungenkrebs verursacht lange Zeit keine Beschwerden. Symptome wie Husten, blutiger Auswurf, Brustschmerz, Mattigkeit oder Gewichtsabnahme treten erst dann auf, wenn der Krebs sich bereits ausgebreitet hat. Für Ärzte und Betroffene ist das ein großes Problem, weil Lungenkrebs nur geheilt werden kann, wenn er frühzeitig erkannt wird – die Überlebenschancen liegen dann bei etwa 70 Prozent. Je später der Krebs entdeckt wird, desto schlechter stehen die Chancen. Leider ist der Lungenkrebs bei Diagnosestellung nur etwa bei einem Viertel der Patienten in einem operablen Stadium – die vollständige Entfernung des Tumors durch eine Operation ist bei den meisten Krebstypen für die langfristige Heilung aber unverzichtbar. Der Mehrzahl der Patienten bleibt dann nur noch die Möglichkeit einer medikamentösen Krebsbehandlung oder der Bestrahlung.

Eine Heilung des Lungenkrebses gelingt mit diesen Maßnahmen aber nur in wenigen Ausnahmefällen – die Behandlung verkleinert den Krebs oder verzögert seine Ausbreitung. Eine Sonderstellung nimmt der sogenannte »kleinzellige« Lungenkrebs ein. Bei diesem besonders aggressiv wachsenden Krebstyp muss immer eine Chemotherapie durchgeführt werden, auch wenn die Ausbreitung des Tumors auf die Lunge begrenzt und eine Operation möglich ist. »Kleinzeller« streuen sehr früh über das Blut in andere Organe, und diese Mini-Metastasen werden durch eine Operation nicht beseitigt.

Krebszellen vermehren sich schneller als normale Körperzellen. Sie benötigen dafür Energie und Rohstoffe. Auf dieser Beobachtung fußte jahrzehntelang die Krebsbehandlung: Mit Zellgiften – Chemotherapie oder radioaktiver Strahlung – versuchte man die Vermehrung der Krebszellen zu bremsen. Man nahm bewusst in Kauf, dass gesunde Körperzellen dabei ebenso vergiftet wurden, auch wenn die Auswirkungen bei diesen Zellen wegen ihrer geringeren Teilungsaktivität weniger gravierend waren. Entsprechend schwer waren die Nebenwirkungen der meisten Chemotherapien: Haarausfall, Übelkeit, Erbrechen, Durchfall, Blutarmut, Nervenstörungen.

Patienten wie Ärzte können diese Nebenwirkungen akzeptieren, solange die Behandlung hohe Erfolgsaussichten auf Heilung hat. In einer Situation, in der die Behandlung aber einen Krebs nicht heilen, sondern nur bremsen soll, ist die Einschränkung der Lebensqualität durch Nebenwirkungen womöglich schlimmer als die zu erwartenden Behandlungserfolge. Hier, in der sogenannten »palliativen« (lindernden) Krebstherapie, sind in den letzten Jahren große Fortschritte erzielt worden. Moderne Krebstherapien haben weniger Nebenwirkungen, verlängern das Leben und erhalten dabei eine gute Lebensqualität. Häufig können diese Behandlungen auch ambulant verabreicht werden – ein großer Vorteil für Betroffene und Angehörige.

Vor allem die neuen, sogenannten »zielgerichteten« Therapien geben Anlass zur Hoffnung. Die bisherige, traditionelle Krebsbehandlung unterschied Tumore im Grunde nur anhand ihres Ursprungsortes (Lunge, Magen, Knochen, Brust etc.) und behandelte diese dann mit Chemotherapie oder Bestrahlung. Tumore sind aber hochgradig individuell – jeder hat einen eigenen molekularen »Fingerabdruck«. So etwas wie »den« Lungenkrebs gibt es im Grunde gar nicht – jeder Patient hat in seinen Krebszellen andere Fehlschaltungen, die zur Entartung der Zellen führen, häufig sogar Hunderte davon. Einige solcher Fehlschaltungen finden sich aber immer wieder in Krebszellen. Wenn eine solche Fehlschaltung für das rasante Wachstum von Krebszellen verantwortlich gemacht werden kann, wird es interessant. Dann können gezielt Medikamente entwickelt werden, die diese Fehlfunktion blockieren. Damit ist im Idealfall das Wachstum der Krebszelle gebremst, ohne dass andere gesunde Zellen in Mitleidenschaft gezogen werden. In diesem Fall spricht man von »gezielter« oder »individueller« Krebsbehandlung. Um entscheiden zu können, ob eine solche Behandlung infrage kommt, muss der Tumor eines Patienten aber speziell untersucht und aufgearbeitet werden, was teuer ist. Nur wenn der Fingerabdruck passt, ist die »gezielte« Therapie sinnvoll.

Die momentan verfügbaren gezielten Therapien sind leider nur für einen Bruchteil der Patienten geeignet – etwa 5 bis 10 Prozent haben den entsprechenden Fingerabdruck. Aber beinahe monatlich werden neue Fehlschaltungen in Tumorzellen entdeckt und wird die Entwicklung zielgerichteter Wirkstoffe vorangetrieben. Die Krebsbehandlung steht nach Meinung vieler Experten vor einer Revolution: Es ist nur eine Frage der Zeit, bis Krebspatienten ausschließlich nach ihrem individuellen Fingerabdruck behandelt werden – unabhängig davon, in welchem Organ der Krebs entstanden ist. Bis es so weit ist, ruhen die Hoffnungen auf einer besseren Früherkennung von Lungenkrebs. Auch hier gibt es ermutigende Fortschritte. Mit einer jährlich durchgeführten Schichtuntersuchung der Lunge (Computertomografie) bei Risikopatienten in den USA konnte neu entstandener Lungenkrebs früher erkannt und operiert werden. Die Heilungsaussichten verbesserten sich entsprechend.

Natürlich stellt sich bei dieser Art Vorsorge die Frage: Muss das sein? Eine jährliche Computertomografie bei Rauchern? Wer soll das bezahlen? Wäre es nicht einfacher, wenn die Betroffenen schlicht mit dem Rauchen aufhörten? Aber manchmal ist es richtiger, einen ersten kleinen Schritt zu tun als nach dem großen Wurf zu schielen. Wenn danach die Welt ein bisschen besser geworden ist – umso erfreulicher. Daher glaube ich, dass man diese Fragen vorurteilsfrei medizinisch klären und dann gesellschaftlich diskutieren sollte, unabhängig von den weiterhin dringenden Fragen einer effektiven Lungenkrebs-Prävention.

Was ist nun für Betroffene mit Lungenkrebs wichtig? Hier meine fünf Tipps:

1. *Wie bei der Lungenfibrose gilt:* Statistische Mittelwerte sagen nichts aus über den individuellen Krankheitsverlauf. Die Chancen bei fortgeschrittenem Lungenkrebs sind nicht gut, in Einzelfällen gibt es aber ermutigende Schicksale mit langer Überlebenszeit. Sprechen Sie offen mit Ihrem Arzt. Ein guter Krebsarzt wird Ihnen Hoffnung machen, ohne falsche Hoffnungen zu wecken.

2. *Begeben Sie sich in qualifizierte Hände* – Krebsbehandlung ist heute nicht mehr Sache einer einzigen medizinischen Disziplin, sondern erfordert die Kompetenz verschiedener Fachrichtungen. Diagnose, Bestimmung der Tumorausbreitung, Abschätzung der Operationsmöglichkeit, Krebstherapie, Bestrahlung, Nachsorge, Behandlung von Nebenwirkungen und Komplikationen bis hin zur palliativen Betreuung – das alles schafft kein Arzt allein. Achten Sie darauf, dass vor einer medikamentösen Krebsbehandlung Ihr Krebs auf seinen molekularen Fingerabdruck untersucht wird. Vielleicht kann Ihr Krebs mit einer zielgerichteten Behandlung besser kontrolliert werden.

3. *Holen Sie eine Zweitmeinung ein.* Das ist kein Misstrauen gegenüber Ihrem behandelnden Arzt und wird sicher auch nicht so verstanden. Aber in der Krebstherapie geht es um Entscheidungen über Leben und Tod. Ist ein Krebs tatsächlich nicht mehr operabel? Wie sicher ist es, dass der Fleck in der Leber wirklich eine Metastase ist? Mit welcher Methode lässt sich am besten herausfinden, ob Lymphknoten mitbefallen sind oder nicht? Nicht alles in der Medizin ist objektiv und in Stein gemeißelt. Zweimal fragen kostet nichts.

4. *Falls Sie Raucher sind:* Hören Sie auf, vor allem, wenn Ihr Krebs operiert werden kann. Nichtraucher haben weniger Komplikationen durch die Operation zu befürchten und senken das Risiko für einen zweiten Lungenkrebs. Auch das kommt vor. Der Schmauch zieht in jede Ritze Ihrer Lunge, keine Ecke bleibt verschont.

5. *Erkundigen Sie sich nach Krebsstudien.* Viele Krebszentren und -ambulanzen nehmen an klinischen Studien teil. Als Teilnehmer an einer Studie können Sie mit einem neuen Medikament behandelt werden, bevor es zugelassen ist. Es besteht die Chance, dass diese neue Behandlung besser wirkt als die verfügbaren Therapien. Natürlich ist nicht jede Studie für Sie geeignet oder die bessere Wahl. In den USA nehmen zum Beispiel weniger als 5 Prozent aller Krebspatienten an klinischen Studien teil, die restlichen 95 Prozent erhalten eine »Standardbehandlung«, ohne je zu erfahren, welche Möglichkeiten sich vielleicht durch eine Studienteilnahme ergeben hätten. Fragen kostet auch in diesem Fall nichts.

Still, so still: Die sterbende Lunge

Bis zum letzten Atemzug – so lange leben wir. Bis vor einem Jahrhundert war das eine Selbstverständlichkeit. Dann wurden Anfang des 20. Jahrhunderts die ersten Beatmungsmaschinen erfunden und eingesetzt, zunächst nur als reine Notfallmaßnahme zur Wiederbelebung, später, nach dem Zweiten Weltkrieg, auch zur längerfristigen Beatmung bei Intensivpatienten. Damit wurde die Sache etwas komplizierter. Wenn man die eigentliche Körperfunktion des Atmens über lange Zeiträume auslagern konnte, wann war ein Mensch dann tot? Die Antwort wurde Ende der 1960er-Jahre formuliert und gilt bis heute: Wenn das Gehirn unwiderruflich tot ist, ist auch der Mensch tot, auch wenn Kreislauf und Atmung noch durch Maschinen aufrechterhalten werden.

Warum ist das so? Weil das Gehirn, insbesondere der Hirnstamm, alle wichtigen Körperfunktionen, die zur selbstständigen Erhaltung des Lebens notwendig sind, steuert. Zur Feststellung des Hirntods gehört daher immer auch eine Prüfung des Atemreflexes bei abgeschalteter Beatmungsmaschine. Reagiert das Gehirn trotz steigender Kohlendioxidwerte im Blut nicht mit der Auslösung eines Atemmanövers, ist das (neben anderen Kriterien) ein Zeichen für den Tod des Hirnstamms. Die Feststellung des Hirntods rechtfertigt in Deutschland und den meisten anderen Ländern die Beendigung intensivmedizinischer Maßnahmen oder die Entnahme von Organen bei erklärten Organspendern. Diese Prozeduren kommen allerdings nur bei maschinell beatmeten Intensivpatienten zum Einsatz.

Bei der großen Mehrzahl der Sterbefälle gilt auch heute noch das endgültige, unwiderrufliche Aussetzen von Kreislauffunktion und Atmung – zum Beispiel nach einer erfolglosen Wiederbelebungsmaßnahme – als Zeichen des Todes. Bei vielen Menschen ist die Lunge selbst Ursache des Todes, in anderen Fällen aber ist der

Lungentod ein Kollateralschaden des Ausfalls einer anderen Körperfunktion. Bei einem Herzstillstand zum Beispiel wird die Durchblutung des Gehirns unterbrochen, es kommt zu einer Sauerstoffunterversorgung. Das Absterben des Atemzentrums im Hirnstamm leitet dann auch das Ende der Lunge ein, obwohl die Lunge selbst einen Sauerstoffmangel viel länger toleriert. In unserem Organismus gilt: Alle gehen gemeinsam unter, niemand verlässt das sinkende Schiff! Auch Hirnverletzungen durch Unfälle, Blutungen oder Schlaganfälle sind häufige Ursachen für einen »Begleittod« der Lunge.

Anders verhält es sich bei Lungenkranken oder Menschen, deren Sterben sich über einen längeren Zeitraum hinzieht. Hier ist die Lunge selbst Auslöser des Unvermeidlichen. Der Sauerstoffmangel durch Entzündung oder Flüssigkeitsansammlung in der Lunge, Verlegung der Atemwege oder Erschöpfung der Atemmuskulatur führt dann unmittelbar zu Herzstillstand und Untergang des Gehirns. Bei diesen Menschen steht der letzte Atemzug am Anfang, nicht am Ende des Sterbevorgangs. Egal ob Anfang oder Ende, der letzte Atemzug ist für uns alle unvermeidbar. Bleibt die Frage nach dem »Wann«? Statistisch gesehen gibt es darauf natürlich eine Antwort. Betroffene mit schweren Lungenerkrankungen interessiert aber die ganz persönliche, individuelle Antwort auf die Frage, ob man den letzten Zug nicht um eine Terminverschiebung bitten kann – nach hinten, möglichst weit bitte. Geht das? Und wenn ja, welche Möglichkeiten gibt es?

Gerade bei jüngeren Menschen unter 65 Jahren sollte bei schweren chronischen Lungenerkrankungen rechtzeitig an die Möglichkeit einer Lungentransplantation gedacht werden. Auch wenn ein Patient mit einer schwerwiegenden Erkrankung noch relativ »stabil« aussieht, ist es besser, die erforderlichen Maßnahmen zu planen als zu warten, bis der Verlauf sich durch ein akutes Ereignis (zum Beispiel einen Infekt) dramatisch verschlechtert. In

Deutschland werden jedes Jahr etwas mehr als 300 Lungentransplantationen durchgeführt.

Die meisten Patienten erhalten ein neues Organ wegen einer Lungenfibrose, COPD, oder Mukoviszidose. Bei Lungenfibrose und COPD reicht zumeist die Transplantation eines einzelnen Lungenflügels, um eine gute Belastbarkeit wiederherzustellen. Der Schlagersänger Roland Kaiser stand zum Beispiel nach einer Lungentransplantation wegen schwerer COPD im Februar 2010 schon nach einem halben Jahr wieder auf der Bühne. Bei Mukoviszidose werden beide Lungenflügel erneuert, da diese Patienten chronische Lungeninfektionen haben. So verhindert man, dass das neue Organ durch den verbliebenen Lungenflügel mitinfiziert wird. Frei nach Jürgen Marcus ist »eine neue Lunge« zwar für Betroffene »wie ein neues Leben«, aber auch nur eine Lösung auf Zeit. Motor neu, alles gut – so einfach ist es leider nicht. Damit das Immunsystem das neue fremde Organ nicht abstößt und bekämpft, müssen die Betroffenen nach der Transplantation Medikamente einnehmen, die das Immunsystem ausbremsen. In der Lunge ist das ein Balanceakt – einerseits wird eine funktionsfähige Immunabwehr zur Bekämpfung von Erregern dringend benötigt, andererseits dürfen diese Zellen auch nicht über das Ziel hinausschießen und das Spenderorgan angreifen. Infektionen und Abstoßungsreaktionen sind daher bei Lungentransplantierten häufiger als bei der Verpflanzung anderer Organe, wie etwa Niere oder Herz.

Etwas mehr als die Hälfte der Patienten ist fünf Jahre nach einer Lungentransplantation noch am Leben – auch das ist weniger als nach anderen Organtransplantationen. Aufgrund der komplexen Auswahlkriterien und des Mangels an verfügbaren Spenderorganen kommt eine Lungentransplantation nur für wenige chronisch Lungenkranke überhaupt in Betracht. Die meisten anderen Schwerkranken haben diese Perspektive nicht. Aber es gibt die Möglichkeit der Linderung.

Der Umgang mit Krebspatienten ist in bestimmten Punkten einfacher als der mit chronisch Lungenkranken. Für Krebskranke ist ein Gespräch über den Tod und das Sterben keine Zumutung. Im Gegenteil, die meisten Patienten erwarten ein solches Gespräch früher oder später und fordern es sogar aktiv ein. Krebs – das wissen alle – ist immer ein Spiel mit dem Tod. Bei schweren chronischen Lungenerkrankungen ist der Umgang mit dem Sterben viel heikler, auch wenn die nackten Zahlen manchmal eine klare Sprache sprechen. Eine COPD im Endstadium, eine ausgeprägte Lungenfibrose, Mukoviszidose bei einem Erwachsenen: Einigen dieser Patienten verbleibt statistisch gesehen weniger Lebenszeit als einem Patienten mit Lungenkrebs. Wann spricht man das Thema also an? Soll man warten, bis es dem Betroffenen »richtig schlecht« geht? Oder gleich am Anfang der Erkrankung darüber sprechen, solange der Patient stabil und selbstbestimmt ist? Selbst stabile Patienten können durch akute Verschlechterungen in kurzer Zeit so krank werden, dass eine unmittelbare Lebensgefahr besteht.

Häufig wird bei Lungenkranken auch unterschätzt, wie schwerkrank die Patienten objektiv wirklich sind. Ich kenne Patienten, die über weniger als 20 Prozent Lungenfunktion verfügen, aber zu Fuß zu mir kommen und im Gespräch beinahe unauffällig wirken. Soll man mit diesen Patienten darüber sprechen, dass sie sterbenskrank sind? »So weit bin ich doch noch nicht, Herr Doktor«, heißt es dann häufig. Diese Themen zu früh im Verlauf einer Krankheit anzusprechen kann Patienten schockieren, brüskieren, manchmal sogar empören. Aber sie zu spät oder gar nicht anzusprechen ist aus meiner Sicht unfair.

Fast alle Krebspatienten wünschen sich von ihrem Arzt eine ehrliche Einschätzung ihrer Chancen. Wie viel Zeit bleibt mir noch? Was kann ich erwarten? Den Traumurlaub, den Besuch entfernter Verwandten, die Einschulung der Enkelin, die Geburt eines

Kindes – erlebe ich all das noch? Warum sollen schwerkranke chronische Patienten diese Chance nicht bekommen? Aus falsch verstandener Rücksichtnahme? Ist es nicht in jedem Fall besser, wenn sie die Fakten persönlich von ihrem Arzt erfahren und nicht über Google? Das erfordert Zeit und ein hohes Maß an Einfühlungsvermögen. Fakt ist aber: Genau wie bei Krebspatienten gelangt die Medizin auch bei schwerkranken chronischen Lungenpatienten irgendwann an ihre Grenzen. Was macht man dann? Die Hände falten? Nichts ist für Patienten schlimmer als der Eindruck, ihrem Arzt falle »nichts mehr ein«. Auch wenn keine Behandlung mehr hilft – die Patienten lösen sich nicht auf. Sie haben Ängste, Beschwerden, Schmerzen, Luftnot. Was tun?

Manchen Patienten ist mit einer Beatmungsmaschine im häuslichen Bereich geholfen. Auch die Inhalation von Sauerstoff hilft, die private Mobilität und Selbstbestimmtheit zu erhalten, und lindert Symptome wie Atemnot. Aber die Abhängigkeit von Maschinen, die Angst vor Bedienungs- oder Gerätefehlern, das sichtbare Stigma einer körperlichen Fehlfunktion bedeuten für viele Patienten einen starken Eingriff in ihre Lebensqualität.

Eine zusätzliche Möglichkeit, die bei chronisch Lungenkranken zu selten genutzt wird, besteht darin, die Hilfe eines »Palliativmediziners« zu suchen. Palliativmediziner? Mit dem Wort verbinden nicht nur Laien in erster Linie Begriffe wie »Sterbestation« oder »Krebs im Endstadium«. Aber die Palliativmedizin kann mehr als das, vor allem auch bei der Begleitung schwerster chronischer Erkrankungen. Auch das ist häufig heikles Terrain. Patienten mit fortgeschrittener Krebserkrankung nehmen die Hilfe von Palliativmedizinern offener an, weil ihnen die Endgültigkeit ihrer Diagnose bewusst ist. Bei chronischen Erkrankungen wie fortgeschrittener COPD oder Lungenfibrose fällt es Ärzten und Betroffenen schwerer, den Punkt zu erkennen (und zu akzeptieren), an dem eine Besserung des Leidens nicht mehr möglich ist. Die Konsultation eines

Palliativmediziners kann dann als Resignation verstanden werden: »Mein Arzt hat mich aufgegeben.« Die Chance liegt aber gerade darin, dass Patienten selber ausdrücken können, was sie wünschen, und vor allem: wovor sie Angst haben. Wie möchte ich sterben? Wie möchte ich *nicht* sterben? Welche Beschwerden fürchte ich am meisten? Bei Lungenkranken ist das vor allem die Atemnot. Die kann, zum Beispiel mit Morphium, wirksam gelindert werden, wenn alle anderen Karten ausgespielt sind.

Das Sterben der Lunge vollzieht sich wie bei anderen chronischen Erkrankungen über einen längeren Zeitraum. Die erste Phase des Sterbens, die über Wochen anhalten kann, beginnt mit Rückzug, Beendigung sozialer Kontakte und Aktivitäten, vermindertem Durst und Appetit und zunehmender Bettlägerigkeit. Die Atmung ist häufig noch angestrengt mit gelegentlichen Pausen, häufig sammelt sich Flüssigkeit in Armen und Beinen. In der aktiven Sterbephase, die die zwei oder drei letzten Lebenstage umfasst, sind die Betroffenen kaum oder nicht mehr erweckbar. Der Blutdruck sinkt ab, die Atmung wird unregelmäßig und häufig von Aussetzern unterbrochen. Für Angehörige ist diese Phase oft besonders schwer. Der geliebte Mensch ist körperlich noch da, erscheint aber schon abwesend. Viele Gedanken kommen in diesen Momenten: Was denkst du? Was fühlst du? Hörst du mich noch? Was erwartest du? Hast du Schmerzen? Man sagt, dass das Hören der letzte erhaltene Sinn eines Sterbenden ist. Auch wenn keine sichtbare Reaktion mehr zu erkennen ist – es ist wichtig, dass Angehörige mit dem Sterbenden sprechen und ihm signalisieren, dass sie für ihn da sind – bis zum letzten Atemzug!

Ich erinnere mich an meine erste Sterbewache als junger Student in einem neurologischen Krankenhaus. Ich war – verständlich – aufgeregt, aber froh, als Nachtwache ans Bett dieses alten Herrn, den ich lange betreut hatte und der keine Angehörigen hatte, abgestellt worden zu sein. Ich empfand das damals als eine sehr menschliche Geste, die so gar nicht in das Klischee des »institutionalisierten Sterbens« im Massenbetrieb eines Krankenhauses passte. Natürlich war ich in gewisser Weise auch neugierig. Was passiert, wenn das Leben aus einem Menschen entweicht? Gibt es so etwas wie den »letzten Atemzug« überhaupt – und bekomme ich das mit? Das Sterben dieses alten, schwerkranken Menschen zog sich beinahe die ganze Nacht hin. Ich machte in regelmäßigen Abständen Aufzeichnungen, befeuchtete Mund und Lippen mit etwas Wasser und korrigierte gelegentlich den Sitz der Sauerstoffsonde auf der Nase. Der Mann war blass, in tiefem Koma, Blutdruck und Puls waren kaum noch messbar, der Unterkiefer hing herab. Je länger ich bei dem alten Herrn saß, je entspannter und friedlicher seine Gesichtszüge wurden, umso mehr fiel mir auf, dass allein die Lunge den Kampf noch nicht aufgegeben zu haben schien. Es war faszinierend, wie sie trotzig in diesem aussichtslosen Kampf verharrte, wie der Brustkorb sich immer noch hob und senkte, als würde er den um sich greifenden Tod des restlichen Körpers ganz einfach ignorieren. Nicht mit mir!, schien sie sagen zu wollen. Gelegentlich setzte die Atmung aus. Dann wieder war sie tief und schnell wie eine Maschine oder flach und von Seufzern unterbrochen. Flüssigkeits- und Schleimansammlung in den Atemwegen machten das Atmen zusätzlich schwer. Mir fiel das Gedicht »Do not go gentle into that good night« von Dylan Thomas ein, in dem er 1952 über das Sterben schrieb: »Rage, rage against the dying of the light« (Wehre dich! Wüte gegen das Sterben des Lichts!).*

Thomas, selber heftig von Bronchitis geplagt, hatte das lange Sterben seines Vaters, der ein starker Raucher war und an Kehlkopfkrebs litt, mitverfolgt. Möglicherweise war Thomas am Ende als Zeuge des gleichen zähen Kampfes zu diesen Zeilen inspiriert

---

* Dylan Thomas: »Geh' nicht sanft in diese gute Nacht«, Übers. des Autors.

worden. Die Lunge meines Patienten wehrte sich, wütete in einer verlorenen Schlacht, wollte das Sterben des Lichts nicht hinnehmen. Lass gehen, dachte ich bei mir. Es ist gut. Dann war es still.

Das Leben ist anderswo: Lunge und Psyche

Lunge und Psyche – lange Zeit war dieses Thema ein Minenfeld, das von den Grabenkämpfen unversöhnlicher Fraktionen geprägt wurde. Noch heute wirken viele der alten Vorurteile und Missverständnisse nach. Warum ist dieses Thema so emotional? Historisch gesehen liegt der Kern des Problems darin, dass unterschiedliche Fachdisziplinen die Deutungshoheit über die Entstehung und Behandlung von Krankheiten für sich in Anspruch nahmen. Das ist an sich nicht schlimm – solange nicht beide Seiten kategorisch erklären, der Standpunkt des jeweils anderen sei völlig inakzeptabel, der eigene dagegen absolut. Geist oder Materie? Soma oder Psyche? *Mind* versus *Body*. Das war jahrzehntelang die Agenda – eine Agenda gegenseitiger Unvereinbarkeit und Ignoranz. Psychosomatiker und Psychoanalytiker auf der einen Seite, für die zum Beispiel Asthma gemäß der Lehre des deutsch-ungarischen Psychoanalytikers Dr. Franz Alexander (1891–1964) eine der »sieben psychosomatischen Krankheiten« war, nichts weiter als ein Loslösungskonflikt des Kindes von seiner übertrieben fürsorglichen, häufig »hysterischen« Mutter. Auf der anderen Seite somatische »Hardliner«: Bauchchirurgen, die allen Ernstes glaubten, Asthmakinder könnten mit einer Magenoperation geheilt werden, weil alles Asthma nur Folge eines Rückflusses von Magensäure in die Bronchien sei. HNO-Professoren, die Asthma durch eine Operation von Nasenpolypen ebenso zu »heilen« glaubten. Lungenchirurgen, die den Vagusnerv operativ durchtrennten, weil Asthma für sie nichts weiter war als ein parasympathischer »Krampf«.

Das alles war natürlich in jeder Hinsicht offensichtlicher Unfug. Nicht, dass in jeder dieser Theorien nicht ein Körnchen Wahrheit gesteckt hätte. Aber allein die vermeintliche Einfachheit, Universalität und Absolutheit der jeweiligen Erklärungen (und Lösungen) sollten Skepsis auslösen. Einfache Lösungen gibt es in der Medizin (wie im richtigen Leben) selten. Wie viele Asthmaanfälle sind jemals durch Psychoanalyse beendet worden? Welchen Loslösungskonflikt hat eine 50-Jährige, die erstmals Asthma bekommt? Wie operiert man eine Allergie, die bei den meisten Kindern Auslöser von Asthma ist, mit Nadel und Faden weg?

In den 1970er-Jahren begann der kometenhafte Aufstieg der Zellbiologie. Auf nahezu jede Frage zu Entstehung, Mechanismen und Behandlung einer Lungenerkrankung lieferte sie eine plausible Antwort. Asthma? Eine chronische Entzündung. Allergie? Eine Fehlpolung des Immunsystems. COPD? Eine durch Tabakrauch ausgelöste chronische Entzündung, die eine Selbstverdauung der Lungenbläschen auslöst. Krebs? Eine Anhäufung von Kleinstschäden in der Zelle, die durch unglückliche Verkettung zu unkontrolliertem Wachstum führt. Lungenfibrose? Ein unglücklich und erfolglos verlaufender Reparaturvorgang, der am Ende zu einer Narbe wird. Die Zellbiologie erklärte nicht nur Krankheitssymptome und -verlauf, sondern lieferte oft gleich noch Ansätze für wirksame Therapien. Eine Zeit lang schien die Zellbiologie so erfolgreich, dass andere Aspekte bei der Erforschung chronischer Erkrankungen völlig unbeachtet blieben. Sie galten als nicht mehr en vogue, im schlimmsten Fall sogar als »esoterisch«. Und heute? Heute erscheint es nicht ausgeschlossen, dass der gute Dr. Alexander rehabilitiert werden muss, zumindest ein bisschen. Ironischerweise liefert die Zellbiologie dafür die Mittel.

Zwei relativ jungen Fachdisziplinen gelang es, die ehemaligen Gräben zwischen Körper und Seele zuzuschütten: der »Psychoneuroimmunologie« und der »Epigenetik«. Mitte der 1970er-Jahre waren einige kluge Wissenschaftler des ewigen Entweder-oder überdrüssig. Sie interessierten sich endlich für die Gemeinsamkeiten und Zusammenhänge zwischen psychisch-neurologischen und entzündlich-immunologischen Vorgängen. Es war kein Zufall, dass die Psychoneuroimmunologie aus der Zusammenarbeit eines Psychologen (Robert Ader) mit einem Immunologen (Nicholas Cohen) von der Universität Rochester im Bundesstaat New York hervorging. Ader und Cohen bewiesen erstmals, dass das Gehirn Funktionen von Immunzellen steuern kann, und umgekehrt Immunzellen und Entzündungen Vorgänge im Gehirn beeinflussen. Anfangs noch mit Skepsis beäugt, hatten vor allem ihre Arbeiten zur Rolle von Stress später großen Einfluss. Bei Asthmatikern war Stress als Auslöser von Beschwerden lange bekannt. Eine (zell-) biologisch plausible Erklärung für dieses Phänomen gab es jedoch nicht. In der Folge gelang verschiedenen Forschergruppen der Nachweis, dass sowohl akuter als auch langfristiger Stress bei Asthmatikern die Atemwegsentzündung verstärkt. Mehr noch: Der chronische Stress polt das Immunsystem so um, dass Allergien gefördert werden.

Die experimentellen Arbeiten wurden bald durch Langzeitstudien an Patienten bestätigt: Asthmatische Kinder haben nach traumatischen Lebensereignissen ein doppelt erhöhtes Risiko für schwere Anfälle. Auch bei Erwachsenen gehen Stressphasen häufig einer Asthmaverschlechterung voraus. Umgekehrt konnte gezeigt werden, dass Entspannungstechniken wie Mindfulness Training oder Yoga zu einer Besserung von Asthma führen. Auch bei COPD-Patienten wirken solche und ähnliche Techniken, etwa bei der Linderung von Atemnot oder zur Angstreduktion vor einer körperlichen Belastung. Sogar die Verengung der Bronchien bessert sich unter Entspannungs- oder Verhaltenstherapien. Heute sind diese Zusammenhänge auch unter »somatischen« Medizinern akzeptiert. Allgemein werden sie bisher jedoch so interpretiert, dass Stress eine bereits bestehende Störung zwar eindeutig verstärkt, sie allein jedoch nicht auslösen kann. Kann sie nicht? Einige Forscher stellen sie wieder, die alte Frage nach der Henne und dem Ei. Sie nennen sich »Epigenetiker«.

Bei COPD-Patienten besteht eine auffällige Häufung von Betroffenen, die zusätzlich an einer Depression leiden – etwa jeder Dritte. Nun kann man zu Recht einwenden, dass COPD eine schwere chronische Erkrankung ist, die Aktivität und soziales Leben einschränkt. Wie soll man da nicht depressiv werden? Das ist richtig. Aber bei vielen Patienten geht die Depression der COPD voraus. Ist eine Depression also ein Risiko für COPD?

Britische Forscher veröffentlichten 2006 eine erstaunliche Studie zum Zusammenhang von Psyche und COPD-Entstehung. In dieser Untersuchung, die fast 4000 Teilnehmer umfasste, hatten Frauen, die unter psychischem Stress standen, ein deutlich erhöhtes Risiko für COPD. Zwei weitere Untersuchungen an jeweils mehr als 10 000 Patienten bestätigten diesen Trend: Psychische Belastungen oder eine Depression erhöhten das Risiko für COPD, unabhängig vom Rauchverhalten oder anderen Einflüssen. Umgekehrt schützte eine bejahende, positive Lebenseinstellung vor COPD. Eine enge Beziehung zu depressivem Verhalten besteht auch bei Asthmatikern. Bei Kindern mit Asthma finden sich überdurchschnittlich häufig Auffälligkeiten in der Biografie – Traumata, Misshandlungen, Vernachlässigung, weit vor dem Auftreten von Allergien und Atembeschwerden. Ist das nur Zufall? Oder sind COPD und Asthma am Ende doch »psychosomatische« Erkrankungen?

Im Jahr 2009 publizierten Neurobiologen um Michael Meaney, Gustavo Turecki und Moshe Szyf von der McGill-Universität in Montreal, Kanada, eine aufsehenerregende Studie in der Zeitschrift *Nature*. Sie hatten die Gehirne von Selbstmördern auf Störungen in Genen untersucht, die die Stressbewältigung regulieren, und damit an frühere Experimente mit Ratten angeknüpft, deren Ergebnisse für Staunen in der Fachwelt gesorgt hatten. Rattenbabys, die von ihren Müttern nicht umsorgt und gepflegt wurden, entwickelten später im Leben ein scheues, ängstliches Verhalten. Die Ursache für dieses Verhalten fanden die Forscher im Gehirn der Ratten. Hier waren Gene, welche die Stressverarbeitung regeln, einfach abgeschaltet. Ein negatives Erlebnis im frühen Leben war also in die Erbsubstanz »hineingeschrieben« worden, mit langfristigen Folgen für das weitere Leben der Ratten. Was die Kanadier in ihrer Untersuchung herausgefunden hatten, war sensationell: Bei Selbstmördern, die in der Kindheit von ihren Müttern vernachlässigt oder missbraucht worden waren, waren die Gene zur Stressverarbeitung ebenfalls abgeschaltet. Bei Selbstmördern ohne Misshandlungen und auf andere Art gestorbenen Kontrollpersonen waren dieselben Gene unangetastet. Das Verhalten von Selbstmördern und Ratten war also genetisch programmiert, aber nicht durch Vererbung, sondern durch einen äußeren Eingriff in die Erbsubstanz.

Mit anderen Worten, die Ergebnisse bewiesen, dass die Ausprägung von geerbten Merkmalen, die in der Erbsubstanz DNA festgelegt sind, auch nach der Geburt noch verändert werden kann – durch Umwelteinflüsse, aber auch durch soziale Kontakte und positive wie negative Erlebnisse und Erfahrungen. Dieses Phänomen wird »Epigenetik« genannt. Die Epigenetik wirft unsere bisherigen Vorstellungen von der Vererbung völlig über den Haufen. Denn es scheint sogar möglich zu sein, dass diese erworbenen epigenetischen Änderungen wiederum an Nachkommen weitergegeben werden. Dann könnte eine erlernte – gute oder schlechte – Eigenschaft tatsächlich vererbt werden. Die ultimative Ausrede: Ich war's nicht, es waren die Epi-Gene!

Die Epigenetik steckt bei der Erforschung von Atemwegserkrankungen noch in den Kinderschuhen. Aber schon jetzt gibt es einige interessante Beobachtungen. Neugeborene, die in Familien mit häuslicher Gewalt aufwachsen, entwickeln fast dreimal häufiger bis zum dritten Lebensjahr ein Asthma. Ist nur der Vater gewalttätig, die Mutter dagegen fürsorglich, besteht nur ein anderthalbfaches Risiko. Asthmatrends in den USA zeigen, dass ein soziales Ungleichgewicht für Neuerkrankungen besteht: Kinder aus armen städtischen Vierteln erkranken häufiger als Kinder aus gut situierten Familien. Schulstress ändert die Immunfunktion bei asthmatischen Kindern. Nahezu alle Stresshormone des menschlichen Körpers sind an der Entstehung oder Ausprägung von Asthma beteiligt: vor allem Adrenalin und das körpereigene Kortisol. Der Körper eines Kindes, das ständig vernachlässigt oder misshandelt wird, wird mit Stresshormonen geradezu überflutet. Diese Stresshormone sind zwar in der akuten Phase von Stress gut und notwendig, auf Dauer aber schädlich. Um sich zu schützen, regelt der Organismus die Produktion dieser Hormone irgendwann herunter oder – wie im Falle der Rattenbabys und Selbstmörder – schaltet sie ab. Die Hormone fehlen nun aber an anderer Stelle, zum Beispiel im Immunsystem, wo sie die Abwehrzellen regulieren und verhindern, dass Allergien entstehen. Es muss also kein Zufall sein, dass Asthma und Allergien bei Kindern gehäuft in einem Alter auftreten, in dem Lunge und Immunsystem ausreifen, und gleichzeitig die Persönlichkeit eines Kindes in der Auseinandersetzung mit seiner sozialen Umwelt entsteht.

Auch bei COPD reichen die Wurzeln der Erkrankung in manchen Fällen bis in die frühe Kindheit zurück. Haben COPD und Depression einen gemeinsamen Nenner, der zeitlich Jahrzehnte vor dem Ausbruch der Erkrankungen liegt? Oder begünstigt die Neigung zu Depressivität Suchtverhalten wie Rauchen und bahnt daher der Entstehung von COPD den Weg? Sind am Ende doch psychische Traumata die Ursache von Asthma und COPD? Müssen wir nur liebevoll zu unseren Kindern sein, um diese Erkrankungen verschwinden zu lassen? Alles Psyche, oder was? Doch Vorsicht – trauen Sie niemals einfachen Lösungen! Denken Sie an die 50-jährige Neuasthmatikerin. Emotionale Erlebnisse sind nicht die einzigen äußeren Faktoren, die ihren Stempel auf Ihren Genen hinterlassen. Neben den »sozialen Toxinen« gibt es auch noch die »echten Toxine«. Und die haben es in sich.

5. *Du liebst mich nicht:*
Lunge und Umwelt

In Deutschland hat jeder Arbeitnehmer Anspruch auf mindestens 20 Tage bezahlten Urlaub. Damit sind wir nicht ganz so lässig wie die Brasilianer mit 30 Tagen, aber deutlich entspannter als die Inder mit nur 12 Tagen. China und Kanada gewähren immerhin noch 10 Tage. Und unsere Lunge? Hat nie Urlaub. Was an sich nicht so schlimm ist, denn schon Shakespeare (1564–1616) wusste: »Wenn das ganze Jahr über Urlaub wäre, wäre das Vergnügen so langweilig wie die Arbeit.« Aber die Arbeit der Lunge ist selten langweilig. Im Gegenteil: Als ob Atmung und Sauerstoffaustausch, Infektabwehr, Schleimtransport und Radikalenjagd nicht schon anstrengend genug wären, wird das Organ während der Arbeit noch mit jeder Menge Müll zugekleistert. Und keiner sieht es. Müll? Dreck, von mir aus. Bei einem Auto wechselt man nach 50 000 Kilometern den Partikelfilter. Bei der Lunge geht das nicht. Wenn wir sehen könnten, was wir jeden Tag einatmen, würden wir wahrscheinlich die Luft anhalten.

Der Hauch des Todes: Rauchen

»Ausgerechnet mir muss das passieren – wir ham '86, und ich altes Trottelgesicht hab mich verliebt!«

Kennen Sie das noch? Ein Charthit aus einer Zeit, als Deutschpop noch nicht »hip« war. Das durfte man damals natürlich nicht zugegeben. Clowns und Helden auf der gleichen Kassette wie

Frankie goes to Hollywood? No way! Das Sprech-Intro hat es mir besonders angetan. Nicht, weil ich damals – 1986 – tatsächlich verliebt war. Heute staune ich als Lungenarzt aber vor allem über eine andere Textzeile, deren Pointe ich als Teenager gar nicht erkannte: »Vorher, vorher rauch ich noch 'ne Zigarette – meist rauch ich dann zwei oder drei Schachteln, und halt meine Klappe.« Das muss man erst mal setzen lassen. Zwei oder drei Schachteln? Wegen eines verpatzten Telefonats? Im Ernst? Zum Glück – glaubt man Wikipedia – lebt der Sänger der Band heute noch und erfreut sich offenbar bester Gesundheit. Ich freue mich für ihn. Entweder war er nicht oft unglücklich verliebt oder die Frau aus dem Song hat ihn doch noch erhört. Oder er hat aufgehört mit dem Rauchen. Oder umgestellt. »Meist *vape* ich dann 2 oder 3 *liquids* – und halt meine Klappe« – wäre doch mal eine Idee für einen 2018er Edit?

Über das Rauchen ist alles gesagt. Wenn Sie bis hier gekommen sind, haben Sie nicht ein einziges Kapitel gelesen, in dem das Rauchen nicht erwähnt wurde. Und die Schurkenrolle spielte. Stalin soll gesagt haben: »Ein Toter ist eine Tragödie, eine Million Tote bloße Statistik.« Ich will Sie nicht langweilen. Die Fakten sind auf dem Tisch und jedem, der lesen oder zuhören kann, bekannt. Den Rest kann man im Supermarkt an der Kasse auf den Zigarettenschachteln nachlesen. Und falls Sie den Fakten dann immer noch nicht trauen – selbst Philip Morris tut es mittlerweile. Tatsächlich? Wie das?

Zum Jahreswechsel 2018 schaltete der amerikanische Tabakkonzern Philip Morris , Hersteller bekannter Marken wie *Marlboro* oder *Benson & Hedges*, in britischen Tageszeitungen eine ganzseitige Anzeige: »Our New Year's Resolution: We're trying to give up smoking« (Unser Vorsatz fürs neue Jahr: Wir versuchen mit dem Rauchen aufzuhören). Man musste zweimal hinsehen. Aufhören? Mit dem Rauchen? Im Kleingedruckten der Anzeige folgte dann sogar noch die Aufforderung an die 7,6 Millionen britischen Raucher, das Laster in Zukunft doch bitte ganz sein zu lassen.

Was war das? Erlaubte Philip Morris sich einen Scherz? War die Anzeigenabteilung von einer Spaßguerilla gehackt worden? Derselbe Konzern, der noch vor etwas mehr als einem halben Jahrhundert die gesundheitsfördernde (!) Kraft seiner Produkte großflächig angepriesen hatte? Der Erfinder von *Marlboro Country* und den *Virginia Slims*? Ein Konzern, dem, wie es der amerikanische Historiker Robert Proctor von der Stanford-Universität in einem Artikel vorrechnete, das Leben jedes seiner Kunden gerade mal 10 000 US-Dollar wert ist? So viel Profit macht der Konzern mit jeder Million verkaufter Zigaretten – genau so viele, wie statistisch nötig sind, damit ein Mensch an den Folgen des Rauchens stirbt. Derselbe Konzern also, der jahrzehntelang Unsummen dafür ausgegeben hat, in Entschädigungsprozessen mit gekauften Gutachten jegliche Verantwortung für Gesundheitsschäden durch Rauchen von sich zu weisen? Falls diese Anzeige ein Scherz war, blieb den meisten Lesern wohl das Lachen im Halse stecken.

Warum also diese vermeintliche moralische Kehrtwende? Die Antwort war derselben Anzeige zu entnehmen. Weil die Briten in dieser besten aller Welten natürlich nicht sogleich mit dem Rauchen aufhören würden, nur weil ausgerechnet Philip Morris sie dazu aufforderte, folgte sogleich die konzerneigene Empfehlung: Ob sie nicht umsteigen wollten auf Philip Morris' neues, viel gesünderes Produkt? Die sogenannten *Heets*, in denen Tabak mit rund 350 Grad Celsius erhitzt, aber nicht wie bei der Zigarette bei 900 Grad verbrannt wird, produzieren nach Angaben des Herstellers nur noch ein Zehntel der Schadstoffmenge einer herkömmlichen Zigarette.

Klang das nicht eigentlich toll? Würden am Ende nicht alle gewinnen? Wie andere Tabakkonzerne hat auch Philip Morris die Zeichen der Zeit erkannt und fürchtet um sein Geschäftsmodell.

Zumindest in den traditionellen Industriestaaten, in denen der jährliche Absatz von Zigaretten seit Jahren stagniert oder rückläufig ist. Aber wie glaubhaft ist eine jährlich mit 80 Millionen US-Dollar unterstützte »Stiftung für eine rauchfreie Welt«, wenn Philip Morris sich zugleich – wie Dokumente der Nachrichtenagentur Reuters belegen – in Schwellenländern vehement gegen schärfere Anti-Raucher-Gesetze wendet? Ist die Neuausrichtung des Konzerns auf »unschädlichere« (*reduced harm*) Produkte in Europa, Japan und den USA am Ende doch nichts weiter als eine Nebelkerze, während in weit entfernten Ländern, außerhalb der Reichweite von hiesigen Medien und Öffentlichkeit, der Absatz konventioneller Zigaretten kräftig angekurbelt wird? Die Tatsache, dass Philip Morris offenbar Schweizer Autoren einer kritischen Studie zum Schadstoffausstoß ihres »IQOS«-Tabakerhitzers unter Druck setzte, die Publikation zurückzuziehen, lässt die wahren Absichten des Konzerns jedenfalls nicht im allerhellsten Licht erstrahlen.

Die Erkenntnis, dass eine »gesündere« Alternativzigarette ein enormes Marktpotenzial hat, ist nicht neu – nicht einmal innerhalb der amerikanischen Zigarettenindustrie. Bereits 1953 schwärmte der Repräsentant einer Tabakfirma in einem vertraulichen Interview: »Junge! Wäre es nicht wunderbar, wenn unsere Firma die erste wäre, die eine krebsfreie Zigarette produziert.« Offenbar stand dieses Wunderprodukt seitdem nicht mehr auf der Prioritätenliste der Konzerne. Es lief ja auch mit Krebs. Ganz ordentlich sogar. Seit der Jahrtausendwende aber nimmt auch in Deutschland der Gebrauch elektronischer Zigaretten (»E-Zigarette«) zu. Anfangs noch ein Produkt kleiner Start-ups, gehören die populärsten Marken mittlerweile mehrheitlich zu großen Tabakkonzernen. Imperial Tobacco etwa investiert in den Markt für E-Zigaretten, während Philip Morris und British American Tobacco auf Tabakerhitzer als Alternative zur Zigarette setzen. Rauchfrei sollen alle diese Produkte sein, geschmack- und genussvoll und vor allem: gesünder. Für die Hersteller haben diese Alternativprodukte noch einen weiteren Vorteil. Als »rauch-frei« werden sie anders besteuert und unterliegen nicht den glei-chen Warnhinweisen wie Zigaretten. Was ist also dran an den »rauchfreien« Alternativen?

E-Zigaretten enthalten keinen Tabak. Ein Akku erhitzt eine Flüssigkeit (»Liquid«) in einer Kapsel, die verdampft und über Sog an einem Mundstück inhaliert werden kann. E-Zigaretten sind also eigentlich Verdampfer (daher »vapen«, von *vapour*, engl., Dampf), und der erzeugte Nebel ähnelt dem aus Maschinen in Discos oder auf Showbühnen. »Gevapet« wird, was der Markt her-gibt: Vanille, Apfel, Menthol, Mango, Kirsch oder selbst zusam-mengemixte »Blends«. Nikotin kann, muss aber in den Liquids nicht enthalten sein. Je nach Gerät und verdampfter Liquid ist die durch E-Zigaretten aufgenommene Schadstoffmenge gegenüber einer Zigarette tatsächlich um mehr als 90 Prozent reduziert. Die meisten durch die Tabakverbrennung in der Zigarette entstehen-den krebserregenden Stoffe kommen in der E-Zigarette gar nicht vor. Aber in einigen Liquids wurden Verunreinigungen mit krebs-erregenden Nitrosaminen gefunden, außerdem kann bei zu star-ker Erhitzung Formaldehyd entstehen. Auch das ist krebserregend. Der feine Dampf der Trägerflüssigkeit Propylenglykol kann zudem Atemwegsentzündungen auslösen. Bleibt noch das Nikotin, ein Nervengift, das Blutgefäße schädigt, süchtig macht und vom Ver-dacht, krebserregend zu sein, zumindest noch nicht völlig freige-sprochen ist. Auch der langfristige Effekt von Nikotin allein auf die Atemwege ist bislang nicht untersucht. Trotz dieser Risiken kommt die britische Gesundheitskommission in ihrem Bericht für 2018 zu dem Schluss, dass das krebserregende Potenzial von E-Zi-garetten etwa 0,5 Prozent des Potenzials herkömmlicher Zigaret-ten entspricht.

Tabakerhitzer basieren auf einer anderen Funktionsweise als E-Zigaretten. Hier wird gepresster Tabak durch ein elektronisches

Heizelement auf etwa 350 Grad erhitzt. Eine Trägerflüssigkeit, Glyzerin, nimmt die Aromaten auf und wird über das Mundstück verdampft. Tabakerhitzer sind nach Ansicht einiger Experten nicht völlig »rauchfrei«, da beim Erhitzungsprozess in geringem Maß auch Stoffe entstehen, die auf verbrennungsähnliche chemische Prozesse zurückzuführen sind. Gegenüber herkömmlichen Zigaretten produzieren auch Tabakerhitzer für den Raucher etwa 85 bis 90 Prozent weniger krebserregende Stoffe. Allerdings wurden in den Versuchen nur Stoffe gemessen, die sowohl in der Zigarette als auch im Tabakerhitzer vorkamen. Es ist theoretisch denkbar, dass im Tabakerhitzer weitere Substanzen mit schädlicher Wirkung entstehen.

Das heißt, weder E-Zigaretten noch Tabakerhitzer sind harmlos oder gesundheitlich unbedenklich. Sie sind auch keine Lifestyleprodukte oder normale Genussmittel. Für jeden Jugendlichen und für erwachsene Nichtraucher gilt daher klar: Finger weg! Aber auch wenn Langzeiterkenntnisse noch fehlen, liegt das Gefahrenpotenzial der »rauchfreien« Alternativen nach heutigem Wissensstand bei höchstens 5 bis 10 Prozent der herkömmlichen Zigaretten.

Genau hier liegt in meinen Augen eine Chance für aktive Raucher. Wenn es gelingt, diese Gruppe in großer Zahl auf alternative Produkte umzustellen, wären die positiven Gesundheitseffekte enorm. Natürlich wäre es noch schöner, wenn alle diese Raucher es schaffen könnten, ganz aufzuhören. Aber wie realistisch ist das? Selbst unter den motiviertesten Rauchern schafft höchstens ein Drittel langfristig den Ausstieg. In Großbritannien hat die Umstellung auf »rauchfreie« Zigaretten zu 25 000 zusätzlichen »Nichtrauchern« jährlich geführt. Dort raten heute vermehrt auch Ärzte: »It's time to switch!« In Deutschland sind die medizinischen Fachgesellschaften zurückhaltender. Hier tut man sich mit der Empfehlung zum Wechsel noch schwer. Die Bedenken sind nicht unberechtigt. Unkritisch sollte man die »rauchfreien« Produkte keinesfalls betrachten. Manche Ärzte halten E-Zigaretten für eine Einstiegsdroge. Die vermeintliche »Harmlosigkeit« der Rauchalternativen könnte die gesellschaftliche Akzeptanz des Rauchens wieder anheben und Jugendliche vermehrt zum Konsum dieser Produkte anstiften. Der Weg zum »echten« Produkt sei daher nicht weit. In den USA übertrifft die Zahl der Neueinsteiger mit E-Zigaretten bei Weitem die Zahl der Raucher, die mit Hilfe der E-Zigarette von echten Zigaretten wegkommen.

Ist die »rauchfreie Welt« also am Ende doch nur ein cleverer Dreh zur Imagepolitur und Erschließung neuer Zielgruppen? Vorsicht ist angebracht. Die börsennotierten Tabakgiganten hängen am Wachstum wie ihre Kunden am Glimmstengel. Wo dieses Wachstum herkommen soll, kann sich jeder leicht selbst ausrechnen. Eines haben die Konzerne mit ihrer Strategie bereits jetzt erreicht: Die Diskussion um »rauchfreie« Alternativen beherrscht Öffentlichkeit und Medienlandschaft. Diese Nebelkerze lenkt vom eigentlichen Brennpunkt ab. Das »alte« Tabakproblem ist weit davon entfernt, gelöst zu sein. Trotz Rauchverboten, Steuern, Werbeverboten, Verkaufsbeschränkungen, Aufklärung und Informationskampagnen werden noch immer jährlich sechs Billionen Zigaretten verkauft. Selbst in der besten aller denkbaren gerne auch völlig »rauchfreien« Welten werden die Folgen des Rauchens Lungenärzte noch auf Jahrzehnte beschäftigen.

Der Himmel über der Wüste: Luftverschmutzung

Etwas mehr als 50 Jahre dauerte es von der ersten offiziellen Warnung vor den Folgen des Rauchens im *Surgeon's General Report* bis zum – freilich unausgesprochenen – öffentlichen Eingeständnis eines großen Tabakkonzerns, dass der Konsum seiner Produkte tatsächlich gesundheitsschädlich ist. Es war ein langer Weg bis dahin, ein zähes Ringen zwischen unwiderlegbaren Fakten einerseits und Verleugnung, Verharmlosung, Relativierung, Vertuschung, Desinformation und Verantwortungslosigkeit andererseits.

Der preisgekrönte Dokumentarfilmer Robert Kenner hat diese zeitlose Fabel in seinem Werk *Merchants of Doubt* (deutsch: Händler des Zweifels) nach dem Bestseller von Naomi Oreskes und Erik M. Conway meisterhaft nacherzählt. Gerade läuft ein neuer Aufguss des Themas. Er heißt »Abgasdrama«.

27. Februar 2018 stand gegen zwölf Uhr mittags die Arbeit in Deutschland still. Die Nation hielt den Atem an. Menschen starrten allein oder in Gruppen gebannt auf Bildschirme, Smartphones, Tablets oder Liveticker. Was war los? Tanzte das deutsche Eiskunstlaufpaar im fernen Südkorea um Olympia-Gold? Endete der Mitgliederentscheid der SPD zur Großen Koalition? Nichts davon. Zu dieser Stunde beriet sich in Leipzig das Bundesverwaltungsgericht, und die Nation wartete auf ein Urteil. Wenn Sie je etwas über die deutsche Seele erfahren wollten, hier konnten Sie es. Es ging um die ganz großen, existenziellen Themen. Um unser Liebstes, das Auto. Das Gericht sollte klären, ob in Ballungsräumen zur Einhaltung von Luftschadstoffgrenzwerten Fahrverbote gegen besonders »dreckige« Autos wie Dieselfahrzeuge zulässig sind oder nicht. Die Deutsche Umwelthilfe e.V. hatte gegen die Städte Stuttgart und Düsseldorf geklagt – beide hatten in der Vergangenheit die zulässigen Grenzwerte für Stickoxide (und Feinstaub) deutlich überschritten. Womit kaum jemand rechnete: Die Leipziger Richter gaben der Klage der Umwelthilfe recht, wenn auch mit dem Hinweis, Maßnahmen wie Fahrverbote sollten in Einklang mit einer gebotenen Verhältnismäßigkeit stehen.

Das saß. Nur Sekunden nach der Urteilsverkündung brach in allen Medien der Sturm der Emotionen los – auf beiden Seiten. Viel fehlte nicht und es wäre flächendeckend zu Diesel-Aufständen gekommen. Ganz so schlimm wurde es dann doch nicht. Immerhin, Befürworter und Gegner des Urteils sparten nicht mit gegenseitigen Beschimpfungen. Die einen, Pkw-Fahrer allgemein und Dieselfahrer im Speziellen, witterten »Enteignung«, »staatliche Willkür«, »faktische Berufsverbote«, »Öko-Terrorismus«, gar ein Komplott des Hybridwagen-Herstellers Toyota, der die Umwelthilfe finanziell unterstützt. Auf der anderen Seite war der Ton nicht feiner: »Selbst schuld, wer Diesel (oder überhaupt Auto) fährt«, »Ignoranten«, »Mobilitätsfetischisten«, »SUV-fahrende Luftverpester«, »Proleten« und »Mörder« konnte man in den sozialen Medien lesen. Zwischentöne fehlten fast völlig. »12 000 jährliche« Dieseltote (Deutsche Umwelthilfe) standen gegen »absurde Dieselpanik« und »Grenzwertlüge« (FOCUS *Online*). *Der Spiegel* sekundierte und sprach von »erfundenen« Dieseltoten. Begründung: In den offiziellen Statistiken über Todesursachen gebe es den »Tod durch Dieselbegasung« gar nicht (SPIEGEL ONLINE) – ein groteskes Argument, denn der Tod durch Zigarettenbegasung taucht in denselben Statistiken genauso wenig auf. Aus der Politik kam erst mal – nichts. Die Industrie produzierte reflexartig die üblichen Worthülsen. Der Präsident des Verbandes der Automobilindustrie, Matthias Wissmann, beklagte »Schwarz-Weiß-Malerei«. Bloß keine voreiligen Schnellschüsse, man dürfe die Industrie nicht überfordern, »Made in Germany« stünde auf dem Spiel, die Luft sei doch heute schon viel sauberer als vor 20 Jahren, so der allgemeine Tenor. Auch der unvermeidliche Hinweis auf die Gefährdung von Arbeitsplätzen fehlte nicht. Von einer Branche, die – eigenen Untergangsszenarien zum Trotz – nach der gesetzlichen Einführung von Katalysatoren, bleifreiem Benzin und Biosprit immer noch erstaunlich lebendig (und profitabel) ist, hätte man etwas mehr Pioniergeist und sportlichen Ehrgeiz erwartet. Stattdessen: Alles nicht so schlimm, abwarten und weiter so. Das kommt einem dann doch bekannt vor.

Für die Lunge war der 27. Februar 2018 jedenfalls ein guter Tag – unabhängig von den politischen und gesellschaftlichen Konsequenzen, die stehen auf einem anderen Blatt. Warum? Weil das Urteil von Leipzig bestätigte, was der Europäische Gerichtshof bereits zehn Jahre früher, am 25. Juli 2008, erstmals festgestellt hatte: Bürger in Deutschland und der gesamten EU haben ein Menschenrecht auf saubere Luft, so wie es ein Recht auf körperliche Unversehrtheit oder Zugang zu sauberem Trinkwasser gibt. Unsere Umwelt soll zur Gesundheit beitragen, nicht uns krank machen. Eine Trivialität, sollte man meinen. Und doch hat es Jahrzehnte bis zu dieser höchstrichterlichen Feststellung gedauert. Für Lungenärzte war es ein Jahrhunderturteil. Das Recht auf saubere Luft war nun kein »nice to have« mehr, kein Bonus, den man zugestand, wenn er dem wirtschaftlichen Wachstum nicht im Wege war, keine pure Floskel – sondern ein selbstverständliches, einklagbares Recht. Ein Grundsatzurteil, mit dem sich aber auch die Frage nach der Umsetzung stellte. Was eigentlich ist »saubere Luft«. Wie sauber muss sie sein? Wie sicher müssen Grenzwerte sein? Und was darf sie kosten? Wer kontrolliert die Umsetzung und sanktioniert Verfehlungen? Hier fingen die Schwierigkeiten an, denn erwartungsgemäß gab es dazu viele verschiedene Ansichten.

Um als sauber zu gelten, muss Luft möglichst rein, also frei von bedenklichen Schadstoffen sein. Die Qualität der Außenluft wird im Wesentlichen durch die Anteile von vier wichtigen Schadstoffen bestimmt: Schwefeloxide, Stickoxide, Ozon und Feinstaub. Die ersten drei sind chemisch definierte Gase, Feinstaub dagegen ist ein Stoffgemisch. Die Weltgesundheitsorganisation WHO überwacht diese vier Hauptschadstoffe in vielen Regionen der Welt und setzt Luftmesswerte zu Krankheitsentstehung und Todesfällen in Bezug. Nicht alle Schadstoffe sind durch den Menschen verursacht – es existiert auch im industriefreien Naturzustand eine geringe Luftbelastung mit diesen Stoffen.

Ärzte und Statistiker versuchen anhand ihrer Daten herauszufinden, welche maximale Luftkonzentration dieser Schadstoffe für Menschen unbedenklich ist. Das klingt einfacher, als es tatsächlich ist. Denn die meisten Schadstoffe lösen in den in der Luft vorhandenen Konzentrationen keine unmittelbaren Gesundheitsschäden aus, sondern nur nach jahrelanger Einwirkung. Und das auch nicht immer und bei jedem. Es ist wie beim Rauchen: Luftschadstoffe erhöhen das Risiko für bestimmte Krankheiten und Todesfälle. Ursache und Wirkung in solchen Bevölkerungsstudien sind viel komplexer als in einem kontrollierten Laborexperiment. Neben den Luftschadstoffen beeinflussen ja noch viele andere Risikofaktoren die Entstehung von Krankheiten. Übergewicht, Hygiene, Rauchen und so weiter. Das ist ein Schwachpunkt dieser Art von Untersuchungen, der von Kritikern gerne angegriffen wird. »12 000 Tote durch Dieselabgase? Wo sollen die denn alle herkommen? Ich kenne niemanden, der an Dieselabgasen gestorben ist. Da werden wohl noch andere Risikofaktoren im Spiel gewesen sein.«

Diese Kritik ist nicht unberechtigt, greift aber viel zu kurz. Ich kenne auch niemanden, der an einer akuten Zigarettenrauchvergiftung gestorben ist, wohl aber unzählige Geschädigte durch Langzeitfolgen. Und die Untersuchungen verwenden die gleichen Methoden wie andere Bevölkerungsstudien, die den Zusammenhang von Übergewicht und Diabetes, Fettstoffwechselstörungen und Herzinfarkten und, nicht zuletzt, Rauchen und Lungenkrebs ans Licht brachten. Die Methode mag vergleichsweise ungenau sein, das macht die Ergebnisse aber nicht weniger zwingend. Für Stickoxide, Ozon und Feinstaub ist ein klarer Zusammenhang mit der Verschlechterung oder dem Auftreten von Atemwegserkrankungen und Todesfällen belegt. Die aktuell überall präsenten Stickoxide aus Dieselmotoren lösen vor allem bei Asthmatikern und COPD-Patienten Atemnotbeschwerden und akute Attacken aus. Für Todesfälle sind sie aber nur indirekt verantwortlich: Stickoxide in der Luft sind vor allem deshalb problematisch, weil sie eine Hauptquelle der weitaus gefährlicheren Schadstoffe Ozon und Feinstaub sind. Umgekehrt heißt das, dass Maßnahmen zur Reduktion von Stickoxiden sich automatisch auch positiv auf die Konzentrationen von Feinstaub und Ozon auswirken. Das geruchlose Gas Ozon entsteht in Bodennähe vor allem in einer durch Sonnenlicht ausgelösten chemischen Reaktion. Daher gilt Ozon als typischer Vertreter des »Sommersmogs« – in den Wintermonaten ist es in Deutschland kaum messbar. Ozon ist, wie Stickoxide, vor allem für Asthmatiker problematisch. Es erhöht die Krampfneigung der Bronchien und verstärkt die asthmatische Entzündung. Hohe Ozonbelastungen steigern das Risiko für Notfalleinweisungen und Todesfälle wegen Asthma oder COPD. Diese Patientengruppen sollten in den Sommermonaten auf die örtlichen Ozonwarnungen achten und bei erhöhten Werten Aktivitäten oder längere Aufenthalte im Freien vermeiden. Auch Gesunde reagieren auf höhere Ozonkonzentrationen mit Husten, Atemwegsreizung oder Luftnot. Umstritten ist aber bisher, ob eine langfristige Ozoneinwirkung bei einem Gesunden Asthma oder COPD auslösen kann. Laut Umweltbundesamt steht Ozon zumindest im Verdacht, krebserregend zu sein.

Stickoxide aus Dieseln hin oder her: Die größte Gefahr, die Menschen aus der Luft droht, ist Feinstaub. Obwohl er harmlos klingt. Sprache kann manchmal trügerisch sein. Feinheit, Feinkost, Feingeist, Feinmechanik, Feinsinn – in diese Vorsilbe mag man beim besten Willen nichts Böses hineininterpretieren. Die Bezeichnung »Feinstaub« ist eine grässliche Beschönigung. Was macht Feinstaub so gefährlich? Bei Feinstaub handelt es sich um ein Stoffgemisch aus Schwebepartikeln, die aufgrund ihrer geringen Teilchengröße mit der Luft die unteren Atemwege erreichen und dort Gesundheitsschäden auslösen. Für die Krankheitsentstehung sind vor allem Partikel mit einem Durchmesser von weniger als

2,5 Mikrometern (1 Mikrometer = ein Millionstel Meter) und der sogenannte »Ultrafeinstaub« mit weniger als 0,1 Mikrometern Durchmesser bedeutend. Diese Partikel sind so fein, dass sie nicht nur bis in die kleinsten Lungenbläschen, sondern sogar durch diese hindurch ins Blut gelangen und Entzündungen auslösen können – Ausgangspunkt für schwere Erkrankungen wie Herzinfarkt oder Schlaganfall.

Feinstaub ist nicht immer menschlichen Ursprungs. In deutschen Städten besteht er mehrheitlich aus Verbrennungsprodukten von Dieselmotoren, Kraft- und Heizwerken, aber auch aus dem Abrieb von Bremsen und Autoreifen und als »sekundärer Feinstaub« aus Reaktionsprodukten von landwirtschaftlichen Düngern. Je nach geografischem Umfeld sind auch Sand oder Gesteinsabrieb in Feinstaub enthalten. Ironischerweise produzieren moderne Benzinmotoren mehr der besonders gefährlichen »Ultrafeinstaubpartikel« als der aktuell so geschmähte Diesel. Nicht undenkbar, dass durch Diesel-Fahrverbote der Teufel mit Beelzebub ausgetrieben wird.

Feinstaub ist für die Lunge hochgradig gesundheitsgefährdend, weil er akute und chronische Entzündungen in den Atemwegen auslöst. Vor allem aber dient er als »Träger« für andere Luftpartikel wie Pollen, Tierallergene, Krankheitserreger oder krebserregende Substanzen. Diese werden mit dem Feinstaub tief in die unteren Atemwege transportiert und dort in ihrer schädlichen Wirkung verstärkt. Feinstaub verschlimmert nicht nur bestehende Atemwegserkrankungen, er kann sie direkt auslösen: chronische Bronchitis, COPD, Asthma, Lungenkrebs. Selbst für die seltene Lungenfibrose scheint ein ursächlicher Zusammenhang mit der Feinstaubbelastung zu bestehen. Betroffen sind in Deutschland vor allem Menschen, deren Wohnort unmittelbar an Hauptverkehrsstraßen liegt. Mit Dieselpartikeln in Feinstaub beladene Pollen wirken dreimal so allergieauslösend wie unbeladene Pollen. So erklärt sich die erhöhte

Allergieanfälligkeit von Kindern, die erhöhten Feinstaubkonzentrationen ausgesetzt sind. Auch die Infektiösität von Bakterien und Viren erhöht sich durch Feinstaub – das Risiko für Lungenentzündungen steigt.

Die 2017 unter Förderung der WHO veröffentlichte größte Langzeitstudie *Global Burden of Disease* von Harvard-Universität und Weltbank nennt Feinstaub den weltweit fünftgrößten Risikofaktor für einen vorzeitigen Tod, nach Bluthochdruck, Rauchen und erhöhtem Blutzucker- bzw. Fettspiegel. 4,2 Millionen Menschen sind 2015 an den Folgen von Luftverschmutzung gestorben, davon 863 000 durch COPD, 675 000 durch Lungeninfektionen und 283 000 durch Lungenkrebs. 59 Prozent der Todesfälle betrafen Süd- und Südostasien, wo die höchsten Feinstaubkonzentrationen im Jahresmittel gemessen wurden. In China und Indien ist die Luftverschmutzung der Killer Nummer eins. In der indischen Metropole Delhi wurde im November 2017 ein unrühmlicher Weltrekord aufgestellt. Dort lagen die Feinstaubwerte über mehrere Tage bei Konzentrationen von mehr als 1000 Mikrogramm pro Kubikmeter Luft! Zum Vergleich: Der in Deutschland seit dem 1. Januar 2015 verbindlich geltende EU-Zielwert beträgt 25 Mikrogramm pro Kubikmeter im Jahresmittel, also ein Vierzigstel der Werte in Delhi. Die Folge waren Atemwegsinfekte, Asthma- und COPD-Attacken in den örtlichen Krankenhäusern von nahezu epidemischen Ausmaßen. Auch hier waren vor allem die Schwächsten gefährdet. Die höchste Opferzahl fordert Feinstaub in der Altersgruppe der unter 5- und über 70-Jährigen.

Die Zahlen klingen erschreckend. Aber Indien und China sind weit weg. Und die in Deutschland erreichten Feinstaubwerte sind viel niedriger. Ist das Ganze also nicht Jammern auf hohem Niveau? Das kann man so sehen. Es ist alles eine Frage der Perspektive. Tatsache ist: Auch in Deutschland sterben jedes Jahr Menschen durch Feinstaubbelastung, Forscher sprechen von etwa

7000 Todesfällen. Das sind immerhin doppelt so viele Tote wie durch Verkehrsunfälle. Natürlich sind auch in Deutschland immer noch Rauchen und Übergewicht die größten Krankmacher. Ein Fünftel aller in Krankheit verbrachten Lebenszeit in Deutschland geht darauf zurück. Feinstaub trägt nur etwa 3 Prozent dazu bei, etwa halb so viel wie Alkohol und Bewegungsmangel.

Diese Zahlen geben weder Anlass zu Hysterie noch zu Bagatellisierung. Denn eines ist unbestritten: Luftverschmutzung macht krank. Feinstaub tötet Menschen, daran besteht nicht der leiseste Zweifel. Diese Todesfälle sind nicht schicksalhaft oder ein hinnehmbares »Grundrauschen«. Ja, die Luft ist sauberer geworden, ohne Zweifel. Ist sie deshalb aber gleich gesund oder »unschädlich«?

Anders als für Stickoxide ist für Feinstaub bislang kein sicherer Grenzwert gefunden worden. Selbst in geringsten Konzentrationen erhöht er bereits das Risiko für Atemwegs- und Herz-Kreislauf-Erkrankungen. Was Feinstaub betrifft, ist daher der Verweis auf das bereits Erreichte und auf ferne Länder nicht genug. Hier stehen Politik und Verursacher in der Verantwortung. Je weniger Feinstaub, desto besser – das sollte das lungenärztliche Credo sein.

Die von der WHO empfohlenen Grenzwerte für Luftschadstoffe sind kontrovers, aber nicht »ideologisch«. Sie folgen einer einfachen Logik: Sie orientieren sich am bestmöglichen Schutz der Gesundheit aller. Nicht an ökonomischer oder technischer Machbarkeit. Nicht am Restverkaufswert von Dieselfahrzeugen. Wenn Ärzte in der Diskussion um Luftschadstoffe nicht die Interessen ihrer Patienten vertreten, wer soll es dann tun? Wer die aggressive Kontroverse um den Stickoxid-Grenzwert verfolgt, gewinnt den Eindruck, dass asthmakranke Kinder auf eine Stufe mit Rotmilanen oder Feldhamstern gerückt werden – Verhinderer, von Ökofanatikern zur Ausbremsung des Fortschritts erdachte Phantome.

Asthmakranke Kinder sind aber nicht erdacht, sie existieren real, und zwar haufenweise. Und um diese Menschen geht es vor allem. Es geht um Rücksichtnahme und einen wirksamen Schutz von besonders empfindlichen Menschen. Sollten Ärzte da nicht Partei ergreifen? Sachlich, auf dem Boden wissenschaftlicher Erkenntnisse. Die Stimme der Ärzte ist nur eine Stimme unter vielen. Das ist gut so. Gesundheit ist ein hohes Gut, daneben stehen aber noch andere Güter. Stehen sie zueinander im Widerspruch, muss abgewogen werden. Auch die exakteste Wissenschaft liefert selten absolute Wahrheiten, sondern entwirft Wahrscheinlichkeiten. Wie »sicher« ein Grenzwert sein soll, ist Ansichtssache. Manche geben sich mit 75 Prozent zufrieden, andere hätten gerne 99 Prozent Sicherheit. Die Umsetzung medizinischer Empfehlungen ist am Ende Sache der Politik und der Gesellschaft.

Noch bessere Luft ist eine Frage des gesellschaftlichen Willens. Dass sie möglich ist, zeigen Erfahrungen aus anderen Ländern. Feinstaubreduktion wirkt. Schnell und messbar.

Ein Wohnortswechsel in Gegenden mit besserer Luftqualität zum Beispiel normalisierte innerhalb kurzer Zeit das durch Feinstaub ausgebremste Lungenwachstum bei US-amerikanischen Kindern. In Peking ging die Zahl der Notfalleinweisungen wegen Asthma während der Olympischen Sommerspiele 2008 um mehr als 40 Prozent zurück – in diesem Zeitraum galten weitreichende Beschränkungen der Abgasemissionen von Industrie und Verkehr, um danach, mit Ende der Restriktionen, wieder ebenso rapide anzusteigen. In Brasilien nahm die allgemeine Sterblichkeit nach dem Eindämmen der Brandrodung, einem wesentlichen Faktor für die Feinstaubbelastung, in den Folgejahren unmittelbar ab. Geschätzte 1700 Menschenleben wurden so jedes Jahr gerettet. Es geht immer noch besser. Kein Zweifel. Aber welche Maßnahmen reduzieren Feinstaub am besten? In Deutschland? Und wie sinnvoll sind sie?

Hier wird es kompliziert. Nicht immer ist der örtliche Verkehr die Hauptquelle von Feinstaub. Fahrverbote – das klingt logisch und effektiv. Aber bringen solche Verbote etwas? Was ist mit dem Schiffsverkehr? Mit der Landwirtschaft als eine der größten Feinstaubquellen in Deutschland? Sind neue Diesel wirklich sauberer als alte? Sind Benziner sauberer als Diesel? Die erhitzte Diskussion im Frühjahr 2018 machte vor allem eines deutlich: Einfache Antworten gibt es nicht. Vieles scheint Stückwerk zu sein, Aktionismus. Ist es nicht einfach so, dass die Zukunft des gesamten Individualverkehrs neu, *anders* gedacht werden muss?

Welche Maßnahmen auch immer beschlossen werden, sie müssen sich an harten Ergebnissen messen lassen. Nach wissenschaftlichen Maßstäben. Ganz ohne Ideologie. Ein Argument allerdings zieht nicht: Vermeintlich überzogene Auflagen würden die Industrie wirtschaftlich überfordern. Die Leier vom Untergang und Rückfall in die Agrargesellschaft hören wir seit 50 Jahren. Und leben noch. Willy Brandts Forderung nach einem »Blauen Himmel über dem Ruhrgebiet« nach der Smogkrise Anfang der 1960er-Jahre? Die Antwort der Stahlindustrie: Staub und Rauch seien bis zur technisch optimalen Wirksamkeit bekämpft. Mehr sei wirtschaftlich nicht vertretbar. Sonst leide die Stahlproduktion für die Automobilindustrie. Im Übrigen seien die Autoabgase ja genauso schlimm. Klingt vertraut. Heute verkauft allein Volkswagen über zehnmal mehr Fahrzeuge als 1960. Der »Saure Regen« und die Entschwefelung von Kraftwerken in den 1980er-Jahren? Mache Strom unbezahlbar – in Deutschland würden die Lichter ausgehen. Das Licht brennt noch. Im Zeitraum seit 1990, in dem in Deutschland durch Einsatz von Technologie der Ausstoß von Feinstaub, Stickoxiden und Schwefeloxiden um 50 bis 90 Prozent reduziert wurde, hat sich das deutsche Bruttoinlandsprodukt mehr als verdoppelt. Saubere Luft bremst ökonomisches Wachstum nicht. Nach dem von Barack Obama initiierten »Clean Power

Plan« von 2015 wird jeder Dollar, der in saubere Luft investiert wird, eine Rendite von mindestens sieben Dollar abwerfen – durch geringere Gesundheitskosten, bessere Produktivität und weniger Arbeitsausfälle. Umweltschutz lohnt sich. Auch viele Dieselkäufer glaubten einmal, der Umwelt etwas Gutes zu tun – galten diese Autos doch bis vor Kurzem noch als besonders umweltfreundlich. Ihr CO_2-Ausstoß sollte viel geringer als der von Benzinern sein – ein wirksames Mittel, so hieß es, gegen die Bedrohung durch den Klimawandel.

Der klimatisierte Albtraum: Lunge und globale Erwärmung

Am 21. November 2016 braute sich über der australischen Metropole Melbourne der perfekte Sturm zusammen. Es war ein wunderbarer Montag mit klarem, sonnigen Wetter. Das Thermometer zeigte in den Mittagsstunden 35 Grad Celsius, die üppige Vegetation stand zum Ende des australischen Frühlings in voller Blüte. Wem es nicht zu heiß war, der genoss die Vorboten des Sommers am späten Nachmittag im Freien. Die meisten Kinder spielten, während die Erwachsenen ein Barbecue vorbereiteten. Doch das vorsommerliche Idyll fand gegen 18 Uhr Ortszeit ein jähes Ende. Binnen Minuten fiel die Außentemperatur auf 21 Grad, der Himmel verdunkelte sich, und noch bevor die meisten Menschen sich in ihre Häuser zurückgezogen hatten, brach ein heftiger Gewittersturm los. Die aufgeladene, feuchte Luft fegte mit der Kraft von beinahe 100 km/h durch Vororte und Stadtzentrum. Häuser wurden beschädigt, Dachziegel flogen, Bäume knickten um und beschädigten parkende Autos.

Die eigentliche Gefahr, die der Sturm mit sich brachte, blieb jedoch unsichtbar. Auf seinem Weg der Zerstörung wirbelte er tonnenweise Staub von den trockenen Böden auf und verteilte ihn in den donnernden, blitzenden Luftmassen. Im diesem Staubnebel tanzten Milliarden Pollenkörner des australischen Roggengrases, das kurz zuvor geblüht hatte. Die Körner sogen die Feuchtigkeit des Gewitters auf wie Verdurstende, quollen auf ein Vielfaches ihrer Größe an und zerplatzen dann wie in einem gigantischen botanischen Feuerwerk zu feinstem Staub. Nur Minuten, nachdem diese Wolke aus Pollen und Feinstaub die Bewohner von Melbourne eingehüllt und die Partikel sanft auch in den kleinsten Winkeln der Atemwege sedimentierten, brach die Hölle los. Bereits kurz nach 18 Uhr gingen die ersten Notrufe bei den Rettungsdiensten ein. Beinahe 2000 sollten es allein in den nächsten fünf Stunden werden. Den Bewohnern von Melbourne blieb buchstäblich die Luft weg. Notdienste konnten die Flut von Anrufen nicht mehr bewältigen und rückten nur noch zu den schwersten Asthmaattacken aus. Wer am Telefon noch einigermaßen ruhig sprechen konnte, wurde direkt an eine Notapotheke verwiesen. Vor diesen Apotheken bildeten sich lange Schlangen pfeifender und keuchender Menschen. Bald wurden die Asthmasprays knapp – einige Apotheken gaben mehrere Hundert Sprays in kurzer Zeit aus, so stark war die Nachfrage. Krankenhäuser und Notambulanzen richteten provisorische Sammellager in Eingangs- und Empfangshallen ein, um den Ansturm asthmatischer Patienten bewältigen zu können.

Als der Sturm sich schließlich legte, wurde die erschreckende Bilanz sichtbar: 8500 Notfälle waren in den Krankenhäusern Melbournes wegen Asthma behandelt worden, neun Patienten überlebten den Sturm nicht. Anlass genug für den Sprecher der örtlichen Rettungsdienste, den Gewittersturm vom 21. November 2016 mit einem terroristischen Anschlag zu vergleichen. Was genau war eigentlich passiert?

Katastrophale Asthmaepidemien während eines Gewittersturms sind seltene Ereignisse. Es bedarf einer besonders fatalen

Liaison von Temperatur, Luftfeuchtigkeit, Windgeschwindigkeit und Pollendichte, um eine Asthmawelle wie in Melbourne auszulösen. Fast alle Betroffenen waren Pollenallergiker, viele aber hatten zuvor niemals Asthma gehabt. Anders als normale Pollenkörner, die aufgrund ihrer Größe die unteren Atemwege kaum erreichen, befallen die extrafeinen Gewitter-Pollen auch kleine und kleinste Atemwege. Die Vermischung mit Feinstaubpartikeln macht die Pollen zudem besonders aggressiv – so entsteht ein Asthmaanfall.

Die Vorkommnisse von Melbourne hatten Vorläufer in der jüngeren Vergangenheit: Ähnliche Asthmaattacken gab es unter anderem 1994 in London, 2004 in Neapel, 2013 im Iran und zuletzt 2016 in Kuwait und Saudi-Arabien. Melbourne selbst hatte bereits 2010 einen vergleichbaren Ausbruch zu bewältigen. Gut möglich, dass es mit der Exklusivität dieser Ereignisse bald vorbei ist. Der Klimawandel macht es möglich.

Globale Erwärmung – für die meisten heißt das: schmelzende Polkappen, schwitzende Eisbären und maledivische Atolle, die mitsamt ihrer Luxusresorts im Indischen Ozean versinken. *Grand crus*-Rotweine, die in Zukunft aus Südengland kommen werden – damit punkten Sie bei jedem Small Talk. Auch in Deutschland stellt der Klimawandel die Mediziner vor neue Herausforderungen. Besonders im Fokus: die Lunge. Die globale Erwärmung schlägt auf die Lunge, das steht fest. Aber welche Auswirkungen wird die globale Erwärmung auf die Lungengesundheit haben? Welche Maßnahmen zur Vorbeugung oder Folgenbewältigung sind möglich und sinnvoll?

Es sind vor allem extreme Wetterlagen, Luftverschmutzung, Infektionskrankheiten und eine erhöhte Belastung mit Allergieauslösern, die Sorgen bereiten. Hitzewellen werden, vor allem in Süd-, Ost- und Mitteleuropa, häufiger. Während der Hitzewelle im Sommer 2003 starben in diesen Ländern 40 000 Menschen mehr als in durchschnittlichen Sommern. Die meisten dieser Betroffenen waren älter als 65 Jahre oder litten an Atemwegserkrankungen. In den Sommermonaten nimmt unter Sonneneinstrahlung die Belastung der Luft mit Ozon und Feinstaub zu, Hitze und Luftschadstoffe bilden dann eine unheilige Allianz. Extreme Hitze trocknet die Atemwege aus und erhöht über temperaturabhängige Nervenfasern die Krampfneigung der Bronchien. Auch der mukoziliäre Reinigungsapparat ist durch die Austrocknung gestört. Feinstaubpartikel und Ozon verursachen in diesen vorgeschädigten Atemwegen ungleich stärkere Schäden. Schwere Asthma- oder COPD-Attacken, aber auch Atemwegsinfektionen bis hin zur Lungenentzündung können so ausgelöst werden. Aufgabe von Lungenärzten ist es, mit diesen Hochrisikogruppen vor Beginn der Hitzeperiode Verhaltensmaßnahmen zu besprechen: Eine Erhöhung der täglichen Trinkmenge, ein eingeschränkter Aufenthalt im Freien, die Kühlung von Wohn- und Schlafräumen oder die vorübergehende Anpassung der Behandlung der Atemwegserkrankung sind einfache, wirksame Grundregeln.

Auch das Auftreten von Infektionen der Lunge wird der Klimawandel beeinflussen. Das muss nicht zwangsläufig schlecht sein. Infekte mit betont saisonalen Häufungen wie Erkältungskrankheiten oder bestimmte Formen von Lungenentzündung könnten in Deutschland sogar seltener werden. Gleichzeitig müssen Lungenärzte aber darauf gefasst sein, bei ihren Patienten Keime anzutreffen, die vor Kurzem noch als »Exoten« galten. Die Rückkehr der Malaria in Griechenland, West-Nil-Virus-Fälle in Italien und Rumänien und begrenzte Ausbrüche des tropischen »Chikungunya«-Fiebers in Südeuropa sind erste Vorboten einer Eroberung des Kontinents durch neue Krankheitserreger. Auch Änderungen im Vogelzug könnten durch die Entwicklung neuer gefährlicher Varianten des Vogelgrippe-Virus eine Bedrohung darstellen.

Mit der globalen Erwärmung nimmt die Häufigkeit feuchter Gewitterstürme auch in Deutschland zu. Die Pollensaison wird in

Zukunft länger und intensiver sein, das Spektrum an Pollenallergien durch die Zuwanderung wärmeliebender Pflanzen breiter werden. Besonders in Städten und Ballungsräumen bilden Pflanzen unter Einfluss von Abgasen mehr Pollen, die sich mit Feinstaub vermischen und dadurch besonders allergieauslösend wirken. Dadurch steigt auch bei uns die Wahrscheinlichkeit eines »perfekten Sturms«. Besser, man ist vorbereitet. Am Beispiel Melbourne zeigt sich, dass ein effizientes Vorwarnsystem die geballte Wucht dieses Gewittersturms hätte abmildern können. Personen, die sich in Häusern aufhielten, waren kaum betroffen. Auch eine prophylaktische Versorgung von Risikogruppen mit Asthmamedikamenten hätte viele der Notrufe überflüssig gemacht. Es sind genau diese Maßnahmen, die australische Lungenärzte nun durchsetzen wollen, um zukünftige »Asthma-Stürme« sicher zu durchsegeln. Eines ist absehbar: Wetter-Apps werden für die Lungengesundheit immer wichtiger.

6. Es führt kein Weg zurück:
Lungenalterung

Kennen Sie die Geschichte von Dorian Gray? Dem selbstverliebten jungen Mann aus dem viktorianischen London? Der seine Seele verkaufte, weil er sich nichts sehnlicher wünschte als ewig jung zu bleiben? Stattdessen alterte sein Porträt auf einem Ölgemälde. Ewige Jugend! Wäre das nicht schön? Soll doch der Nachbar für Sie altern. Oder Ihre Schwiegermutter. Oder der Hund. Aber keine Angst, es ist alles gar nicht so schlimm. Wenigstens Ihre Lunge altert still im Verborgenen. Sie merken nicht mal etwas davon. Und Ihre Seele müssen Sie dafür auch nicht verkaufen.

Die Kraft und die Herrlichkeit:
Altern und Alterungsvorgänge

Alter ist keine Krankheit. Sagt die amerikanische Arzneimittelzulassungsbehörde FDA (Food and Drug Administration). Deswegen erlaubt sie es auch nicht, Therapien gegen das Alter zu entwickeln. Unfair, nicht? Keine Sorge, ein Hintertürchen gibt es: *altersbedingte* Erkrankungen dürfen sehr wohl behandelt werden. Wo da der Unterschied liegt? Man muss unterscheiden zwischen »normalen« Alterungsprozessen und einem abnormen beschleunigten Funktionsverlust von Organen, der zu Krankheitsbeschwerden führt. Aber was um alles in der Welt ist »normales« Altern? »Normales Altern« ist, wenn die biologische Leistungsfähigkeit aller oder einzelner unserer Organe in etwa unserem Alter in Lebensjahren entspricht. Und wenn nicht? Dann haben wir uns im positiven Fall »gut gehalten«, im negativen sehen wir »ganz schön alt aus«. Für unsere Lunge gilt das Gleiche. Man sieht es von außen nur nicht. Vor allem, wenn sie voraltert. Voraltern heißt, einfach gesagt, dass die normalen Alterungsvorgänge auf Ebene unserer Bausteine, der Zellen, schneller ablaufen als gewohnt. *Warum* Zellen überhaupt altern, ist im biologischen Sinne bis heute nicht schlüssig beantwortet. *Wie* sie altern, dagegen schon.

Die Frage nach dem »Warum« ist berechtigt. Warum altern? Warum reift Ihr Körper über Jahrzehnte störungsfrei heran, wächst, heilt und erneuert sich, ohne eine Spur von Amtsmüdigkeit. Und dann, mit einem Mal: Dienst nach Vorschrift, dann Teilzeit, am Ende Arbeitsverweigerung. Dabei sind doch alle Voraussetzungen vorhanden für das ewige Leben. Sie halten sich vorbildlich an die Vereinbarungen, schaufeln brav Zucker, Eiweiß, Fett, Wasser und Sauerstoff in sich rein, um den Betrieb am Laufen zu halten, und plötzlich ändern sich einseitig die allgemeinen Geschäftsbedingungen. Sprach nicht Charles Darwin vom »Survival of the fittest«? Wenn Sie mit Mitte vierzig halb blind sind, mit fünfzig die Haare grau werden, mit sechzig der Hintern in der Hose hängt und mit siebzig keine Hochfrequenztöne mehr Ihr Ohr erreichen – was hat das mit »Fitness« zu tun? Dabei können andere es doch – der Axolotl ersetzt ganze Gliedmaßen, Nacktmulle altern im Schneckentempo und irgendwelche Amöben sind gleich ganz unsterblich. Warum also nicht Sie? Weil doch niemand damit rechnen konnte, dass Sie einmal so alt werden, würde Darwin sagen. Noch vor 150 Jahren beschwerte sich kein Mensch. Die Lebenserwartung lag bei gut 50 Jahren, Altersbeschwerden wie Falten, Inkontinenz, Gelenkverschleiß oder Schwerhörigkeit waren unbekannt. Die Mängelliste war kurz, wenn das Leben – zumeist abrupt – zu Ende ging. Und heute? Liegt die durchschnittliche Lebenserwartung bei etwa 80 Jahren. Nur: Unsere biologische Uhr sagt auch weiterhin ab fünfzig höflich, aber bestimmt: Danke schön, es wird Zeit! Die Natur mag es nicht, wenn sich die Generation der Mütter und Großmütter mit den eigenen Enkeln um Resourcen streitet. Nicht mal dann, wenn alle täglich nur noch sieben Mandeln und einen Eiweißshake zu sich nehmen, um »in Form« zu bleiben. In der Natur ist Stillstand Tod. Machen Sie also Platz. So viel zum »Warum«.

Bleibt noch das »Wie«. Das geschieht ähnlich wie bei einem Automotor. Mit steigender Laufleistung summieren sich kleine Schäden. Erst geht der vierte Gang nicht mehr rein. Dann auch der dritte. Irgendwann schließlich qualmt es unter der Motorhaube. Wann diese Schäden bemerkbar werden, bestimmen Umwelteinflüsse, Ernährung und innere Programme Ihrer Zellen. Keiner dieser Faktoren steht isoliert, sie beeinflussen sich gegenseitig. Die schlechte Nachricht lautet: Sie können Ihre Zellen nicht umprogrammieren. Die gute: Sie können die Programme ausbremsen. Nur: Beschleunigen geht leider auch. Und das tun viele. Wer bremst, verliert, heißt es ja auch. Nicht so beim Altern. Treffen Sie Ihre Wahl, es liegt bei Ihnen. Wenn Sie länger mehr vom Leben haben möchten, müssen Sie sich mit zwei Dingen arrangieren: den »freien Radikalen« und den »Telomeren«.

»Freie Radikale« aus der Umwelt greifen Zellen an und schädigen deren Struktur und Erbsubstanz. Radikale entstehen aus chemischen Prozessen in Luftschadstoffen, aus Strahlung, aber auch bei Entzündungen oder Infektionen. Solange die körpereigenen Schutzmechanismen über ausreichend Radikalenfänger (»Antioxidanzien«) verfügen, ist das nicht weiter gefährlich. Die Lunge ist als Grenzorgan zur Außenluft besonders stark Radikalen ausgesetzt, verfügt aber auch über eine reichhaltige Ausstattung an Antioxidanzien. Überfordert die Menge der Radikale diese Schutzmechanismen, kommt es zu Zellschäden, welche die Alterung in Gang setzen. Hier kommen die Telomere ins Spiel. Telomere sind die Endstücke Ihrer Chromosomen, der Träger der Erbsubstanz, die sich im Zellkern befinden. Bei jeder Zellteilung im Rahmen von Wachstums- oder Reparaturprozessen werden diese Telomere etwas kürzer. Erreichen die Telomere eine bestimmte Länge, teilen sich die Zellen nicht mehr. Die Telomere sind Ihre innere Uhr. Wie Polkappen, die in der globalen Erwärmung des Alterns allmählich dahinschmelzen. Schädliche äußere Einflüsse fördern den Alterungsprozess, indem sie die Verkürzung der Telomere innerhalb der Zelle beschleunigen. Telomere verraten Ihr wahres Alter. Telomere lügen nicht, da hilft weder Botox noch ein Facelift. Wenn Sie beim Durchblättern einer Klatschzeitschrift Probleme haben, Silvester Stallone und seine Mutter auseinanderzuhalten, befragen sie die Telomere. Die kennen die Wahrheit. Ganz unbestechlich sind sie aber nicht. Wenn man nett zu ihnen ist, arbeiten sie vielleicht etwas gemächlicher. Ein bisschen zumindest.

Ton, Steine, Scherben: Die drei Kennzeichen der Lungenalterung

Die gute Nachricht vorweg: Die »normalen« Alterungsvorgänge der Lunge haben keine ernsthaften Auswirkungen für Sie. Die Lunge verfügt über eine große Funktionsreserve, weshalb auch im hohen Alter körperliche Leistung (und sogar Höchstleistung) möglich ist.

Es geht aber auch anders. Denn die Alterungsprozesse der Lunge können durch äußere Faktoren beschleunigt werden. Ein Voraltern der Lunge ist dann tatsächlich ein Problem. Aber das Voraltern der Lunge ist fast immer vermeidbar. Dazu gilt es ein paar Dinge zu beachten. Und vor allem müssen Sie verstehen, *wie* die Lunge altert.

Der erste Aspekt der Lungenalterung hat mit dem Organ selbst nur indirekt zu tun. Im Alter verändert sich die Architektur des

Brustkorbs. Wirbelkörper, Rippen und Bandscheiben verformen sich, die Brustwirbelsäule neigt sich nach vorne, manchmal so stark, dass ein »Buckel« entsteht. Jede Neigung der Brustwirbelsäule beeinträchtigt die Ausdehnung und Elastizität der Lunge. Die Abstände zwischen den einzelnen Rippen verkleinern sich, und der untere Rippenbogen, an dem das Zwerchfell befestigt ist, rückt näher an die Wirbelsäule heran. Zwischenrippenmuskeln und Zwerchfell werden so in ihrer Arbeit behindert, das Lungenvolumen nimmt ab. Schlimmer noch: Äußere Lungenbereiche werden nicht mehr gedehnt und ausreichend belüftet. Die bronchiale Reinigung wird gestört, das Risiko von Verschleimung, chronischer Bronchitis und Lungenentzündungen nimmt zu. Hier sind besonders Frauen gefährdet. Ursache für eine Deformierung des Brustkorbs ist häufig die Osteoporose (Knochenschwund), die zu etwa 80 Prozent Frauen betrifft. Vor allem der fallende Östrogenspiegel in den Wechseljahren, aber auch »Lifestyle«-Faktoren wie Vitamin-D-Mangel, Bewegungsarmut und Rauchen sind Ursache der Osteoporose.

Auch das Zwerchfell selbst, der wichtigste Atemmuskel, altert. Bei über 40-Jährigen nimmt die Kraft der Muskulatur jährlich um etwa 2 Prozent ab. Die Kraftminderung des Zwerchfells verstärkt die reduzierte Belüftung der Lunge im Alter noch weiter. Noch gravierender ist die Auswirkung auf den Hustenreflex, der für die bronchiale Reinigung extrem wichtig ist. Wenn im Alter die Maximalkraft des Zwerchfells schwindet, reduziert sich der Kompressionsdruck vor dem Hustenstoß – der Stoß wird schwächer, im schlimmsten Fall sitzt der Dreck fest. So erklärt sich, warum mit zunehmendem Alter die Anfälligkeit für Lungeninfektionen stark ansteigt.

Wie merken Sie nun aber, dass Ihr Zwerchfell abbaut? Die Muskelmasse des Zwerchfells kann man nicht messen, sie verhält sich aber genauso wie andere Muskelgruppen Ihres Körpers. Daher erlaubt die Bestimmung der gesamten körperlichen Muskelmasse auch eine Abschätzung der Zwerchfellkraft. Das ist nicht immer von außen mit bloßem Auge zu erkennen. Auch übergewichtige Patienten können an Muskelschwund leiden. Ihr Arzt oder ein spezieller Ernährungsberater kann mit einer einfachen Messung feststellen, ob bei Ihnen ein Muskelschwund vorliegt oder nicht. Die gute Nachricht: Wie andere Skelettmuskeln auch kann das Zwerchfell trainiert werden, zum Beispiel durch spezielle Atemtechniken.

Der zweite Aspekt der Lungenalterung ist die Abnahme der mukoziliären Reinigungsfunktion. Die Gründlichkeit dieser bronchialen Putzkolonne nimmt mit den Jahren merklich ab. Die Reinigungskraft (»Clearance«) unserer Bronchien beträgt bei einer 75-Jährigen nur noch die Hälfte einer 25-Jährigen. Fremdpartikel oder Krankheitserreger werden auf dem Senioren-Highway mit ca. fünf Millimetern pro Minute Reisegeschwindigkeit bewegt, auf der Studentenautobahn dagegen mit mehr als zehn Millimetern pro Minute – Fiat gegen Ferrari. Das liegt vor allem daran, dass die Schlagfrequenz der Flimmerhärchen im Alter deutlich abnimmt. Ältere Menschen trinken oft auch zu wenig. Daher ist der Bronchialschleim zäher und »klebriger«, auch das behindert eine effektive Reinigung. Diese normalen altersbedingten Veränderungen erhöhen bereits das Risiko für Atemwegsinfektionen. Auch Schadstoffpartikel können ältere Personen nicht mehr effektiv ausscheiden, daher sind sie durch Luftverschmutzung stärker gefährdet als junge Menschen. Besonders kritisch wird es, wenn der Reinigungsapparat der Atemwege durch äußere Einflüsse voraltert: durch häufige, wiederkehrende Atemwegsinfekte, Luftschadstoffe und Rauchen. Heilt ein Atemwegsinfekt nicht vollständig ab, wird die äußere Zellschicht der Flimmerhärchen nicht ausreichend repariert. Die bronchialen Drüsen sondern zum Ausgleich mehr Schleim ab, die Beschwerden mit Husten und Auswurf können sich über Wochen hinziehen. Manchmal entsteht daraus eine »chronische Bronchitis«.

Hier kommen Luftschadstoffe wie Zigarettenrauch oder Feinstaub ins Spiel, da sie durch Schädigung der Epithelbarriere die Infektneigung erhöhen und zugleich die Ausheilung dieser Infekte behindern. Das Rauchen bereits einer einzigen Zigarette reduziert die Reinigungskraft der Flimmerhärchen über mehrere Tage. Regelmäßige Raucher haben weniger Flimmerhärchen und die verbleibenden sind funktionell gestört. Auch Passivrauch und Feinstaub lassen Flimmerhärchen voraltern – schon im Kindesalter. Beide Faktoren verhindern so bei Kindern die Ausheilung von Infekten – Startpunkt einer langen leidvollen Lungenkarriere. Auch Formaldehyd und berufliche Schadstoffe wie Haarspray bei Friseuren oder Holzstäube bei Schreinern leisten einen ungewollten Beitrag. Daher ist die Vermeidung von Luftschadstoffen die wichtigste Strategie zum Erhalt der bronchialen Reinigungsfunktion.

»Früher war alles besser.« Haben Sie diesen Satz schon mal gesagt? Sie sehnen sich nach Depeche Mode in Originalbesetzung *Tatort* mit Schimanski, *Dschungelcamp* mit Dirk Bach und *DSDS* mit echten Sängerinnen. Schämen Sie sich nicht, manchmal geht es mir genauso. Bei der Lunge trifft der Satz sogar zu. Zumindest wenn Sie älter als 21 sind. Dann dürfen Sie laut und unwidersprochen sagen: »Früher war alles besser!« Jeden Tag. Für den Rest Ihres Lebens.

Die Lunge beziehungsweise Ihr atembares Lungenvolumen wächst ab der Geburt bis etwa zum 22. Lebensjahr. Dann vollzieht sich auf dieser Wachstumskurve eine Wende, von der ab alles nur noch schlechter wird. Das Lungenvolumen schrumpft. Es geht bergab, buchstäblich. Allerdings vollzieht sich dieser Abstieg mit der Geschwindigkeit einer gemütlichen Kutschfahrt durch die schöne hessische Wetterau: Die jährliche Volumenabnahme beträgt lediglich

10–15 ml. Wenn Sie an Ihrem 22. Geburtstag also über vier Liter Lungenvolumen verfügen, bleiben Ihnen mit 72 immer noch 3,5 Liter. Und selbst wenn Sie über 100 Jahre alt werden, stünden mit knapp 3 Litern immer noch ausreichend Reserven zur Verfügung. Gegenüber anderen Organfunktionen im hohen Alter ist das geradezu verschwenderisch.

Warum schrumpft Ihr Lungenvolumen überhaupt? Aus demselben Grund, aus dem Sie Falten bekommen. Das Bindegewebe der Lunge leiert aus und verliert an Elastizität. Es hängt also im Alter nicht nur der Hintern in der Hose, sondern, bildlich gesprochen, auch die Lunge im (Brust-)Körbchen. Wie schlaff die Lunge ist, kann man bei Rauchern sogar am Gesicht ablesen. Britische Forscher haben herausgefunden, dass die Faltentiefe im Gesichtsbereich den Elastizitätsverlust des Lungengewebes widerspiegelt. Wie das? Wegen der Telomere. Die verkürzen sich durch das Rauchen in Hautzellen genauso schnell wie in den Stützzellen der Lunge. Viel schneller als bei Nichtrauchern. Wenn die Lunge nicht altert, sondern voraltert, wird aus der gemütlichen Kutschfahrt ein Ritt im Galopp. Mindestens.

Das Abschmelzen der Telomer-Polkappen wird durch Luftschadstoffe massiv beschleunigt. Nichts befeuert den zellulären Klimawandels so stark wie das Rauchen. Die Telomere eines 50-jährigen Rauchers, der 30 Jahre lang jeweils ein Päckchen pro Tag geraucht hat, altern um 30 Prozent schneller als die eines Nichtrauchers. Seine Lunge ist also auf 60 Jahre vorgealtert. Die in Rauch und Abgasen enthaltenen Radikale lösen zudem eine bronchiale Entzündung aus, die wiederum die Alterungsprozesse beschleunigt (das sogenannte »Entzündungsaltern«). Gemeinsam können diese Vorgänge die Schrumpfung des Lungenvolumens von jährlich 10-15 ml auf 40, 50, in Einzelfällen sogar 100 ml und mehr beschleunigen. Falls das in Ihren Ohren immer noch nach wenig klingt, summieren Sie es auf! Nach 20 oder 30 Jahren bleibt dann nicht mehr viel Luft zum Atmen. Die Lebensqualität ist dahin, stattdessen drohen Behinderung oder Tod. Kann man diesen freien Fall aufhalten? Man kann. Der Fallschirm heißt »Aufhören«. Mit dem Rauchen. Dann verlangsamt sich die Schrumpfung wieder, und Sie gewinnen wertvolle Zeit.

Aber das Rauchen ist nicht der einzige Faktor, der den Abstieg beschleunigt. Häufige Infekte der Atemwege und Feinstaub sind vor allem bei Nichtrauchern die größte Gefahr.

Besonders gefährdet sind auch diejenigen, die ihr maximales Lungenvolumen bis zum 22. Geburtstag nicht erreichen: benachteiligte Kinder. Die Weichen für ein gesundes Lungenwachstum werden bereits im Mutterleib gestellt. In der Schwangerschaft sind aufseiten der Mutter Mangelzustände an den Vitaminen A, D und E, Rauchen und Schadstoffbelastung Risikofaktoren für ein gebremstes Lungenwachstum. Bei anderen Kindern ist die Phase der Ausreifung der Atemwege und Lungenbläschen bis zum 10. Lebensjahr gestört worden, durch Infekte und Atemwegserkrankungen wie Asthma.

Die Folgen einer kleinwüchsigen Lunge können beträchtlich sein und wirken lebenslang nach. Ein Kind, dass »ausgewachsen« zum Beispiel weniger als 80 Prozent seines eigentlichen maximalen Lungenvolumens erreicht, kommt im Alter unter Umständen selbst bei normaler Schrumpfung an eine kritische Volumengrenze, die im Alltag zu Beschwerden führt. Besonders dann, wenn diese kleinwüchsigen Lungen auch noch mit verpesteter Luft getriezt werden.

Lungenalterung ist – zumindest bis heute – Schicksal. Lungenvoralterung nicht. Ein paar einfache Regeln halten Ihre Lunge jung. Hier sind sie noch einmal. Zum Auswendiglernen.

7. *Auf der Suche nach der verlorenen Zeit:* L-I-E-B-E, die fünf Säulen für altersloses Atmen!

Na, schon ein bisschen verliebt in Ihre Lunge? Dann sind Sie jetzt bereit für die letzte Lektion. Mit fünf einfachen Regeln halten Sie Ihre Lunge jung und gesund. Und damit Sie sich das leichter merken können, kommen diese Regeln von Herzen.

L wie Luft zum Atmen – nicht nur sauber, sondern rein
Die Luft ist der größte Freund und zugleich der größte Feind der Lunge. Viele Menschen leben nach dem Prinzip: Du bist, was du isst. Auf die Lunge bezogen heißt das: Die Lunge ist, was Sie in sie hineinatmen. Reimt sich nur nicht so schön. Kümmern Sie sich um die Buchhaltung und ziehen sie gelegentlich Bilanz. Sind Sie nett zu Ihrer Lunge? Überwiegen Ihre guten Taten die schlechten? Nicht jeder Atemzug muss klinisch rein sein, aber die Bilanz sollte stimmen. Das ist einfacher, als Sie denken – kein anderer Faktor schlägt so negativ zu Buche wie Rauchen. Lungen von Nichtrauchern bleiben praktisch immer in den schwarzen Zahlen. Machen Sie saubere Luft zu einer Priorität, genau wie gesundes Essen, Freundschaften, Hobbys, Familie, selbstbestimmtes Leben. In Ihrem Trinkwasser tolerieren Sie kein Nanogramm Chemie. Das ist gut so. Und in Ihrer Luft? Ist ein bisschen Dreck unvermeidlich, sagen Sie. Ist das wirklich so? Jeder prüft vor einem Umzug oder einem Hausbau Infrastruktur, Verkehrsanbindung, Ärzte, Schulen, Kindergärten, Supermärkte. Aber die Luftqualität? Spielt bei den

wenigsten eine Rolle. Warum eigentlich? Zugegeben, nicht alle haben hier eine Wahl. Aber das Bewusstsein kann sich ändern. Heute fragen Berufseinsteiger beim Bewerbungsgespräch nach der Work-Life-Balance, der Vereinbarkeit von Arbeits- und Privatleben. Vor 20 Jahren wäre das undenkbar gewesen. Vielleicht fragen wir in Zukunft häufiger nach der Feinstaubbelastung als Entscheidungskriterium für unseren Wohnort. Vor allem, wenn Sie Verantwortung für Kinder tragen. Kindliche Lungen wachsen in sauberer Luft besser als in schadstoffbelasteten Gegenden. Spielen an der frischen Luft verankert in Kindern die Freude an der Bewegung – so vermeiden sie Übergewicht, das ein wichtiger Risikofaktor für Asthma und Allergien ist. Waldspaziergänge beruhigen und senken den Blutdruck. Pflanzenstoffe in der Waldluft haben zudem entzündungshemmende Wirkungen. Waldspaziergänge werden heute bereits zur Behandlung von Atemwegserkrankungen wie COPD erprobt. Mit interessanten Effekten. Schon Spaziergänge von ein bis zwei Stunden Dauer verbesserten bei Patienten die Lungenfunktion, depressive Begleitsymptome und Entzündungswerte im Blut. In Japan ist *shinrin-yoku*, das »Waldbad«, eine anerkannte Behandlungsform. Saubere Luft ist kein Hokuspokus. Sie ist ein Menschenrecht. Werfen Sie dieses Recht nicht einfach weg.

I wie Infektabwehr – das Immunsystem schlägt zurück

Klar: Eine Erkältung oder Bronchitis ist kein Drama und bringt Sie dem Grab nicht näher. Ein wenig Beschäftigung schadet dem Immunsystem Ihrer Lunge auch nicht. Aber geben Sie ihren Atemwegen Zeit, sich zu erholen. Häufige, wiederkehrende Infekte schädigen auf Dauer die Schutzmechanismen Ihrer Lunge und lassen sie wortwörtlich »alt aussehen«. Stärken Sie Ihre bronchiale Abwehr, so gut es geht. Dazu gehört eine bewusste Ernährung genauso wie regelmäßige Bewegung und Atemübungen. Lüften Sie regelmäßig durch, bis in den letzten Winkel Ihrer Bronchien. Das hält den Reinigungsmechanismus der Lunge fit. Regelmäßige Saunagänge, vor allem in Kombination mit Kaltbädern, stimulieren das Immunsystem und fördern die Durchblutung an den Schleimhäuten. Dampfbäder oder Biosaunen sind gute Alternativen für ein weniger kreislaufbelastendes Wohlfühlerlebnis. Tageslicht und Sonne unterstützen, vernünftig genossen, besonders in der dunklen Jahreszeit die Funktion Ihrer Abwehrkräfte. Beginnt um Sie herum die Erkältungswelle zu rollen, waschen Sie sich regelmäßig die Hände mit Seife. Denken Sie daran: Mit manchen Bedrohungen wird auch die gesündeste Lunge nicht so leicht fertig. Kranke Lungen noch viel weniger. Eine Lungenentzündung gehört in ärztliche Hände und muss konsequent behandelt werden. Besser, man lässt es gar nicht so weit kommen: Pneumokokken und Influenza-Viren können Sie sich durch Impfungen vom Leib halten, auch wenn diese keinen 100-prozentigen Schutz bieten.

E wie Ernährung – Ihr täglich Brot heute für die Luft von morgen

Essen soll Freude bereiten und zur Gesundheit beitragen, nicht krank machen. Wie erreicht man das? Mit einem gesunden Maß und vor allem: mit Abwechslung. Probieren Sie einfach mal verschiedene Stile und Küchen aus und integrieren Sie neue Gerichte in Ihren Alltag. Kein sklavisches Schema, kein strenger Ernährungsplan. Für Ihre Lunge sind ein paar Aspekte auf dem Speiseplan zu beachten. Das ist vor allem wichtig, solange Ihre Lunge gesund ist. Am wirksamsten ist eine bewusste Ernährung, wenn es darum geht, die Lunge gesund zu erhalten. Zur gezielten Behandlung von Lungenerkrankungen taugt sie weniger. Nahrung schützt die Lunge, repariert sie aber nicht. Manchmal unterstützt sie Heilungsprozesse oder mildert den Krankheitsverlauf. Aber nirgends gilt der Satz von Benjamin Franklin (1706–1790) so sehr wie bei der Rolle der Ernährung für die gesunde Lunge: »Eine Unze

Vorbeugung wiegt so viel wie ein Pfund Heilung.« Also fangen Sie heute an, sich über die Ernährung Ihrer Lunge Gedanken zu machen. Ihre Lunge braucht für einen optimalen Schutz vor schädlichen Einflüssen vor allem Nährstoffe, welche die Entgiftung von Sauerstoffradikalen unterstützen und die Immunfunktion von Abwehrzellen verbessern. In erster Linie sind das Vitamine, Mineralien, Spurenelemente, Aminosäuren, essenzielle Fettsäuren sowie die wichtigen sekundären Pflanzenstoffe wie Polyphenole, Flavonoide oder Terpene. Einige Nahrungsmittel und -inhaltsstoffe wie probiotische Joghurtkulturen, Pflanzenfasern und Vitamin D können zudem das Risiko von Allergien vermindern. Wer zu wenig Vitamin A, C und E über die Nahrung aufnimmt, hat ein um bis zu 100 ml niedrigeres Lungenvolumen und trägt ein erhöhtes Risiko für Asthma, Bronchitis oder COPD. Studien in Wales, England, Holland und Italien haben gezeigt, dass Menschen, die täglich Obst essen, im Schnitt bis zu 130 ml mehr Lungenvolumen haben und seltener an Asthma oder Bronchitis leiden. Ähnliches gilt auch für das Spurenelement Selen. Vitamin E, Vitamin D und das antioxidativ wirkende Eiweiß Glutathion sind für die Abwehrfunktion von Immunzellen wichtig und verhindern deren Umpolung zu Allergieauslösern. Bei Kindern wird ein Vitamin-D-Mangel als Mitverursacher der Allergiewelle seit den 1960er-Jahren nicht ausgeschlossen. Ein ausgewogener Speiseplan bietet ausreichenden Schutz und vermeidet die einseitige Zufuhr oder Überdosierung einzelner Nährstoffe. Denn der Glaube, Vitamine und Nahrungsergänzungsmittel seien harmlos, ist falsch. Langfristige hochdosierte Zugaben von Vitamin A oder E bei Rauchern erhöhen zum Beispiel das Risiko für Krebserkrankungen, statt es – wie eigentlich erwartet – zu senken. Zu viel Vitamin B und C hemmen zudem die Funktion der Flimmerhärchen. Für eine gesunde Lunge sollte Ihr Speiseplan idealerweise an jedem Wochentag mindestens eines der Top-Lungen-Lebensmittel enthalten. Hier ist die Liste:

Wurzeln: Kurkuma, Ingwer, Knoblauch, Karotten, Zwiebel – enthalten antioxidative Vitamine, Flavonoide und Quercetin, wirken entzündungshemmend und antimikrobiell.

Obst: bunte Beeren, Zitrusfrüchte, Bananen – enthalten Resveratrol, Anthocyane, Flavonoide, Vitamin A, C und E.

Blatt- und Kohlgemüse: Grünkohl, Wirsing, Brokkoli und Spinat – enthalten Antioxidantien, Vitamine und Mineralstoffe (Folsäure, Eisen, Kalium und Kalzium).

Hülsenfrüchte: Linsen, Bohnen, Hirse – liefern pflanzliche Eiweiße, Eisen, Magnesium und Silizium.

Nüsse: Walnüsse, Mandeln und Cashewkerne – enthalten Vitamin E, Antioxidantien und ungesättigte Fette.

Kräuter: Koriander, Brennnessel und Basilikum – enthalten Vitamine A, E, C, K, wirken entzündungshemmend und liefern Geschmack.

Fette: frischer Fisch, Hanf- oder Leinöl, Avocado – enthalten Omega-3-Fettsäuren, Vitamin A, D und E, Antioxidantien.

Probiotischer Joghurt – enthält Vitamin D und Kalzium, reguliert das Mikrobiom des Darms und kann Allergien vorbeugen.

Kaffee – enthält reichlich Polyphenole und wirkt dadurch antioxidativ.

Ab dem 50. Lebensjahr beginnt ein vermehrter Muskelabbau. Achten Sie daher auf eine ausreichende Eiweißzufuhr in der Ernährung. Das geht auch über pflanzliche Eiweiße, die zum Beispiel in Bohnen und Linsen enthalten sind. Einen erhöhten Eiweißbedarf können Sie auch über Molkeproteine decken. Molkeproteine sind reich an den Aminosäuren Cystein und Glutamin, die für die Herstellung des Radikalenfängers Glutathion benötigt werden. Ein ausgewogener Speiseplan hilft Ihnen, Ihr Körpergewicht unter Kontrolle zu halten. Auch das ist gut für die Lunge: Übergewicht ist ein wichtiger Risikofaktor für Asthma, und vor allem das unsichtbare Organfett fördert Entzündungen und begünstigt chronische Bronchitis und COPD.

B wie Bewegung – Regen, Dampf, Geschwindigkeit

Es gibt keine bessere Art, seine Lunge zu spüren, als Bewegung und Sport. Auf jedem Niveau. Sport ist Entspannung, Sport klärt, Sport trennt das Wichtige vom Trivialen. Wenn Ihre Lunge mit 60 Zügen pro Minute pumpt, empfinden Sie pures Glück, selbst wenn es brennt, rasselt oder zieht. Kein Kollege, keine Chefin, kein quengelndes Kind nervt. Ihre Gedanken sind ganz bei Ihrer Atmung. Und irgendwann weicht der Schmerz der Freude darüber, dass Ihre Lunge gesund ist, dass Ihre Lunge das kann. Und wenn Sie es nicht mehr kann? Dann ist Bewegung genauso wichtig. Es muss kein Marathon sein. Dosieren Sie nach Ihren Möglichkeiten, aber reden Sie sich nicht raus. Sitzen ist das neue Rauchen – also raus aus dem Sessel. Schon geringe körperliche Aktivität steigert die Beweglichkeit Ihrer Flimmerhärchen und stärkt Ihre Abwehrzellen – eine ideale Kombination zur Infekt- und Schadstoffabwehr. Weniger als eine halbe Stunde Bewegung pro Tag reduziert Entzündungen und beugt Atemnotattacken bei COPD-Patienten und Asthmatikern vor. Nicht nur das: Auch eine begleitende Depression lässt sich durch Bewegung bessern. Körperliche Aktivität beugt wirksam gegen Osteoporose vor und verbessert die Muskelkraft. Krankhaftes Übergewicht wird bekämpft, das besonders als »Bauchfett« das Zwerchfell behindert und die Belüftung der Lunge stört.

E wie Entspannungs- und Atemtechniken – take it easy, altes Haus

Atemübungen erfüllen einen doppelten Zweck. Sie können über die Beeinflussung des vegetativen Nervensystems Stress abbauen und zur Beruhigung beitragen, gleichzeitig aber auch die Atemmuskulatur trainieren. Zugegeben: Damit punkten Sie in keinem

Fitnessstudio. Sie erhalten weder Komplimente für Ihr knackiges Zwerchfell noch erntet ein gut ausdefinierter Zwischenrippenmuskel neidische Blicke. Na und? Muskelkrafttraining ist Ganzkörpertraining. Männliche Mittzwanziger mit grotesken V-Kreuzen und Spargelbeinen gibt es genug. Widmen Sie also ruhig einen Teil des Trainings Ihrer Atemmuskulatur. Auch wenn es keiner sieht, zahlt es sich gesundheitlich aus.

Bewusstes, richtiges Atmen – tiefes Ein- und Ausatmen – beruhigt den Geist, entspannt Muskeln und Geist und hilft, Spannungen in Ihrem Körper abzubauen oder ihnen vorzubeugen. Im Alltag nutzen Sie nur einen Bruchteil Ihres Lungenvolumens, die Atmung ist flach und kurz. Das merken Sie gar nicht, weil Ihr Geist um andere Dinge kreist: Die E-Mail, die Sie gerade schreiben, die Präsentation für das Meeting, die Projekt-Timeline, der *pitch* für den nächsten Kunden. Alles ist wichtiger als das Atmen. Das überlassen Sie ganz Ihrem Hirnstamm, schließlich ist der dafür zuständig. Leider ist der Hirnstamm im Grunde ein fauler Sack, der mit Dienst nach Vorschrift den Laden gerade so am Laufen hält. Auf diesem Niveau erhalten Sie aber zu wenig Sauerstoff. Die Folge: Sie ermüden schnell, fühlen sich antriebslos oder leistungsschwach. Zeit für ein *high intensity Workout* für Ihren Atem! Übernehmen Sie für ein paar Minuten die Kontrolle über Ihre Atmung. Dabei helfen am besten strukturierte Abfolgen, etwa Pranayama-Übungen aus dem Yoga oder Tai-Chi. Langsame Pranayama-Übungen eignen sich am besten, wenn Sie das Bedürfnis nach innerer Ruhe haben und vor allem Stress reduzieren wollen. Über die Länge der Übung können Sie den Grad der Entspannung bis zu Meditation und Schlaf steuern – auch wenn Sie letzteres vielleicht besser in die Zeit nach Feierabend verlegen. Schnell ausgeführte Pranayama-Übungen kräftigen Zwerchfell und Atemhilfsmuskulatur und stärken die Atemkraft. Regelmäßig praktiziert, vergrößern beide Techniken das Lungenvolumen. Tiefe, bewusste Zwerchfellatmung mindert die Radikalenlast im Körper und beugt so oxidativem Stress und Infekten vor. Bei Asthmatikern und COPD-Patienten können Yoga- oder Tai-Chi-Praktiken sogar Krankheitsbeschwerden bessern und den Medikamentenverbrauch verringern. Auch andere Meditationstechniken wie Buteyko oder Mindfulness sind bei chronischen Atemwegserkrankungen hilfreich. Gerade bei akuten Atemnotanfällen ist es wichtig, dass betroffene Patienten bewusst ihre Atmung kontrollieren, um Panik zu vermeiden und den angstbedingten Sauerstoffverbrauch zu mindern. Auch hier helfen Atemtechniken wie die »Lippenbremse«. Welche dieser Techniken man auch immer für sich entdeckt – Menschen, die regelmäßig Entspannungs- und Atemtechniken anwenden, sind weniger stressanfällig als andere. Das macht sie nicht automatisch gesünder, wohl aber widerstandsfähiger. Klar ist: Wer sich gelegentlich bewusst und aktiv in sich selbst zurückzieht, hat mehr vom Leben und lebt besser. Ihre Lunge hilft Ihnen dabei. Und Sie Ihrer Lunge. Alle gewinnen.

8. Schlusswort:
Schau heimwärts, Engel!

In Thomas Wolfes Roman *Schau heimwärts, Engel!* aus dem Jahr 1929 gibt es im Schlusskapitel einen wundervollen Geisterdialog zwischen Eugene, dem Helden des Romans, und seinem verstorbenen Bruder Ben. »Wo, Ben, wo ist die Welt?«, fragt Eugene verzweifelt. »Nirgends«, antwortet Ben. »Du bist die Welt.«

Es liegt an uns, die Welt, in der wir leben, zu entwerfen. Es steckt alles in uns selbst, und ohne dieses Innere erzeugt nichts in der äußeren, realen Welt Resonanz. Warum also Lungenheilkunde, warum ein Buch über die Lunge? Weil ich es so wollte, weil es in mir war. Aus Tausenden Steinchen habe ich mir dieses Eine aus dem großen Legokorb des Lebens gepickt. Tausend Möglichkeiten, eine Realität. Im vergangenen Jahr stand meine Tochter wie Zehntausende andere junge Frauen und Männer nach ihrem Schulabschluss vor derselben Entscheidung: Was soll ich jetzt machen? Was fange ich an mit meinem Leben? Ein sozialer Beruf, Geisteswissenschaft, Ökonomie oder doch eine Naturwissenschaft? Natürlich hat jeder bestimmte Talente und Interessen. Aber im Grunde ist es egal. »Du bist die Welt«, sagt Thomas Wolfe. Du kannst in einer solchen Situation vielleicht ebenso gut würfeln oder ein Los ziehen – und dann mach es einfach. Mit Leidenschaft, Begeisterung und Liebe. Der Rest kommt von selbst. Es ist alles in dir. Du bist die Welt.

Es gibt zwei Arten von Liebe: die, die unmittelbar aus dem Herzen kommt, und die, die den Umweg über den Verstand benötigt. Nicht immer muss man verstehen, was man liebt – aber umgekehrt fällt es leichter, etwas zu lieben, wenn man es versteht. In einem Experiment des Dresdner Architekturpsychologen Peter Richter wurden Informatikstudenten befragt, ob sie den Baustoff Sichtbeton schön fänden. Das Urteil war einhellig negativ. Anschließend erhielten die Studenten einen Vortrag über die Materialeigenschaften von Sichtbeton. Etwas Erstaunliches passierte: Jetzt, wo sie etwas über den Beton wussten und das Material besser verstanden, erschien ihnen der Sichtbeton schöner als vorher. Auch in die Lunge verliebt man sich nicht auf den ersten Blick. Es braucht zwei, manchmal drei oder mehr Blicke, damit es funkt. Dieses Buch ist kein Lehrbuch für Nichtmediziner. Noch weniger ist es eine wissenschaftliche Monografie. Es ist eher eine Sammlung von Kurzgeschichten über die Lunge. Alles ist subjektiv und persönlich, manches ist überspitzt, manches pointiert oder vereinfacht dargestellt. Immer aber auf dem Boden von Fakten – nach bestem Wissen und Gewissen. Die Geschichten in diesem Buch sollten Ihre Neugier wecken. Neugier auf dieses seltsame Organ, das man nicht sieht, nicht hört, das nicht zu fühlen und zu schmerzen scheint. Dieses Buch sollte Sie verführen und verkuppeln. Über das *Verstehen* zur Liebe anstiften, wenn Sie so möchten. Dafür mussten die Grautöne der Wissenschaft gelegentlich eingefärbt werden. Vor einem Date hübschen Sie sich ja auch auf. Wenn es hilft, sich zu verlieben, umso besser. Was man liebt, vernachlässigt man nicht oder lässt es verwahrlosen. Was man liebt, umsorgt man. Ein ganzes Leben. Bis zum letzten Atemzug. Dann klatscht die unsterbliche Seele Ihren knorpeligen Freund ein letztes Mal ab, bevor es endgültig heißt:

And we're changing our ways,
Taking different roads

Danksagung

No Man is an Island. Kein Mensch ist eine Insel, ich selber am wenigsten. Dieses Buch wäre ohne die liebende Unterstützung meiner Familie nicht möglich gewesen. Ohne meine Frau, die sich in der Zeit der Niederschrift um das Tagesgeschäft in unserem Institut gekümmert hat, und meine Kinder, die ein paar Monate die Launen ihres schriftstellernden Papas zu erdulden hatten. Danke! Meiner Agentin Heike Wilhelmi danke ich für Ihre Motivation und positive Energie, ohne die ich dieses Buch niemals mit der nötigen Konsequenz und Disziplin hätte schreiben können. Ihre offene, manchmal strenge Kritik war für die Entwicklung meines Schreibens genauso wichtig wie das Feedback meiner Lektorin im Heyne Verlag. Dem Team vom Café Degenhardt in Wiesbaden danke ich für ihren leckeren Latte macchiato – unzählige Gläser davon wurden während der Niederschrift dieses Buches getrunken. Michael Ksoll danke ich dafür, dass er es geschafft hat, die Begeisterung für das etwas abseitige Fach »Pneumologie« in mir zu wecken. Insbesondere aber möchte ich allen Kollegen aus den mehr als 50 Ländern, die ich in den vergangenen 20 Jahren im Rahmen von Vortragsreisen besuchen durfte, für ihre wertvollen Diskussionsbeiträge und Einsichten danken. Es war immer wieder motivierend zu sehen, wie sich Lungenärzte überall auf der Welt, zum Teil unter schwierigen Bedingungen, für das Wohl ihrer kranken Patienten einsetzen, sich weiterbilden, wissenschaftlichen Austausch suchen und für eine bessere Versorgung, Therapie und Vorbeugung von Lungenerkrankungen kämpfen.

Keep the Vibes!

Allgemeine Quellen und Literatur

Alexander, F.: Psychosomatic medicine: its principles and applications. Norton, New York, 1950.

Arnold, C. Black lung in Appalachia. Environmental Health Perspectives 2016;124: A13 ff.

Astuti, Y. et al.: Cigarette smoking and telomere length: A systematic review of 84 studies and meta-analysis. Environmental Research 2017; 158:480 ff.

Ayres, J. et al.: Climate change and respiratory disease: European Respiratory Society position statement. European Respiratory Journal 2009;34:295 ff.

Bayram, H. et al.: Environment, Global Climate Change, and Cardiopulmonary Health. American Journal of Respiratory and Critical Care Medicine 2017;195:718 ff.

Beeh, K. et al.: Pathogenese des Asthma bronchiale. Medizinische Klinik 2001;96:15 ff.

Brunekreef, B. et al.: Ten Principles for clean air. European Respiratory Journal 2012;39:525 ff.

Burki, N. et al.: Mechanisms of Dyspnea. Chest 2010;38:1196 ff.

Butler, J. et al.: Evidence for Adult Lung Growth in Humans. New England Journal of Medicine 2012;367:244 ff.

Carl Vogel: Die letzte Krankheit Goethe's. In: Journal der practischen Heilkunde (1833) 3-32. Abrufbar unter: http://www.staff.uni-giessen.de/gloning/tx/1833cvog.htm (Zugriff am 12.03.2018).

Cohen, A. et al.: Estimates and 25-year trends of the global burden of disease attributable to ambient air pollution: an analysis of data from the Global Burden of Diseases Study 2015. Lancet 2017;389:1907 ff.

Cohen, S. et al.: Emotional Style and Susceptibility to the Common Cold. Psychosomatic Medicine 2003;65:652 ff.

Cooper, S. et al.: Effect of two breathing exercises (Buteyko and pranayama) in asthma: a randomised controlled trial. Thorax 2003;58:674 ff.

Cordell, B. et al.: A Case Study of Gut Fermentation Syndrome (Auto-Brewery) with Saccharomyces cerevisiae as the Causative Organism. International Journal of Clinical Medicine 2013;4:309 ff.

Crystal, R. et al. (Hg.): The Lung. Scientific Foundations. 2nd Edition, Lippincott-Raven, Philadelphia, 1997.

Cui, L. et al.: The Microbiome and the Lung. Annals of the American Thoracic Society 2014;11, Supplement 4: S227 ff.

D'Amato, G. et al.: Thunderstorm-related asthma attacks. Journal of Allergy and Clinical Immunology 2017;139:1786 ff.

Denny, N. et al.: An airway traffic jam: a plastic traffic cone masquerading as bronchial carcinoma. British Medical Journal Case Reports 2017; doi:10.1136/bcr-2017-220514.

Devereux, G. et al.: Why don't we give chest patients dietary advice? Thorax 2001;56 Supplement II:ii15 ff.

Dhom, G.: Zur Geschichte des Bronchialkarzinoms. Pneumologie 2004;58: 680 ff.

Doll R., et al.: Smoking and carcinoma of the lung. British Medical Journal 1950;2:739 ff.

Du, G. et al.: A fatal outbreak of ST11 carbapenem-resistant hypervirulent Klebsiella pneumoniae in a Chinese hospital. Lancet Infectious Diseases 2018;18:37 ff.

Fitting, J.: From breathing to respiration. Respiration 2015;89:82 ff.

Gianotti, R. et al.: Fecal Microbiota Transplantation. From Clostridium difficile to Inflammatory Bowel Disease. Gastroenterology&Hepatology 2017;13: 209 ff.

Gillissen, A., Welte, T. (Hg.): Weißbuch Lunge 2014. Frisch Texte Verlag, Herne, 2014.

Global Burden of Disease 2015 Collaborators: Estimates of the global, regional, and national morbidity, mortality, and aetiologies of lower respiratory tract infections in 195 countries: a systematic analysis for the Global Burden of Disease Study 2015. Lancet Infectious Diseases 2017;17:1133 ff.

Global Burden of Disease Tuberculosis Collaborators: The global burden of tuberculosis: results from the Global Burden of Disease Study 2015. Lancet Infectious Diseases 2018;18:261 ff.

Gonzalez-Diaz, S. et al.: Psychoneuroimmunoendocrinology: clinical implications. World Allergy Organization Journal 2017;10:19 ff.

Gottlieb, M. et al.: Pneumocystis carinii pneumonia and mucosal candidiasis in previously healthy homosexual men: evidence of a new acquired cellular immunodeficiency. New England Journal of Medicine 1981;305:1425 ff.

Guyenet, P. et al.: Neural Control of breathing and CO_2 homeostasis. Neuron 2015;87:946 ff.

Harding, R. et al. (Hg.): The Lung. Development, Aging and the Environment. Elsevier Academic Press, London, 2004.

Herring, M. et al.:Growth of alveoli during postnatal development in humans based on stereological estimation. American Journal of Lung Cellular and Molecular Physiology 2014;307:L338 ff.

Houtmeyers, E. et al.: Regulation of mucociliary clearance in health and disease. European Respiratory Journal 1999;13:1177 ff.

Huang, J. et al.: The role of the lung microbiome in health and disease. American Journal of Respiratory and Critical Care Medicine 2013; 187:1382 ff.

Irwin, R. et al.: Diagnosis and Management of Cough Executive Summary. Chest 2006;129 Supplement 1:1S ff.

Jazbinsek, D. et al.: Tabakerhitzer. Streit um rauchfreie Alternative. Deutsches Ärzteblatt 2018;115: 100 ff.

Jerath, R. et al.: Physiology of long pranayamic breathing. Medical Hypotheses 2006;67:566 ff.

Kallieris, D.: Biegebelastungstests und Mineralgehaltsbestimmung an menschlichen Knochen. In: Barz, J. (Hg.): Fortschritte in der Rechtsmedizin. Springer Verlag Berlin, Heidelberg, 1983.

Kant, I.: Schriften zur Anthropologie, Geschichtsphilosophie, Politik und Pädagogik 1, Suhrkamp-Taschenbuch-Verlag, Frankfurt am Main, 1977, S. 386 ff.

Kessler, N.: Zweifelhafter Bitcoin Boom. Der Aktionär 51/2017, 52 ff.

Khan, S. et al.: Molecular and physiological manifestations and measurement of aging in humans. Aging Cell 2017;16:624 ff.

Kluger, R.: Ashes to Ashes. America's Hundred-Year Cigarette War, the Public Health, and the Unabashed Triumph of Philip Morris. Knopf/Random House, New York, 1996.

Konietzko, N. (Hg.): Bronchitis. Urban&Schwarzenberg, München, Wien, Baltimore, 1995.

Lake, I. et al.: Climate Change and future pollen allergy in Europe. Environmental Health Perspectives 2015;125:385 ff.

Landrigan, P. et al.: The Lancet Commission on Pollution and Health. Lancet 2018;391:407ff.

Lelieveld, J, et al.: The contribution of outdoor air pollution sources to premature mortality on a global scale. Nature 2015;525:367 ff.

Lippert, H.: Lehrbuch Anatomie. 2. Auflage. Urban&Schwarzenberg, München, Wien, Baltimore, 1990.

Lund-Palau, H. et al.: Pseudomonas aeruginosa infection in cystic fibrosis: pathophysiological mechanisms and therapeutic approaches. Expert Reviews in Respiratory Medicine 2016; 10:685 ff.

Mazzone, S. et al.: Vagal afferent innervation of the airways in health and disease. Physiology Reviews 2016;96:975 ff.

McGowan, P. et al.: Epigenetic regulation of the glucocorticoid receptor in human brain associates with childhood abuse. Nature Neuroscience 2009;12:342 ff.

McNally, L. et al.: Building the microbiome in health and disease: niche construction and social conflict in bacteria. Philosophical Transactions of the Royal Society London. Series B, Biological Sciences 2015;370:pii 20140298.

McNeill, A. et al.: Evidence review of e-cigarettes and heated tobacco products 2018: A report commissioned by Public Health England. London, Public Health England.

Meiners, S. et al. Hallmarks of the aging lung. European Respiratory Journal 2015;45:807 ff.

Navarro, S. et al. Regeneration of the aging lung: a mini-review. Gerontology 2017;63:270 ff.

Ngai, S. et al.: Tai Chi for Chronic Obstructive Pulmonary Disease (COPD). Cochrane Database Systematic reviews 2016;7:CD009953.

Nowak, D. et al.: Positionspapier der Deutschen Gesellschaft für Pneumologie und Beatmungsmedizin e.V. (DGP) zur elektronischen Zigarette (E-Zigarette). Pneumologie 2015;69:131 ff.

Ochsner A. Corner of history: my first recognition of the relationship of smoking and lung cancer. Prev Med 1973;2:611–614.

Okely, J. et al.: Wellbeing and chronic lung disease incidence: The Survey of Health, Ageing and Retirement in Europe. PLoS One 2017;12: e0181320.

Ouwehand A. et al.: Probiotic approach to prevent antibiotic resistance. Annals of Medicine 2016;48:246 ff.

Patel, B. et al.: Smoking related COPD and facial wrinkling. Is there a common susceptibility? Thorax 2006;61:568 ff.

Plass, D. et al.: Entwicklung der Krankheitslast in Deutschland. Ergebnisse, Potenziale und Grenzen der Global Burden of Disease-Studie. Deutsches Ärzteblatt International 2014; 111: 629 ff.

Proctor, R.: The history of the discovery of the cigarette lung cancer link: evidentiary traditions, corporate denial, global toll. Tobacco Control 2012;21:87 ff.

Quinn, R. et al.: Ecological networking of cystic fibrosis lung infections. Nature Partner Journals Biofilms and Microbiomes 2016;2:4 ff.

Read, B.: Dylan Thomas. Rowohlt Taschenbuch, Reinbek, 1989.

Reuland, A.: Menschenversuche in der Weimarer Republik. Books on Demand, Norderstedt, 2004.

Rindfleisch E. Lehrbuch der Pathologischen Gewebelehre. 3. Auflage. Leipzig: Engelmann, 1873: 403 ff. Robert Koch-Institut (Hg.): Bericht zum Krebsgeschehen in Deutschland. Zentrum für Krebsregisterdaten im Robert Koch-Institut, 2016. DOI 10.17886/rkipubl-2016-014.

Rossetti, C.: Complete Poems. Penguin Classics, London, 2005.

Sandberg, S. et al.: Asthma exacerbations in children immediately following stressful life events. Thorax 2004;59:1046 ff.

Saoji, A. et al.: Effects of yogic breath regulation. A narrative review of scientific evidence. Journal of Ayurveda and Integrative Medicine 2017;http://dx.doi.org/10.1016/j.jaim.2017.07.008

Schaal, S., Kunsch, K., Kunsch, S.: Der Mensch in Zahlen. 4. Auflage, Springer Berlin, Heidelberg, 2016.

Schittny, J.: Development of the lung. Cell Tissue Research 2017;367:427 ff.

Schmidt, G. et al.: Results of 49 Cadaver Tests Simulating Frontal Collision of Front Seat Passengers. SAE Technical Paper 741182, 1974; https://sae.org/publications/technical-papers/content/741182/ (Zugriff 26.06.2018).

Schober, W. et al.: Deutsches Krebsforschungszentrum (2015) E-Zigaretten und E-Shishas: Welche Faktoren gefährden die Gesundheit? Aus der Wissenschaft – für die Politik, Heidelberg.

Schott, H. (Hg.): Die Chronik der Medizin. Chronik Verlag,, Dortmund, 1993.

Schröder, A. et al.: Misophonia: Diagnostic Criteria for a New Psychiatric Disorder. PLoS One 2013;8:e54706.

Seiskari, T. Et al.: Allergic sensitization and microbial load--a comparison between Finland and Russian Karelia. Clinical and Experimental Immunology 2007;148:47 ff.

Severinghaus, J. et al.: Ondine's curse— Failure of respiratory center automaticity while awake. Clinical Research 1962;10:122 ff.

Siegal, F. et al.: Severe acquired immunodeficiency in male homosexuals, manifested by chronic perianal ulcerative herpes simplex lesions. New England Journal of Medicine 1981;305:1439 ff.

Stocks, J. et al.: Early lung development: lifelong effect on respiratory health and disease. Lancet Respiratory Medicine 2013;1:728 ff.

Suglia, S. et al.: Maternal intimate partner violence and increased asthma incidence in children: buffering effects of supportive caregiving. Archives of Pediatrics and Adolescence Medicine 2009;163:244 ff.

Taubenberger, J. et al.: 1918 Influenza: the mother of all pandemics. Emerging Infectious Diseases 2006;12:15 ff.

Thomas, D.: The Poems. Dent&Sons Ltd., London, 1990.

Toellner, R. (Hg.): Illustrierte Geschichte der Medizin, 6 Bände. Andreas&Andreas, Verlagsanstalt Vaduz, 1992.

Togias, A.: Rhinitis and Asthma: Evidence for Respiratory System Integration. Journal of Allergy and Clinical Immunology 2003;111:1171 ff.

U.S. Public Health Service. Surgeon General's advisory committee on smoking and health. Washington, DC: U.S. Government Printing Office; 1964. Publication No. 1103.

von Leupoldt, A. et al.: Behavioral Medicine Approaches to Chronic Obstructive Pulmonary Disease. Annals of Behavioural Medicine 2012;44:52 ff.

Wilks, S. et al.: Lectures on Pathological Anatomy. Second Edition. London: Churchill, 1875: 351 ff.; https://book.google.de/books?id=7kNaWk-TWL0C

Winkle, S.: Kulturgeschichte der Seuchen. Artemis&Winkler, Düsseldorf, Zürich, 1997.

Winn W.: Legionnaires disease: historical perspective. Clinical Microbiology Reviews 1988. 1: 60 ff.

Witschi, H.: A short History of Lung Cancer. Toxicological Sciences 2001;64:4 ff.

Wittwer, H. (Hg.): Sterben und Tod: Geschichte, Theorie, Ethik. Springer, Berlin, Heidelberg, 2010.

Wolfe, T.: Schau heimwärts, Engel. Neuübersetzung von Irma Wehrli. Manesse, Random House, München, 2009.

World Health Organization. Ambient air pollution. a global assessment of expo-
sure and burden of disease. WHO 2016.

Wright, R.: Moving towards making social toxins mainstream in children's environmental health. Current Opinions in Pediatrics 2009;21:222 ff.

Yoganandan, N. et al.: Thoracic Deformation and Velocity Analysis in Frontal
Impact. Journal of Biomechanical Engineering 1995; 117: 48 ff.

Zimmerman, M.: Mummies of the Arctic Regions.In: Spindler K. et al. (Hg.):
Human Mummies. The Man in the Ice, vol 3. Springer, Wien, 1996.

Online-Quellen

Absurde Dieselpanik. FOCUS online vom 5.9.2017; https://www.focus.de/
finanzen/karriere/berufsleben/dieselpanik-wegen-grenzwertluege-politik-
ignoriert-zweifel-am-grenzwert-40-mikrogramm_id_7378545.html
(Zugriff am 5.3.2018).

A Woman Was Killed by a Superbug Resistant to All 26 American Antibiotics.
The Atlantic vom 13.01.2017. Abrufbar unter: https://www.theatlantic.com/
health/archive/2017/01/a-superbug-resistant-to-26-antibiotics-killed-a-
woman-itll-happen-again/513050/ (Zugriff am 12.03.2018).

Dakin, E. Forwarding Memorandum. 1953. Ness Motley Law Firm Documents.
https://www.industrydocumentslibrary.ucsf.edu/tobacco/docs/#id=
ymby0042; (Zugriff am 2.3.2018).

Das Bundesdieselamt. Die Zeit 32/2017. http://www.zeit.de/2017/32/
autoindustrie-abgasskandal-bundeskanzleramt-abgaswerte
(Zugriff am 20.03.2018).

Dein Recht auf saubere Luft. Deutsche Umwelhilfe e.V. https://www.youtube.
com/watch?v=dCvfo4SB1Ns (Zugriff am 20.03.12018).

Die erfundenen Toten. SPIEGEL ONLINE vom 15.03.2018. http://www.spiegel.
de/politik/deutschland/dieselgate-2-die-erfundenen-toten-a-1198225.html
(Zugriff am 20.03.2018).

Maher, T.: Does cancer get too much attention? BBC News Health vom
03.10.2014. http://www.bbc.com/news/health-29363887 (Zugriff am
21.03.2018).

Merkel: Mit Umwelt-Anforderungen an Autos nicht übertreiben. Frankfurter
Allgemeine vom 08.03.2017. http://www.faz.net/aktuell/wirtschaft/
diesel-affaere/kanzlerin-vor-abgas-ausschuss-merkel-mit-umwelt-
anforderungen-an-autos-nicht-uebertreiben-14915331.html (Zugriff am
20.03.2018).

Philip Morris places anti-smoking advertisement in papers. BBC News vom
02. Januar 2018. http://www.bbc.com/news/business-42539142
(Zugriff am 20.03.2018).

RUHR / LUFT-REINIGUNG: Zu blauen Himmeln. Der Spiegel 33/1961.
   Abrufbar unter: http://www.spiegel.de/spiegel/print/d-43365482.html
   (Zugriff am 12.03.2018).
Silicosis in the Gemstone-Processing Industry: loopholes in China's OSH laws.
   Asia Monitor Resource Centre 2007-03-01. Issue No. 61-62 October 2006-
   March 2007. Abrufbar unter: https://www.amrc.org.hk/content/silicosis-
   gemstone-processing-industry-loopholes-chinas-osh-laws
   (Zugriff am 12.03.2018).
The Philip Morris Files. Reuters Investigates. https://www.reuters.com/
   investigates/special-report/pmi-who-fctc/ (Zugriff am 20.03.2018).
Thunderstorm asthma: ninth person dies from rare weather event in Melbourne.
   The Guardian International vom 25.01.2017. Abrufbar unter: https://
   www.theguardian.com/weather/2017/jan/25/thunderstorm-asthma-
   ninth-person-dies-from-rare-weather-event-in-melbourne
   (Zugriff am 12.03.2018).
Unfallforschung: Rammbock in die Flanke. Der Spiegel 48/1993. Abrufbar unter:
   http://www.spiegel.de/spiegel/print/d-13682541.html
   (Zugriff am 12.03.2018).

Song-Zitate aus:

»Ich liebe Dich« – Clowns und Helden (Text/Musik: Carsten Pape, Bernd
   Westermann)
»Love will tear us apart« – Joy Division (Text/Musik: Bernard Sumner, Peter
   Hook, Stephen Morris, Ian Curtis)

Register